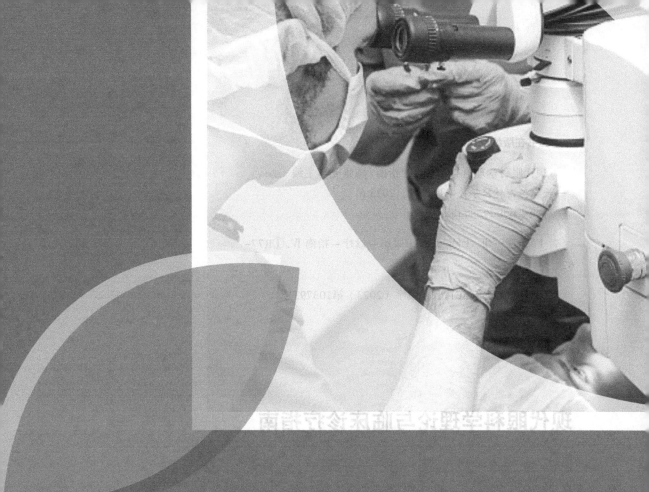

现代眼科学理论
与临床诊疗指南

◎主编 陈景尧等

U0346743

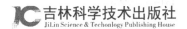
吉林科学技术出版社
JiLin Science & Techonlogy Publishing House

图书在版编目（CIP）数据

现代眼科学理论与临床诊疗指南 / 陈景尧等主编
. —长春：吉林科学技术出版社，2023.6
ISBN 978-7-5744-0527-1

Ⅰ.①现… Ⅱ.①陈… Ⅲ.①眼病—诊疗—指南 Ⅳ.①R77-
62

中国国家版本馆CIP数据核字（2023）第103793号

现代眼科学理论与临床诊疗指南

主　　编　陈景尧等
出 版 人　宛　霞
责任编辑　李　征
封面设计　吴　迪
制　　版　吴　迪
幅面尺寸　185mm×260mm
开　　本　16
字　　数　370千字
印　　张　15
印　　数　1-1500册
版　　次　2023年6月第1版
印　　次　2024年1月第1次印刷

出　　版　吉林科学技术出版社
发　　行　吉林科学技术出版社
地　　址　长春市福祉大路5788号
邮　　编　130118
发行部电话/传真　0431-81629529 81629530 81629531
　　　　　　　　　81629532 81629533 81629534
储运部电话　0431-86059116
编辑部电话　0431-81629518
印　　刷　廊坊市印艺阁数字科技有限公司

书　　号　ISBN 978-7-5744-0527-1
定　　价　108.00元

《现代眼科学理论与临床诊疗指南》编委会

前 言

　　随着科学技术的发展,国内外眼科学领域新理论、新技术、新方法不断涌现,眼病的基础理论研究、临床诊断和治疗均取得了巨大的进展。同时,人们对眼科医疗服务的需求也不断增加,这些都给眼科医师提出了较高的要求。为便于广大眼科临床医师及相关眼科工作者能在较短时间内,系统、全面地了解掌握眼科疾病的基础理论、临床诊断与治疗,编者参考大量国内外文献资料,结合国内临床实际情况,编写了这本《现代眼科学理论与临床诊疗指南》。

　　本书全面介绍了眼科学基础理论与临床诊疗相关知识,具体内容涉及眼睑病、结膜病、角膜病、白内障、青光眼、玻璃体疾病、视网膜疾病、视神经疾病及眼眶病等常见病的病因与发病机制、临床表现、诊断方法和治疗方法,以及屈光不正的相关诊疗措施。最后还对视网膜病的激光治疗、玻璃体手术等内容做了详细论述。本书力求内容新颖、概念清楚,并兼顾知识面的广度,具有很强的临床实用性,旨在提高眼科临床医师的诊断与治疗水平。

　　本书编者多数在临床一线工作,在繁忙工作中完成了本书的编写,虽然经反复讨论推敲,仍难免存在一些不足之处,请同道们不吝赐教,提出宝贵意见,以便今后再版修订时改进。

编　者

目 录

第一章 眼睑病

眼睑位于眼球外表面,起到保护眼球的屏障作用。眼睑的前面是皮肤,为颜面皮肤的延续,睑缘为皮肤结膜的移行处,后面是睑结膜,与眼球穹窿结膜相连,皮肤与睑结膜之间有皮下组织、肌纤维和睑板。由于皮下组织疏松,如发生出血、水肿、炎症等易于向四周扩散至邻近组织,而眼周围组织的病变也易蔓延至眼睑,眼睑由于其位置的关系易受到外伤,又由于有着丰富的血液循环,伤口易于愈合,睑缘因各种腺体的存在,表现为独立病变的过程。

第一节 眼睑皮肤病

一、眼睑充血

1.病因　眼睑充血可因眼睑皮肤的炎症、睑腺炎症、睑周围组织炎症的蔓延、虫咬、化学物质刺激、物理性刺激,如热、辐射等均可造成。睑缘充血由睑缘炎、屈光不正、眼疲劳、卫生条件差等均可引起。

2.症状　眼睑充血可以发生在眼睑组织和(或)睑缘部位,分为主动性(动脉性)充血和被动性(静脉性)充血。主动性充血是因动脉扩张和血流过盛所致,表现为睑皮呈鲜红色;可以是全身高热或中毒的局部表现,或被热辐射、虫咬和其他物理、化学性局部刺激所引起,也可以因其他邻近组织炎症波及引起。凡一切引起眼睑水肿的炎症都在不同程度上同时引起眼睑的充血现象。被动性充血是由于静脉回流障碍的结果,表现为眼睑皮肤呈深紫色,且伴有不同程度水肿。

3.治疗　主要为祛除病因。忌烟酒及刺激性食物。

二、眼睑出血

1.病因

(1)全身原因:如咳嗽、便秘、高血压、动脉硬化、败血症、有出血素质者、胸部挤压伤等,一般出血较局限。

(2)局部原因:造成的眼睑出血多为外伤,可以是眼睑直接外伤引起,也可以是眼眶、鼻外伤或颅底骨折引起,出血渗透到眼睑皮下,可以沿着皮下疏松的组织向四周蔓延,一直跨过鼻梁侵入对侧眼睑。严重的是颅底骨折所致的出血,一般沿着眶骨底部向鼻侧结膜下和眼睑组织渗透,多发生在受伤后的数天。眶顶骨折所致的出血沿提上睑肌进入上睑,眶尖骨折沿外直肌扩散,眶底骨折出血进入下睑。

2.症状　随血量的多少,出血可为鲜红色、暗红色、紫红色或黑红色。

3.治疗

(1)少量浅层出血无须治疗,数天后可自行吸收。

（2）出血多时,于当时立即行冷敷以停止出血,同时可使用止血药物如酚磺乙胺、维生素 K、氯甲苯酸、三七粉或云南白药等。数天后不再出血时可做热敷促进吸收。

（3）用压迫绷带包扎。

（4）有眶顶、眶尖、颅底骨折需请神经外科会诊、治疗。

三、眼睑水肿

眼睑水肿是眼睑皮下组织中有液体潴留,表现为皮肤紧张、光亮感。

1.病因

（1）炎性水肿为局部原因,眼睑炎症或附近组织炎症如眼睑疖肿、睑腺炎、睑皮肤炎、泪囊炎、眶蜂窝织炎、丹毒、严重的急性结膜炎、鼻窦炎等。眼睑皮肤肿、红、局部温度升高,有时有压痛,可伴有淋巴结肿大,严重者全身畏寒、发热。

（2）非炎性水肿:为血液或淋巴液回流受阻。局部原因见眶内肿物。全身病变见于心血管系统疾病、肾病、贫血,非炎性者皮肤苍白。

2.治疗　根据病因进行治疗。

四、病毒性感染

（一）眼睑热病性疱疹

1.病因　热病性疱疹又称单纯疱疹,是由单纯疱疹病毒Ⅰ型感染所致。常发生在流感、发热、肺炎等呼吸道感染同时有眼睑疱疹出现。

2.症状

（1）自觉局部症状轻微,有痒及灼热感。

（2）典型的病损在红斑的基础上有成簇的粟粒或绿豆大小的水疱,壁薄,潴留液,破溃后形成糜烂或小溃疡,结痂、痊愈后不留瘢痕或留有暂时性色素沉着,常同时在口唇、鼻翼旁出现同样的病损。

（3）全身可有热病性传染病的症状。

（4）本病有自限性,一般 1~2 周可自愈,无免疫性,可再发。

3.治疗

（1）局部滴用阿昔洛韦眼药水和涂以眼药膏或碘苷(疱疹净)眼药水。

（2）有继发感染时可酌情加入抗生素。

（二）带状疱疹

1.病因　带状疱疹由水痘-带状疱疹病毒引起,初次感染表现为水痘,常见于儿童。以后病毒长期潜伏于脊髓后根神经节内,当机体抵抗力下降、免疫功能减弱或某种诱发因素致使水痘-带状疱疹病毒再度活化,侵犯三叉神经第一支或第二支引起眼睑带状疱疹,本病无免疫,当机体抵抗力再度下降,可再发病。

2.症状

（1）发病前可有发热、倦怠、食欲缺乏等前驱症状。

（2)病初起时在患侧三叉神经分布区发生皮肤灼热、神经痛,往往年龄越大,疼痛越重。有时剧烈难忍。疼痛可发生于皮疹出现前或与皮疹同时发生,常持续至皮疹完全消退,甚至持续数月、数年。

(3)皮疹病损在红斑基础上群集粟粒至绿豆大小水疱,有的中央有脐窝,疱内容清,严重时呈血性,水疱彼此融合,可发生坏死溃疡,皮疹多发生于三叉神经第一支支配区,第二支较少。发病为单侧是本病的特点,不越过鼻中线呈带状分布,向上达前额、头皮,侵犯鼻睫状神经时可并发角膜病变和虹膜睫状体炎,偶有眼肌麻痹。

(4)不发生坏死溃疡者水疱干瘪、结痂、遗留色素沉着,发生坏死溃疡者则留永久性瘢痕。

3.治疗

(1)局部用药:红斑水疱可用炉甘石洗剂、阿昔洛韦眼药水或碘苷眼药水,糜烂坏死用0.1%雷夫奴尔湿敷,外用阿昔洛韦软膏或用喷昔洛韦乳剂每天4~5次,早期外用明显减少带状疱疹后神经疼痛的发生。

(2)全身用药:阿昔洛韦200~800mg口服,每天5次,连服10天,有阻止病毒繁殖、缩短病程、减少神经痛的作用。严重的病例可静脉点滴阿昔洛韦,每公斤体重5mg,每0.5mg加入注射用水10mL,充分溶解、摇匀,再用生理盐水或5%葡萄糖液稀释到至少100mL,点滴不少于1小时,每天3次,连用药10天,或注射重组人干扰素α-2a,有抗病毒作用。但此两种药合用要慎重。也可用调节免疫功能药物如转移因子皮下注射,每次1~2支(每支2mL),每周或每2周1次。

(3)激素类药物:在足够量的阿昔洛韦治疗下,病变在3天内口服泼尼松可减轻炎症及神经痛,起始量每天30~40mg,隔天递减,10~12天撤完。

(4)神经营养药及镇痛药:可注射维生素B_1、维生素B_{12}。疼痛剧烈可口服去痛片等。

五、细菌性感染

(一)毛囊炎

1.病因　毛囊炎是由金黄色葡萄球菌感染毛囊引起的炎症。

2.症状

(1)自觉痒痛,好发于年轻人,面部皮肤也有散发的毛囊炎。

(2)粟粒大的丘疹,顶端化脓呈小脓疱,不融合,破后有少量脓血、无脓栓,愈后不留瘢痕。

3.治疗

(1)外用消炎止痒药物,也可外用林可霉素液(0.5%)或0.2%聚维酮碘。

(2)早期可用超短波治疗。

(3)根据病情可适当给予抗生素。

(4)反复发作的病例,应检查有无糖尿病、贫血等全身疾病。

(二)眼睑疖肿和脓肿

1.病因　眼睑疖肿和脓肿是由金黄色葡萄球菌侵犯毛囊深部及周围组织引起皮肤炎症,发病与体质有关,与皮肤不洁、多汗和搔抓也有关系。

2.症状

(1)自觉灼热及疼痛明显。

(2)眼睑皮肤红肿、有硬结、触痛显著,严重时有发热、全身不适,数天后顶部发黄,疼痛加剧,耳前淋巴结肿大、压痛、破溃后有脓血流出。眼睑疖肿有脓栓(甚至有数个脓栓及多房性脓肿,称为痈)。周围组织坏死形成腔隙,以后深部有肉芽组织充填,愈合后遗留瘢痕。

(3)睑部疖肿和脓肿受挤压后因睑及面部静脉无瓣,脓液有可能进入血液形成海绵窦脓栓,甚至脑脓肿、脓毒败血症等危及生命。

3.治疗

(1)局部治疗:早期热敷,超短波可缓解炎症、镇痛。外用鱼石脂软膏。

(2)全身治疗:全身用抗生素首选耐青霉素类葡萄球菌感染的药物,如苯唑西林肌内注射4~6g/d,分4次给,或氯唑西林2g/d,肌内注射或口服,每次0.5g,每天4次。或用头孢菌素类肌内注射或静脉滴注,如对青霉素类过敏可用林可霉素0.6mg肌内注射,每天2次(注意肾功能)。或肌内注射克林霉素0.6mg,分2~4次用(对林可霉素过敏者禁用)。因金黄色葡萄球菌对多种抗生素耐药,在严重的病例用以上药物均无效时,方可使用万古霉素,成人每次500mg,静脉点滴,每8小时1次。

(3)严禁挤压病变区。

(4)化脓后切开排脓,有脓栓者可用镊子轻轻取出,切口内放置引流条,每天换药,待脓汁排净后始取去引流条。

(三)眼睑丹毒

1.病因　眼睑丹毒为B型溶血性链球菌引起的急性眼睑皮肤炎症。多有皮肤轻微的损伤,细菌侵入感染由眼睑丹毒可扩散及面部,也可由面部丹毒引起眼睑丹毒。

2.症状

(1)发病前有畏寒、全身不适,继之发热。

(2)皮肤表面为略高于皮面的红色水肿性斑,表面紧张发亮,边界清楚,严重者可有水疱、压痛明显、局部皮肤温度升高。

(3)淋巴结肿大,遇寒冷或外伤可在原病灶复发。

3.治疗

(1)超短波、红外线有缓解炎症、镇痛作用。

(2)局部用药:呋喃西林湿敷,外用抗生素软膏。

(3)全身用药:首选青霉素400万~800万单位静脉点滴,或用头孢菌素类点滴,也可用红霉素1~1.5mg静脉点滴,或用先锋霉素Ⅴ6mg静脉点滴,也可用阿奇霉素0.5mg口服,每天1次,用药5~7天。

六、过敏性皮肤炎

(一)接触性皮炎

接触性皮炎是指皮肤接触外界某种物质后主要在接触部位发生炎症反应。引起本病的物质主要是化学性物质,根据发病机制可分为变态反应性接触性皮炎及刺激性接触性皮炎(能造成直接损伤,任何人接触均可发病,如强酸、强碱等,不属于过敏范畴,故不赘述,可参见眼外伤中化学烧伤部分)。

变态反应性接触性皮炎是由于接触致敏原后引起Ⅳ型变态反应(迟发反应),致敏原多为小分子化学物质,本身多无刺激性,作用于皮肤后对少数具有特异性过敏体质的人引起发病,一般初次接触并不立即发病,而需要数小时或数天或更长时间的潜伏期,或反复接触后才发生接触性皮炎。

1.致敏原 常为化工原料、染料、化妆品、洗涤剂,药品如碘、汞、磺胺类、丁卡因、普鲁卡因、抗生素、阿托品、毛果芸香碱或配制药品的赋型剂等。此外,染发剂、乌发剂中的对苯二胺是较常见的致敏原。

2.症状

(1)发病前有接触化学物质的历史。自觉眼睑或眼睑附近的皮肤有剧烈的痒感、烧热感。全身症状不多,染发液或洗发水引起的皮炎伴有头皮剧痒(又称染发性皮炎)。

(2)发病急,轻时眼睑皮疹为红斑、稍水肿或有粟粒大小密集的红色丘疹,重者红斑肿胀,密集丘疹、水疱甚至大疱、糜烂、渗出,临床上症状单一。

(3)一般皮肤的炎症仅限于接触部位,边界清楚,但可由于搔抓或渗液流出带到其他部位,而引起该处同样的炎症反应。

(4)发病有一定的潜伏期,多于1~2周可愈,治愈后再接触再发病。

3.治疗

(1)局部用药:红斑可用炉甘石洗剂(注意勿进入眼内),水疱、渗液用4%硼酸水冷湿敷。如有继发感染可用0.05%呋喃西林冷湿敷,涂以1%氢化可的松霜,每天2~3次,渗液可涂40%氧化锌膏。

(2)全身用药:口服抗组织胺药如氯苯甲敏4mg,每天3次,或去氯羟嗪25mg每天3次。为防止药物引起嗜睡、困倦,可用特非那丁60mg,每天2次,或盐酸西替利嗪(仙特明)10mg,每天1次睡前服。

(3)激素类药物:病情严重者可酌情用泼尼松,每天30~40mg,炎症控制后在2周内撤完。

(4)病情严重也可静脉注入10%葡萄糖酸钙10mL,每天1次,或5%葡萄糖内加入维生素C 2~3mg,每天静脉点滴1次。

(5)有继发感染可全身用抗生素。

(6)不能确诊致敏原者,可于皮炎痊愈后做皮肤斑贴试验,寻找致敏原,避免再次接触。

(二)眼睑湿疹

眼睑湿疹是一种常见的与过敏有关的皮肤病。发病原因比较复杂,致敏原往往不易查清,眼睑湿疹可单独发病,也可是面部或全身湿疹的一部分。

1.症状

(1)自觉瘙痒剧烈,婴幼儿可以是身体他处有湿疹,同时眼睑有湿疹,有时夜间难以入睡,哭闹、烦躁,常搔抓。

(2)皮疹以潮红的丘疹及小水疱为主,严重时渗出、结痂,局限性皮疹边界不清楚,皮疹不断向外扩展,周围有散在丘疹水疱,治愈后有反复发作及慢性化的倾向。

(3)慢性泪囊炎或结膜炎分泌物的刺激引起的皮炎为暗红色或棕红色斑,融合增厚呈苔藓样改变,表面有脱屑、抓痕及血痂,表现为湿疹的慢性期改变,分泌物中酶为致敏因素。

2.鉴别诊断　变态反应性接触性皮炎应与急性湿疹相鉴别。前者病变多局限于接触部位,皮疹形态单一,边界清楚,病程是急性经过,去除接触性病因后易治愈或自愈。再接触再发病。

3.治疗

(1)局部用药:与接触性皮炎相同,如有慢性泪囊炎、结膜炎,应及时治疗。

(2)全身用药:使用抗组织胺药同接触性皮炎,影响睡眠可给镇静,如氯丙嗪、羟嗪26～30mg睡前服,或口服地西洋(安定)。

(3)严重者可静脉给10%葡萄糖酸钙10mL加维生素C 0.5mg,每天1次,一般不主张用激素类药物,合并感染可用抗生素。

七、其他

(一)眼睑血管神经性水肿

1.病因　眼睑血管神经性水肿又称巨型荨麻疹,原因不明,主要由于血管运动系统不稳定,有人认为与过敏、内分泌、毒素有关。

2.症状

(1)慢性血管神经性水肿影响皮下组织,形成绷紧的、圆形、非可凹性、边界不清楚的荨麻疹,表面皮肤正常,不痒。

(2)突然发病,持续几天或几周,周期性、无规律、无原因反复发作,有时每月一次,有时清晨,有时持续几年。

(3)发作几年后产生永久性组织增厚,组织学类似慢性炎性渗出和增生,有时有色素增生,重复发作几年皮肤和皮下组织形成可悬垂的皱褶。

3.治疗　及时找到病因,按原因治疗,消除病灶。

(二)眼睑皮肤弛缓症

1.原因　眼睑皮肤弛缓症原因不明。

2.症状

(1)以慢性复发性水肿为特点,男女同样发病,主要在青年人,特别是青春期,为双侧性。

(2)疾病开始常不被注意,上睑间歇性、周期性水肿,发作持续1～2天,无痛,但皮肤稍发红,类似血管神经性水肿。

(3)以后发作变得频繁,皮肤变薄,产生永久性改变,皮肤松弛,如囊状悬垂达睑缘,甚至遮盖睫毛。

（4）皮肤随着下垂出现深的皱纹，变红棕色，更进一步发展到眶隔松弛，眶脂肪进入松弛的眼睑皮下，加重皮肤下垂，睑裂变窄。

3.鉴别诊断 老年性眼睑皮肤松垂，随年龄增长而松弛，无复发性水肿。

4.治疗 无特效方法防止复发，切除过多的皮肤，结合面部皮肤整容。

第二节 睑缘炎

睑缘炎是睑缘皮肤、睫毛毛囊及其腺体的亚急性或慢性炎症，为眼科常见的疾患之一。睑缘为皮肤与结膜移行处，富有腺体组织和脂性分泌物，暴露于外界易于沾染尘垢和病菌而发生感染。根据临床特点可分为三型。

一、鳞屑性睑缘炎

1.病因 鳞屑性睑缘炎是由于眼睑皮肤皮脂腺及睑板腺分泌亢进，加上轻度感染，其他如物理、化学性刺激，睡眠不足，屈光不正及不注意眼部卫生都可促使发生。

2.症状

（1）自觉症状轻微，或有睑缘轻度发痒。

（2）睑缘充血，在睫毛处皮肤表面有头皮屑样的鳞片，由于皮脂的溢出可与鳞屑相混形成黄痂，取去黄痂后露出充血、水肿的睑缘，没有溃疡，睫毛可脱落，但可再生。

（3）病变迁延者留有永久性的水肿、肥厚，丧失锐利的内唇而变得钝圆，下睑可外翻露出下泪小点，引起溢泪及下睑皮肤湿疹。

3.治疗

（1）病因治疗，预后较好。

（2）局部用 3% 硼酸水湿敷，去除黄痂，涂以抗生素眼药膏。病愈后至少应继续用药2周，防止复发。

二、溃疡性睑缘炎

1.病因 溃疡性睑缘炎系由葡萄球菌感染，附加致病因素同鳞屑性睑缘炎。

2.症状

（1）炎症与病情均较鳞屑性睑缘炎重，是睫毛毛囊、Zeis 和 Moll 腺化脓性炎症，开始睑缘毛囊根部充血，形成小脓疱，继之炎症扩展进入周围结缔组织，皮脂溢出增多，与破溃脓疱的脓性物混合形成黄痂，睫毛被粘成束状，拭之可出血。

（2）移去黄痂，睑缘高度充血，有小溃疡，睫毛可脱落，形成瘢痕。在睑缘有脓疱、溃疡和瘢痕同时存在。越来越多的睫毛破坏，形成睫毛秃。个别残留的睫毛由于瘢痕收缩，形成倒睫可触及角膜，引起角膜上皮脱落，甚至发生溃疡，脱落的睫毛不再生长。

（3）睑缘肥厚、水肿，长期不愈留有永久性眼睑变形，上下睑变短不能闭合，形成兔眼及暴露性角膜炎，甚至失明。下睑外翻导致溢泪、眼睑湿疹。

3.治疗

(1)局部治疗同鳞屑性睑缘炎。因本病较顽固,故治疗必须彻底。为使药物易于吸收,可挑破脓疱,拔除睫毛,清洁溃疡面再上药。

(2)因本病可形成秃睫、倒睫、兔眼、下睑外翻及溢泪等一系列并发症,故预后欠佳,因此早发现早治疗,用能抑制葡萄球菌的强效抗生素药膏来控制本病,会收到较好的效果。

三、眦部睑缘炎

1.病因　眦部睑缘炎是由摩-阿双杆菌感染所致,体质原因为维生素 B_2 缺乏或营养不良。

2.症状

(1)眦部发痒,刺痛。

(2)眦部皮肤发红、糜烂,常伴有近眦部的球结膜炎症性充血,也常同时伴有口角发炎。

3.治疗　0.5%硫酸锌液为治疗本病的特效药,每天 2～3 次滴眼,眦角可涂以抗生素眼药膏,口服复合维生素 B 或维生素 B_2。

第三节　睑腺病

睑腺病指眼睑腺体急性、慢性,化脓或非化脓性炎症。因睑腺位于眼睑组织深部,但开口于睑缘,细菌可通过开口处进入腺体而引起睑腺炎症。睑腺炎有外睑腺炎及内睑腺炎。

一、外睑腺炎

1.病因　外睑腺炎俗称"针眼",又称睑缘疖或外麦粒肿,为睫毛毛囊根部 Zeis 腺急性化脓性炎症。为葡萄球菌感染所致。

2.症状

(1)自觉眼睑胀痛或眨眼时疼痛,尤其发生在眦角者疼痛更明显。

(2)初起眼睑局限性红肿,如炎症严重可以是上睑或下睑弥漫性红肿,指触有硬结及压痛,发生在眦角者常伴有球结膜水肿。

(3)轻者经治疗消退或未治疗自行消退,或过 3～5 天后硬结变软、化脓,脓头在睫毛根部破溃排脓后红肿、疼痛逐渐消退。

(4)重者伴有耳前或下颌下淋巴结肿大。致病毒力强者或全身抵抗力弱者,可发展成为眶蜂窝织炎,伴有畏寒、发热等全身症状。

3.治疗

(1)早期用超短波治疗或局部热敷,促进浸润、硬结吸收,或促进化脓。但也有主张用冷敷,局部滴抗生素眼药水及眼药膏。

(2)如已出现脓头,在皮肤消毒后切开排脓,切口应平行于睑缘以免损伤眼轮匝肌,痊愈后瘢痕不明显。如脓腔大未能排净脓液,应放入橡皮引流条,每天换药更换引流条,直至无脓时始取去。1~2天后伤口即可愈合。

(3)局部炎症重者或伴有淋巴结肿大者应全身使用磺胺制剂或抗生素口服或肌内注射,必要时可静脉滴注。

(4)顽固反复发作者,可做脓液培养,结合药敏结果选用敏感的抗生素。

注意睑腺炎未成熟或已破溃出脓,切忌不可挤压,以免感染扩散,引起蜂窝织炎、海绵窦脓栓等严重并发症。

二、内睑腺炎

1.病因 内睑腺炎为睑板腺(Meibomian 腺)急性化脓性炎症或睑板腺囊肿继发感染。多为葡萄球菌感染。

2.症状

(1)眼睑红肿、疼痛,由于炎症为致密的睑板纤维组织所包绕,红肿一般较外睑腺炎轻,但疼痛却较之为重,相应的睑结膜面充血明显。

(2)数天后化脓,脓点出现在睑结膜面,并从该处自行穿破,向结膜囊内排脓,也有从睑板腺开口处排脓者。

3.治疗

(1)同外睑腺炎治疗。

(2)化脓后切开应做在睑结膜面,切口应与睑缘垂直,但注意切开勿达睑缘,以免愈合后留有切迹。

三、睑板腺囊肿

1.病因 睑板腺囊肿为睑板腺非化脓性、慢性炎症,本病系由睑板腺排出受阻,分泌物的潴留而形成慢性炎性肉芽肿。

2.症状

(1)可发生于任何人、任何年龄,尤以儿童更常见,自觉症状很少,常在闭眼时发现囊肿处皮肤隆起,皮肤颜色正常,可单发、多发、单眼或双眼发生,也有上下睑同时发生的。

(2)囊肿局限于睑板腺内者,仅于皮肤面囊肿处摸到硬结,无压痛,与皮肤不粘连,相应的结膜面为局限性紫红或紫蓝色充血,较小的囊肿如小米粒大小,大的可达豌豆大小。

(3)小的囊肿可自行吸收,大的囊肿可自结膜面脱出,排出半透明的胶样物,该处常留有红色息肉,少数囊肿也可自睑缘或皮肤面脱出,呈一淡红色隆起,该处皮肤极薄,破溃后则肉芽组织突出。

3.治疗

(1)较小的囊肿可用1%氯化氨基汞眼药膏涂于结膜囊内,每天2次,并按摩可帮助吸收。又囊肿内注射地塞米松(5mg/mL)0.1mL或泼尼松龙(25mg/mL)0.1mL有效。国外用地塞米松(24mg/mL)0.1mL注射于囊肿内。

(2)较大的囊肿应手术切除。切除时如不能刮出胶样物质,应考虑有睑板腺癌的可能性,应切除一块送病理学检查以进一步确诊,尤其是老年患者更应送活检。

(3)眼睑皮下脱出或睑缘脱出的肉芽组织可手术治疗,但因皮肤破溃,切除肉芽组织后皮肤极脆,难于对合,缝合易豁开。如取冷冻治疗,选择合适大小的冷冻头,待出现冰霜时,将冷冻头压在肉芽肿上,持续2~3分钟,待肉芽肿全部变白,取下冷冻头,待其自行复温。如上两个冻融周期,间隔2~3周后,再行第二次冷冻,一般冰冻2~3次,愈后不留瘢痕,但该处睫毛会脱落,而不再生。

四、睑板腺阻塞

1.病因　睑板腺阻塞是睑板腺排泄管闭塞,分泌物积存日久钙化,形成小结石。

2.症状　多见于中老年人,轻者一般无自觉症状,但当结石尖锐棱角穿透结膜时则引起异物感。因此常以眼部异物感就诊,裂隙灯下可见睑结膜下出现黄色沉着物,少则可见数个黄白色小点,多则可遍布整个睑结膜,连接成片。

3.治疗　结膜下的结石不需治疗,突出于结膜面上者用注射针头从结膜面剔除。

第四节　眼睑神经疾病

一、眼睑痉挛

眼睑痉挛是指眼睑和眶周轮匝肌的非自主性痉挛收缩,根据病因可分为原发性与继发性眼睑痉挛。但临床上眼睑痉挛的患者经详细检查多不能发现确切病因,将此类不明原因的眼睑痉挛称为原发性眼睑痉挛,又称特发性眼睑痉挛或良性特发性眼睑痉挛。特发性眼睑痉挛的发病率较低,为1/(10 000~25 000),男女之比为1:1.8。大多数为双侧发病,平均发病年龄55.8岁,2/3在60岁以上。

1.病因　继发性眼睑痉挛是由于眼睑反射通路的刺激性病变所致,如倒睫、角结膜炎、急性虹膜炎等,另外如中耳乳突炎症或肿瘤,以及脑炎等均可以诱发此症。特发性眼睑痉挛的发病机制尚未明确,以往认为其致病原因可能是精神因素,但目前认为其发病和以下诸多因素有关:①血管因素:很多眼睑痉挛的患者通过磁共振血管造影(MRA)等检查发现存在脑部血管的扭曲等异常或变异,压迫面神经根部,其中小脑下前动脉、小脑下后动脉和迷路动脉病变是常见原因;②神经因素:很多学者认为该病的发病机制可能由中枢神经系统神经元和第Ⅴ、第Ⅶ对颅神经功能失调所致。此外,脑基底核部损害,黑质-纹状体γ-氨基丁酸能神经元功能低下导致多巴胺受体超敏或多巴胺递质异常也和眼睑痉挛有关;③遗传和环境因素对眼睑痉挛的发病也起一定作用。特发性眼睑痉挛属于常染色体显性遗传疾病,外显率约为20%。但目前由于其较低的发病率和外显率,很难通过家系调查明确是哪条染色体或哪个基因位点的异常。

2.临床表现　特发性眼睑痉挛常为双侧病变,起病缓慢。早期表现为偶然出现的单眼或双眼频繁眨眼或不断加重的睁眼困难。随着病程进展患者表现为间歇性、不自主及进行性加重的眼睑痉挛,包括睑板前、眶隔前和眶周眼轮匝肌痉挛,以及上面部(皱眉肌和降眉肌)的痉挛。痉挛持续时间可长可短,间歇时间逐渐缩短,直至患者双眼睑阵挛性或强直性地闭合而不能睁眼。极少数患者眼睑痉挛的症状可自发缓解,多数患者可伴有眼干涩、疲劳、畏光等症状。眼轮匝肌长期痉挛性收缩可导致眼周皮肤松弛、眉下垂及腱膜性上睑下垂等病理性改变。部分特发性眼睑痉挛患者可以通过特殊方法来减轻或停止眼睑痉挛症状,比如讲话、吹口哨、咳嗽或将手指覆盖在眶上缘等。这些特殊表现的作用机制尚不清楚。

依据患者肌肉痉挛程度,将眼睑痉挛分为轻度、中度、重度。轻度患者可见眼睑肌肉的轻微颤动,无功能障碍;中度患者眼睑肌肉痉挛明显,伴有轻度功能障碍;重度患者则常伴有严重的功能障碍,影响阅读和驾驶。

3.治疗　对于继发性眼睑痉挛首先应该积极治疗原发疾病,祛除诱发因素。对于特发性眼睑痉挛目前尚无有效的预防及治疗方法。现有的治疗方法主要包括药物、肉毒杆菌毒素注射及手术治疗等,均非针对病因的治疗,其目的主要是缓解患者睁眼困难、不能视物等症状问题。

轻、中度眼睑痉挛的患者,可采取药物和(或)肉毒杆菌毒素注射治疗。药物主要包括镇静药、抗胆碱能药物及神经传导抑制剂等。肉毒杆菌毒素 A 局部注射是治疗眼睑痉挛的常用方法,可明显缓解症状,但每隔 3~6 个月需重复注射,并可引起暂时性上睑下垂、复视、兔眼及干眼等不良反应。

口服药物治疗及长期反复注射肉毒杆菌毒素无效,或不能耐受上述治疗的重度眼睑痉挛患者可考虑手术治疗,切除具有闭合眼睑功能的肌肉或支配眼轮匝肌的面神经分支。较有效的 Anderson 术:①全肌切除术(包括睑板前、眶隔前及上下眼睑的眶部轮匝肌、皱眉肌及降眉肌);②眶周面神经分支切断;③修复眼睑痉挛的继发性改变(包括眉下垂、上睑下垂、睑裂横径的缩小及眼睑皮肤松弛)。手术治疗可减轻肌肉痉挛症状、改善睁眼功能和外观,矫正眼睑痉挛的并发症,同时减少肉毒杆菌毒素的用量,延长注射的间隔时间。对于经 MRA 检查证实面神经根受血管压迫的患者则可行显微神经血管减压术,有较高的治愈率。

近来也有学者利用生物反馈法,通过训练患者有意识地放松眶周肌肉的紧张状态,使眼睑痉挛得到缓解。

二、眼睑麻痹

眼睑麻痹是由面神经麻痹导致眼轮匝肌张力下降所致,以下睑外翻、眼睑闭合不全和继发的眼表暴露和刺激症状为主要表现的疾病。

1.病因　眼睑麻痹主要由于核性及核下性面神经麻痹所致,可由面神经颅内部、颞骨部和颅外部等处的各种病变引起,其中以 Bell 麻痹最多见。Bell 麻痹是急性面神经麻痹的最常见原因,目前多认为和疱疹病毒感染引起的炎性病变有关。同时由于面神经在颞骨内部骨性面神经管内行径大约长 30mm,是颅神经中通过骨内最长的神经,因此面神经周围的骨管、颞骨外伤、肿瘤压迫等均可导致面神经麻痹。引起面神经麻痹最常见的肿瘤是发生于第Ⅷ对颅神经的听神经肿瘤。其他如脑血管意外、结节病、细菌感染、莱姆病等均可累及面神经导致眼睑麻痹发生。

2.临床表现

(1)眼睑闭合不全:表现为用力闭眼时,只见眼球上转而眼睑不闭合,严重者上下睑完全不能闭合,形成兔眼。由于长期不能闭眼,引起暴露性角膜炎。

(2)下睑外翻:由于眼轮匝肌麻痹,下睑张力下降所致,表现为下睑松弛、外翻,睑结膜长期暴露而充血肥厚等。

(3)反射改变:患侧眼的瞬目反射消失,刺激角膜时,患侧眼不瞬目,健眼正常,是角膜反射的运动纤维受损所致。

(4)泌泪障碍:由于眼轮匝肌麻痹眼睑不能闭合,下睑松弛外翻,泪液不能进入泪小管引流入鼻腔所致。同时角膜长期暴露受到刺激也可致泪液分泌增加而溢泪。但少数病例因泪腺分泌障碍可表现为泪液分泌减少和干眼。在神经恢复过程中,由于支配唾液腺的神经纤维再生错向至泪腺内,或与泪腺的神经纤维发生异常联系,在进餐或唾液分泌时产生不同程度的流泪现象,称为"鳄鱼泪",又名食欲流泪或发作性流泪综合征。

(5)睑裂变大:眼轮匝肌麻痹后,提上睑肌的张力失去对抗,致患侧睑裂大于健侧。

(6)面部其他症状:主要表现为病变侧鼻唇沟变浅,口角下垂,口角向健侧歪斜,鼓腮漏气等面部轮匝肌瘫痪的体征,核下性面神经麻痹者病变侧额纹变浅或消失。

3.治疗　首先应针对病因,治疗面神经麻痹。对于急性面神经麻痹或外伤性面神经麻痹引起的眼睑麻痹,可给予全身肾上腺皮质激素治疗,联合应用营养神经的药物,但疗效不确切。

眼部治疗最主要的是如何预防眼睑麻痹引起的继发性眼部病变,包括药物保守治疗及手术治疗。药物保守治疗为在眼睑闭合不全等情况下预防性给予含人工泪液成分及表皮生长因子等的眼药水和眼膏,保护角膜,防止暴露性角膜炎的发生。保守治疗无效的暴露性角膜炎或患者存在严重下睑外翻、眼睑闭合不全等,则需行手术矫正。通过手术缩小睑裂高度,从而保护角膜,如睑裂缝合术、下睑上吊术和永久性眼睑粘连术等。上眼睑金属板或弹簧植入术则可缓解上眼睑的退缩,解决睑裂变大的问题。滑行皮瓣术、筋膜悬吊术可用于矫正下睑外翻。

第二章　结膜病

第一节　结膜炎概述

一、病因

结膜炎类型繁多,致病原因较繁杂,可分为许多类型,通常可分感染性和过敏性。临床上各型各类结膜炎的共同特点是结膜充血和分泌物增多。充血在程度上和分布上可有不同,分泌物的性质和量也有差异。结膜炎诊断通常是根据发病急缓、临床表现。但要确定病原诊断则需要做细菌学检查、分泌物涂片、结膜上皮刮片、血清学检查,尤其在特殊感染中,细胞学检查更为重要。

二、临床表现

根据结膜充血、结膜局部病变、分泌物、症状和邻近组织改变,通常可以明确诊断。

1.眼睑　各类急性结膜炎都伴有眼睑充血、水肿,严重者甚至上睑不易翻转。睑缘变化对某些结膜炎的病原诊断可有参考价值。溃疡性睑缘炎或曾患过睑腺炎者常表明为葡萄球菌感染。合并有眦部睑缘炎的慢性结膜炎通常是摩-阿双杆菌感染,睫毛粘着脂溢性鳞屑者可能为睑腺分泌过多性结膜炎,结膜炎合并面部皮肤脓疱病者可能是葡萄球菌感染,口、鼻、眼睑有疱疹者表明其结膜炎可能为疱疹病毒感染。

2.结膜　急性结膜炎充血、水肿明显,慢性结膜炎则程度轻。除充血、水肿外,结膜改变主要有乳头增生、滤泡形成、分泌物增多、假膜形成、出血、溃疡、瘢痕等。

(1)结膜炎的充血水肿:轻者和慢性时充血水肿多局限于睑及穹窿结膜。急性者睑及穹窿结膜一片赤红,由于水肿渗出而失去透明度,球结膜周边充血水肿。淋菌性结膜炎,球结膜水肿可覆盖角膜周边部,甚至突出于睑裂之外。

(2)乳头增生、滤泡形成:乳头由结膜上皮细胞增生,中央有血管通过。乳头多位于睑结膜睑板上缘和近内、外眦部的睑结膜,呈红色天鹅绒状,细小隆起。多见于慢性单纯性结膜炎、沙眼。春季卡他结膜炎的乳头为乳白色,大而扁,呈多角形。滤泡是由淋巴细胞集聚而成,较乳头大,位于睑结膜者较小,呈微黄色,位于穹窿结膜者大而呈圆形或不规则形,不透明。多数滤泡可互相融合呈岗状,见于沙眼、各类病毒性结膜炎、一些特殊综合征和细菌感染。

正常小儿有时在穹窿部可以有少量小滤泡,但滤泡出现于睑结膜者则为异常。沙眼的滤泡多见于穹窿部及睑结膜。而发生在小儿的结膜滤泡症通常都在下穹窿部。

(3)结膜下出血:结膜炎早期在网状充血之间有小点状、片状结膜下出血,炎症增重充血明显时,在穹窿部及球结膜下可有大片状出血。柯-魏双杆菌感染时,常可见点状、小片状出血,流行性出血性结膜炎时常伴有大片结膜下出血。

(4)分泌物:可为水样(浆液)、黏液、黏液脓性和脓性。水样分泌物状如泪液,见于麻疹等急性热性传染病引起的结膜炎早期,病毒性结膜炎的分泌物量中等,多为黏液性,较稀。细菌性感染时分泌物量多且黏稠,为黏液脓性或脓性。葡萄球菌感染时分泌物呈淡黄而稠的脓性。分泌物呈乳白色者见于春季结膜炎。

(5)膜和假膜:结膜表面的假膜在很多情况下都可发生。由炎性渗出纤维蛋白沉积形成。春季卡他结膜炎在扁平的乳头表面可以形成假膜,膜薄而白,易消失。肺炎球菌、柯-魏杆菌性急性结膜炎也常形成假膜,特点是色灰白而不透明,易剥离,消失快。真膜厚而污秽,灰白,不易剥离。见于白喉杆菌性结膜炎。

(6)结膜瘢痕:弥漫性结膜瘢痕见于膜性结膜炎(白喉杆菌性)、类天疱疮、多型性红斑、严重化学及热烧伤之后。沙眼瘢痕多发生在上睑结膜及穹隆部,呈线状、网状和片状。

3.耳前淋巴结　急性滤泡性结膜炎,伴有肿大、质软、无压痛的耳前淋巴结是病毒性感染的特征,这种情况很少见于细菌性感染。在疱疹病毒和腺病毒感染时耳前腺压痛。结膜结核、梅毒感染的耳前腺肿大、压痛,有时可形成瘘管。

4.并发症　结膜炎多属于良性、自限性眼病,通常并发症不多,且多不影响视功能。也有些类型结膜炎可合并有眼睑、角膜、前葡萄膜、眼肌等的损害,造成不同程度的视力受损。急性细菌性结膜炎在角膜缘内可有细小点状、灰白色浸润点,排列成行,小点状浸润相互融合,形成线形平行角膜缘的浅层溃疡,主要见于柯-魏杆菌感染。流行性出血性结膜炎角膜多合并浅层点状上皮炎,发病率高。流行性出血性结膜炎可合并前葡萄膜炎、眼肌麻痹和神经系统损害。流行性角结膜炎的角膜病变为浅点状角膜炎,点状浸润波及上皮细胞及上皮下组织,呈大小不一的混浊,多集中在角膜中央部,持续数月或经数年后方消失,视力影响不大。沙眼的角膜并发症主要是血管翳前端新月形溃疡,血管翳之间的小圆形溃疡和角膜中央部的浅层圆形溃疡。角膜血管翳、睑内翻倒睫可造成角膜混浊、视力影响严重。

三、细胞学检查

结膜炎细胞学检查有分泌物涂片、结膜刮片及滤泡挤压物涂片等。可以用来作为区别细菌性、病毒性或过敏性疾患的重要参考。

正常结膜刮片中上皮细胞的胞核较大,位于中央,胞质颗粒纤细。结膜炎的刮片中可见到许多炎性渗出细胞,包括多形核白细胞、淋巴细胞、嗜酸性粒细胞、嗜碱性粒细胞、浆细胞及渗出纤维和黏液。刮片中还可见到一些特殊细胞如杯状细胞、上皮细胞内包涵体。下述细胞学所见是值得注意的。

1.多形核白细胞　见于急性细菌性感染。亚急性期则相对减少,同时出现单核细胞,分泌物中黏液增多,纤维素减少。

2.单核细胞　病毒性感染疾患的刮片中,以出现大量单核细胞为特点。在慢性感染性炎症和慢性刺激性炎症,结膜刮片中淋巴细胞增多。

3.嗜酸性粒细胞　变态反应性结膜炎,如春季卡他性结膜炎,多出现大量嗜酸性粒细胞。但在细菌性过敏和泡性眼炎时则不见。

4.浆细胞 除了在沙眼刮片中可见到较多的浆细胞外,其他类型结膜炎中很少见到。

5.上皮细胞的变化

(1)角化:在维生素 A 缺乏的结膜干燥症刮片中,上皮细胞角化明显。上皮细胞质染为淡红色,含有角蛋白颗粒、胞核变性或消失。长期暴露的结膜干燥症刮片中,也能见到上皮细胞角化。

(2)变性:上皮细胞扁平,形状不规则,细胞核染色不良,见于沙眼和一些慢性结膜炎。

(3)多核上皮细胞:是病毒性感染的表现,疱疹病毒感染时尤为显著,而细菌性感染中则见不到这种变化。

6.滤泡挤出物涂片 对鉴别沙眼和滤泡性结膜炎很有价值。沙眼滤泡中多为未成熟的淋巴母细胞,少量淋巴细胞、浆细胞和巨噬细胞,细胞有变性和坏死的变化。结膜炎的滤泡中为淋巴细胞,没有巨噬细胞,也没有细胞变性和坏死。

细胞内包涵体对沙眼、包涵体结膜炎诊断有重要价值。

四、预防和治疗

结膜炎多为传染性炎症,加强预防工作,对于避免发病和控制蔓延流行十分重要。微生物感染性结膜炎的传播方式是接触传染。要控制并消灭传染源和加强个人卫生,切断传播途径是最重要的方法。在结膜炎暴发流行的情况下,特别要对公用服务事业(浴池、理发店、游泳池、公用车辆等)加强卫生管理和流通货币的消毒处理,以及加强个人卫生等是十分重要的,具体措施在各论中叙述。

预防为主和积极治疗患者是控制结膜炎蔓延与解除患者痛苦,相辅相成的两个方面,缺一不可。治疗是消灭传染源的重要手段。

结膜炎的治疗主要是局部用药治疗,严重或特殊感染的情况下需要全身用药。局部药物有滴剂、眼膏、冲洗溶液等。

滴剂有各种抗生素和磺胺类药的溶液。抗菌药物应选用对微生物针对性强,敏感度高者。但在通常情况下,临床上很少做细菌学检查,故以选用广谱抗生素或磺胺类药物为佳。皮质激素药物对变态反应性结膜炎效果较好。对于细菌性结膜炎可以与抗生素合并应用,以减少炎症渗出,降低炎症反应。对于病毒性结膜炎宜不用或慎用。

眼膏剂所含的药物与滴剂相同,作用较缓而较持久。宜于每晚睡前使用,除抗菌作用外,同时还可避免分泌物使上下睑及睫毛粘在一起。

第二节 细菌性结膜炎

细菌性结膜炎是结膜因遭受致病细菌感染而发生的炎症。从临床观点可分为急性、亚急性和慢性三种。

一、急性卡他性结膜炎

急性卡他性结膜炎是常见的细菌感染性眼病。特点是明显结膜充血,脓性或黏液脓性分泌物,有自愈趋势。

1.病因 传染源各有不同,多以手帕、毛巾、手、水等为媒介。在集体单位、公共场所、家庭之中不讲究卫生的情况下最易蔓延,尤以春秋两季为甚。在这两季节中由于呼吸道流行病较为普遍,所以患急性卡他结膜炎者,同时也可能患有呼吸道流行病。在鼻腔分泌物中也可能含有与结膜炎相同的细菌,借助咳嗽、喷嚏传播。

通常最常见的细菌有四种:柯-魏杆菌、肺炎球菌、葡萄球菌和流感杆菌。这些细菌在发病三四天内繁殖旺盛,晚期则不易找到。柯-魏杆菌性结膜炎多在春季发生,而肺炎球菌者以冬季为多。

2.临床表现 本病发病急速,可单发,有时引起暴发流行。初起感干涩、痒感、异物感。病变发展,出现眼部灼热感、眼睑沉重、异物感加重和畏光。异物感和分泌物于清晨较轻,由早至晚逐渐加重,晚间尤甚。本病对视力无影响,但当分泌物附着在角膜表面时,也可视物模糊,如将分泌物除去,则视力立即恢复。

发病初期和轻型者,眼睑轻度充血、水肿。睑及穹窿结膜充血呈红色、网状,球结膜轻度周边充血。角膜、前房正常。结膜囊有少量浆液或黏液性分泌物。较重者眼睑红肿明显,睑及穹窿结膜充血一片赤红,球结膜中度周边充血,分泌物为黏液性,量较多。严重者眼睑水肿,充血显著。睑及穹窿结膜血管高度扩张充血。由于充血、水肿、渗出,使其失去透明度,不见正常纹理。球结膜重度周边充血及水肿。肺炎球菌、柯-魏杆菌感染者,穹窿部及其附近球结膜下常见有点、片状结膜下出血。分泌物量增多,为黏液脓性,分布在结膜囊、内眦部及睑缘。有时分泌物黏附于角膜表面瞳孔区,以致一时影响视力,因分泌物的三棱镜作用使患者在夜晚看灯光,周围有虹晕围绕。这种虹晕应与青光眼所致者有所区别。分泌物经一夜的蓄积,在睑缘、睫毛处变干,结成黄痂,使患者在翌晨醒来时上下眼睑黏合在一起。

肺炎球菌感染的结膜炎通常水肿更为明显,结膜表面可形成假膜。本病多为双侧性,双眼同时或先后发病,轻症和无角膜并发症者,通常在3~4天内发展到最高峰,8~14天消退。肺炎球菌所致者,持续8~10天开始消退,而后立即好转。重者为柯-魏杆菌所致,潜伏期36小时,3~4天达炎症高峰。葡萄球菌所致者常侵犯下睑及角膜下部点状染色,伴有睑缘炎或睑腺炎,易复发或转为慢性。急性结膜炎重要的并发症是角膜溃疡,其主要症状为疼痛和畏光。开始在角膜缘内侧出现灰色小点状混浊,排列成行,名为卡他性点状角膜浸润。数天后灰色浸润点增大,互相融合,最后表面坏死脱落,形成新月形浅层溃疡,这种溃疡称为卡他性角膜溃疡,为结膜卡他的特殊病变。若及时治疗可迅速痊愈,仅留一弓形角膜去翳。肺炎球菌性结膜炎如果发生角膜损害,可能发展成为匍行性角膜溃疡。

婴幼儿有时并发泡性结膜炎,多见于葡萄球菌感染者。

3.治疗 急性发作较重者可用冷敷以减轻不适症状。脓性分泌物较多者可用3%硼酸溶液或生理盐水眼浴法或冲洗法除去。眼部严禁包扎,以利于分泌物排出。如畏光可带黑色眼镜。

最重要的治疗是选用药物控制感染。最理想的有效方法是选用细菌敏感的抗菌药物局部滴用。由于需要做细菌敏感试验,这在临床上难以做到。最常用的是选2~3种广谱抗生素,同时交替频繁滴用。晚间结膜囊内涂用眼膏,这可保持结膜囊内药物浓度,又预防分泌物存留,免除上下睑被粘在一起而睁眼时有疼痛之苦。

在急性期过后,要继续滴用抗菌眼液,直至结膜逐渐恢复正常状态,以避免迁延成慢性。治疗细菌性结膜炎的常用抗菌眼液有10%~15%磺胺醋酰钠、0.1%利福平、0.25%氯霉素、0.2%庆大霉素、0.3%环丙沙星(CPLX)、诺氟沙星(NFLX)、氧氟沙星(OFLX)等。

4.预防　本病虽然预后良好,但传染性极强,常造成广泛流行,所以预防工作十分重要。一旦发现患者,个人和集体单位都要做好严密消毒隔离工作。本病通过接触传染,所以对患者日常用品如毛巾、手帕、脸盆、玩具、文化用品等应予消毒。医务人员接触患者后及检查用具都应注意消毒,以免扩散传染。

二、膜性结膜炎

膜性结膜炎又称白喉性结膜炎。病原为白喉杆菌。在我国由于白喉疫苗的广泛接种,本病目前已极为少见。特点是急性化脓性结膜炎,结膜表面覆盖灰白色不易剥脱的厚膜。患者多为儿童。

1.临床表现　为急性化脓性炎症,似淋病性结膜炎。通常双眼发病。患者体弱不安,多合并鼻、咽部白喉。有体温升高和昏迷等全身中毒症状。临床分为深、浅或轻、重二型。

(1)轻型:眼睑轻度充血水肿,分泌物为黏液脓性,翻转眼睑后可见睑结膜表面有一层灰白色膜覆盖,此膜与睑结膜浅层组织粘连,较易剥脱。膜下面结膜充血水肿,无组织缺损及出血。此膜在发病1~2周后逐渐消退,而结膜仍显充血水肿等炎症反应。愈后不留瘢痕。此型很少造成角膜损害。

(2)重型:病变侵犯结膜深层组织。表现为眼睑高度充血水肿、硬韧、难以翻转。睑及穹窿结膜表面覆以灰黄色类固体的厚膜,此膜与其下结膜、结膜下组织连接牢固,不易分离,强行剥离则造成组织损伤及出血,此膜部分或全部覆盖睑结膜,通常起始于睑缘部,很少见于球结膜。由于炎症浸润渗出深及睑板,且渗出物在组织内凝结,眼睑变硬,压迫血管,更兼白喉毒素造成血管栓塞,妨碍正常血液供应而使结膜、角膜坏死。

在发病6~10天时,角膜形成溃疡,且多伴继发感染。大约在此时膜开始脱落,分泌物增多。结膜呈鲜红色,愈后结膜瘢痕形成,且易发生睑球粘连。

2.治疗　此病为法定传染病,要及时做传染病报告。严格消毒隔离,单眼患者应特别注意防止另眼发病。治疗要局部和全身治疗并重。局部可按急性卡他结膜炎、淋病性结膜炎治疗方法。更需要涂较大量抗菌眼膏,以预防睑球粘连及保护角膜。有角膜并发症时应滴阿托品散瞳。此外,眼局部滴白喉抗毒血清。全身疗法应注射抗白喉血清,用药越早效果越好,血清用量宜大,以减少角膜受损害的危险性。轻者可注射2000单位,严重病例首量用4000单位、6000单位,甚至10 000单位,且于注射12小时后重复给药。同时局部全身联合应用抗生素。

三、假膜性结膜炎

假膜性结膜炎是以在睑结膜、穹窿结膜表面形成灰白色不透明假膜为特点的急性化脓性结膜炎。假膜易剥离。多见于学龄前儿童及青年人,新生儿及老年人少见。

1.病原菌　主要是肺炎球菌、链球菌、葡萄球菌、柯-魏杆菌,常为混合感染。链球菌中溶血性链球菌为病原菌,非溶血链球菌为腐生菌。链球菌性假膜性结膜炎是非常严重型,主要发生在伴有麻疹、猩红热、百日咳等热性传染病的小儿。老年人多见于面部、眼睑皮肤丹毒者。非微生物感染原因可见于化学物质,如氨、石灰、硝酸银等腐蚀,以及热、创伤、手术等,假膜只在上皮细胞缺失处形成。

2.临床表现　本病自觉症状与急性卡他性结膜炎相似,除结膜充血水肿、分泌物外,在睑及穹隆结膜附有一较薄的灰白色假膜,此膜由渗出的纤维蛋白、黏液、炎症细胞等组成,易于剥离,但假膜又迅速形成。炎症约在第5天达高峰,2~3周后消退。链球菌性结膜炎常引致角膜感染坏死,造成视力损害。

3.治疗　与急性黏液脓性结膜炎相同,但需要局部和全身联合应用抗生素,按细菌敏感度来选用抗生素。

四、淋菌性结膜炎

淋菌性结膜炎是急性化脓性结膜炎,是急性传染性眼病中最剧烈的一种,病情严重,常造成严重视力危害。病原菌是奈瑟淋球菌,为面包型双球菌,在结膜上皮细胞、炎症细胞内存在。革兰染色阴性,形态上与脑膜炎球菌不易区分,二者需通过凝集试验鉴别。

1.成人淋病性结膜炎　淋球菌直接来自性器官或通过传染的手或衣物等作为传染媒介间接传播到眼部。男多于女,右眼多先发病。潜伏期从几小时到三天。初起眼睑和结膜轻度充血水肿,继而症状迅速加重。眼睑高度水肿、痉挛。睑及球结膜高度水肿充血,有小出血点及薄层假膜。高度水肿的球结膜可掩盖角膜周边部。分泌物初起时为血水样,耳前淋巴结肿大,3~4天后眼睑肿胀渐消,但分泌物剧增,呈黄色脓性,不断从结膜囊排出,俗称脓漏眼。2~3周后分泌物减少转为亚急性,1~2月眼睑肿胀消退。睑结膜充血肥厚,表面粗糙不平,呈天鹅绒状,球结膜轻微充血,持续数月之久,此时淋菌仍存在。

角膜并发症常导致失明。最初角膜表面轻度混浊,继则形成灰色浸润,迅即变灰黄,坏死、破溃、穿孔。角膜溃疡可发生在角膜各部位,由角膜上皮坏死,细菌直接侵入引起。最终形成粘连性角膜白斑、角膜葡萄肿或全眼球炎。淋菌性关节炎、败血症、心内膜炎也是重要并发症。

细菌学检查对诊断十分重要。在分泌物涂片和结膜刮片中可见到上皮细胞内外聚集成对的革兰阴性(红色)奈瑟淋球菌。

本病为接触传染。患淋病性尿道炎者尤应注意保持清洁,经常用肥皂洗手,对用品消毒,并积极治疗尿道炎。倘一眼已罹病,必须设法避免波及健眼和传染他人。在为患者检查治疗时应戴防护眼镜,接触患者后应认真消毒双手。用以拭眼的棉花纱布等物须焚毁,脸盆毛巾等煮沸消毒。发现淋病患者应进行病源追查,对传染源给予抗淋病治疗。

治疗要局部与全身用药,以下药物可供选用,青霉素钠盐或氨苄西林或阿莫西林,肌内或静脉给药。近年抗药菌株较多,疗效欠佳。先锋霉素Ⅳ(头孢氨苄)、先锋霉素Ⅴ(头孢唑林钠)每天2g,肌内注射,头孢噻肟(菌必治)0.5g肌内注射。壮观霉素(淋必治)2g

肌内注射,伴服丙磺舒1g。有良好疗效。局部用1:10 000高锰酸钾、氯己定、生理盐水等冲洗结膜囊。用2000~5000mL青霉素液,氯霉素,杆菌肽眼药,红霉素、四环素眼膏。

2.新生儿眼炎 原因是胎儿出生时被患淋菌性阴道炎的母体分泌物污染,也有时被污染淋菌的纱布、棉花等所污染。

潜伏期一般少于48小时,双眼发病,轻重程度不同,症状与成人淋病眼相同,但不像那样猛烈。特点是球结膜高度水肿,脓性分泌物中常有血,有些结膜有假膜形成。角膜并发症发生较迟而轻,但多发生在角膜中央,严重影响视力。

诊断可根据产妇的淋病史,典型脓漏眼症状及结膜刮片细菌检查而确诊。新生儿眼炎,除淋菌性外,也可有衣原体、链球菌、肺炎球菌或其他微生物引起,通常较轻。由于新生儿出生后无泪液,当新生儿出生后第一周内任何眼部分泌物都应怀疑有新生儿眼炎。

对于全部新生儿应常规滴用1%硝酸银溶液(Crede法)或2000~5000/mL青霉素眼溶液预防。治疗与成人淋病相同,全身用药按体重计算。有报道用头孢噻肟效果良好。

3.转移性淋病性脓漏眼 患淋病性尿道炎数月后,双眼突然发炎,睑结膜球结膜充血水肿,分泌物为黏液性或脓性。此病为淋球菌通过血行转移到眼部,患者常伴有淋病性关节炎。无并发症时1~2周可痊愈。治疗与成人淋病脓漏眼同。

第三节 病毒性结膜炎

一、流行性角膜结膜炎

流行性角膜结膜炎是一种曾在全世界广泛流行的眼部传染病。散发病例遍及世界各地,也常造成流行。临床特点是急性滤泡性或假膜性结膜炎及角膜上皮细胞下浸润。

1.流行病学 本病由腺病毒感染所致,目前世界各地所分离出的腺病毒已有数十种,其中以腺病毒Ⅷ最多,常造成暴发流行。其他型者多为散发病例。通过接触传染,在家庭、学校、工厂很易流行,在医疗单位通过医务人员的手传者也非罕见。发病多见于20~40岁的成人,男多于女。除腺病毒Ⅶ型常见于夏季外,无明显季节性差异。

2.临床表现 潜伏期为5~12天,以8天为最多。常双眼发病,开始单眼,2~7天后另眼发病。初起结膜突然充血水肿,特别在半月皱襞处更为明显,有异物感、烧灼感和水样分泌物。通常在发病第三天睑结膜出现滤泡,迅速增加,以上、下穹窿部为最多,有时由于结膜表面覆有薄层假膜而不能看清。此时耳前淋巴结肿大,有压痛,甚至颌下腺和锁骨上淋巴结也被侵犯。结膜炎发病8~10天后,出现角膜损害并伴有明显畏光、流泪和视物模糊。

角膜病变为浅层点状角膜炎,侵及上皮细胞及上皮下组织。点状损害数量多少不等,多位于角膜中央部,少侵犯角膜周边部,故对视力有不同程度的影响。混浊点大小不等,腺病毒Ⅶ型所致者较大,可达0.4~0.7mm,呈圆形或多角形。偶尔病变较深,引起后弹力层皱褶,虹膜充血,但无虹膜后粘连。角膜不形成溃疡,无新生血管翳。角膜知觉减退。角膜损害可持续数月或数年后消失。较重患者可遗留圆形薄层云翳,对视力影响不大。

3.预防和治疗 同流行性出血性结膜炎。

二、咽-结膜热

咽-结膜热多为急性高度传染性结膜炎。特点有三:发热、咽炎和非化脓性急性滤泡性结膜炎。可同时发病或单独出现。多伴有耳前淋巴结病变。

1.流行病学 常流行发病,侵犯年轻人和小儿。病原主要是腺病毒Ⅲ型。潜伏期5~6天。直接接触传染,也可由游泳传染。

2.临床表现 发病可逐渐或突然开始。体温升高,可突然升高达39℃以上,持续3~7天。伴有肌肉酸痛、头痛、胃肠不适或腹泻。咽炎的特点是咽部不适、咽后壁充血、散在透明滤泡。有无痛性淋巴结肿大。

发病最初几天传染性最强。可单眼或双眼同时发病,有痒感、烧灼感和流泪。结膜充血、弥漫性水肿,以下穹窿部尤为明显。滤泡形成主要在下睑及下穹窿部结膜,可融合成横行堤状。分泌物为典型浆液性,很少为黏液脓性。本病有时合并角膜炎,开始为浅层点状,最后可扩展到上皮细胞下组织。病程一般2~3周,平均7~10天。连同角膜损害逐渐消失,预后良好。

3.鉴别诊断(表2-1)。

表2-1 几种病毒性结膜炎的鉴别

鉴别要点	流行性角膜结膜炎	流行性出血性结膜炎	咽结膜热	牛痘疫苗性结膜炎	单纯疱疹性结膜炎	急性疱疹性结膜炎
潜伏期	5~12天	24~48小时	5~6天	3天	平均6~7天	原发损害,小儿多见
病原	腺病毒Ⅶ型多	微小核糖核酸病毒	腺病毒Ⅲ型	牛痘疫苗	单纯疱疹病毒	单纯疱疹病毒
发热	有时轻度	有时轻度	明显高热	轻或无		有时发热
淋巴结肿大	常有	常有	必有	有	常有,不伴颜面部损害,睑缘部多发小溃疡	常有,伴颜面部损害
滤泡	有	有	有,且多	无	有,较多	有,较多

(续表)

鉴别要点	流行性角膜结膜炎	流行性出血性结膜炎	咽结膜热	牛痘疫苗性结膜炎	单纯疱疹性结膜炎	急性疱疹性结膜炎
角膜损害	经常有较大点状上皮细胞或上皮下混浊,多在结膜炎近消退时出现,持续较久	常有浅层点状上皮细胞脱落,早期即与结膜炎同时出现	偶有浅层点状角膜炎	点状浸润、树枝状、地图样、盘状甚至角膜脓肿	点状浸润小,树枝状角膜炎	树枝状角膜炎
病程	2 周以上	数天至数周	2 天至 3 周	1 周	2~3 周	

4.预防和治疗 与流行性出血性结膜炎同。感染有免疫作用。

三、流行性出血性结膜炎

流行性出血性结膜炎是一种暴发流行的、剧烈的急性结膜炎,1971 年曾在我国流行。特点是发病急、传染性强、刺激症状重、结膜滤泡、结膜下出血、角膜损害及耳前淋巴结肿大。

1.病原及流行病学 1969 年本病首次暴发流行于非洲的加纳、尼日利亚,迅速蔓延到亚洲的新加坡、马来西亚、日本、印度及欧洲的一些国家。1971 年在我国北京、上海、广州、河南等省市暴发流行。流行期间从患者眼拭标本中分离出致病毒株,经双份血清中和试验及理化性能测定证明,这次流行的病原为一种微小型核糖核酸病毒,为新型肠道病毒。在国外也分离出了相同毒株,主要是新型肠道病毒 70 型、柯萨奇 A24 病毒。

传播系通过接触传染。主要通过患眼–手–物品–手–健眼,患眼–水–健眼的方式,前者为家庭、同学、同事之间的主要传播方式,后者为游泳池、家庭之间传播的重要途径。

2.临床表现 本病潜伏期短,根据国内外的观察,接触传染源后,大部分在 24~48 小时发病。起病急速,有时在稍感眼部不适 1~2 小时就开始眼红。自觉症状明显,有剧烈异物感、刺痛,以及畏光、流泪和分泌物。

本病多同时侵犯双眼,也可先后发病。主要表现为眼睑红肿、睑及球结膜高度充血、水肿,球结膜水肿严重时可高出于角膜面,睑及穹窿结膜有大量大小不等的滤泡,尤以下睑结膜及穹窿部较多,大约 80%的患者发病第一天即有结膜下出血。发病早期裂隙灯下即可观察到细小点状出血,继之结膜下出血扩大呈点、片状,严重者可遍及全部球结膜。角膜损害发病率高,早期即可出现,最常见的是上皮细胞点状脱落,荧光素染色后裂隙灯下为绿色细小点,呈散在、群集或排列成线状和片状。重症病例可发生小片状上皮细胞下及实质浅层混浊。个别严重病例也可发生轻度前葡萄膜炎。此外可有病毒性上呼吸道感染和神经系统症状。多伴有耳前或颌下淋巴结肿大。

根据病情严重程度和病程长短,可分为轻型、中型和重型。轻型病程约 1 周,无角膜

21

损害,中型病程 1~2 周,角膜有少许浅层点状染色,角膜损害常与结膜炎同时消退。重型病程在 2 周以上,症状重,角膜损害广泛而顽固。在结膜炎消退后,角膜损害仍持续数月或 1~2 年,且常复发,但最终痊愈不留瘢痕。

3.预防和治疗　预防的原则是控制传染源,切断传染途径。前者在于早期发现、严格隔离、积极治疗患者。后者应加强公共场所的卫生管理,禁止患者到公用浴池、游泳场所,加强个人卫生,不用手揉眼,不用公用面具及经常洗手等。集体单位如托儿所、学校、工厂等,不宜采用集体滴药方法预防。治疗以局部用药为主。病情重、伴全身症状者加用系统给药。常用局部抗病毒药有 4%吗啉双胍、0.2%阿糖胞苷、安西他滨、0.5%阿昔洛韦、0.1%疱疹净等,每 0.5~1 小时用药 1 次。可选用 2~3 种药物交替滴用,直至炎症消退。为预防继发细菌性混合感染,也可适当加用抗细菌类药物滴眼液。口服药如吗啉胍、阿昔洛韦、板蓝根冲剂等。根据病情酌情给予。

四、急性疱疹性结膜炎

急性疱疹性结膜炎为疱疹感染的原发表现。通常见于小儿,接触了病毒携带者而感染。可能伴有颜面部水疱性损害。耳前淋巴结肿大。眼部表现为急性滤泡性结膜炎,滤泡通常较大。可能合并角膜损害,常见的是树枝状角膜炎,伴有角膜知觉减退。

五、单纯疱疹性结膜炎

单纯疱疹性结膜炎常呈典型急性滤泡结膜炎改变,但通常不伴有颜面、眼睑、角膜损害,临床表现似流行性角膜结膜炎,结膜损害的另一特点是在靠近睑缘内侧有针尖大小的局限性溃疡,荧光素染色可以见到。角膜可有小的树枝状损害。角膜知觉减退,角膜可有血管翳。

本病临床上在无角膜损害时难于与流行性角膜结膜炎区别,试验室检查上皮内病毒抗原只能通过荧光抗体测定或发病后 1~2 周时血清抗体滴度升高及病毒分离来证明。

六、牛痘疫苗性结膜炎

牛痘疫苗性结膜炎是由减毒牛痘疫苗引起。在接种牛痘疫苗过程中疫苗溅入眼部或通过手指将疫苗带入眼部而发病。由于各人对天花病毒免疫力不同,局部反应不一。未接种过牛痘疫苗及多年前接种过牛痘疫苗,对天花病毒免疫力低下者都可能发病。

潜伏期约为 3 天。绝大多数患者伴有眼睑、睑缘部牛痘疱疹。眼睑水肿、充血。睑结膜充血,有多发性小溃疡,溃疡表面覆以坏死性假膜,边缘绕以增生的肉芽组织。病变 7~10 天愈合。

发生角膜病变者预后较差。轻者出现浅层点状角膜浸润。重者可发展成树枝状、地图样、环形或盘状角膜炎,造成视力损害。

预防在本病发生中十分重要,防止被接种牛痘疫苗的婴幼儿搔抓接种部位。医务人员在接种过程中应戴眼镜。一旦疫苗溅入结膜囊,应立即冲洗,并滴用抗病毒药物。

治疗应尽早。局部滴抗病毒类眼液或天花免疫血清。全身治疗以注射抗天花病毒效价高的免疫血清最佳。丙种球蛋白、干扰素等也有良好疗效。

七、获得性免疫缺陷综合征患者结膜炎

获得性免疫缺陷综合征(acquired immunodeficiency syndrome,AIDS)是由人类免疫缺陷病毒(HIV)引致的性传播疾病。眼部受侵可出现在本综合征各期,由于患者免疫系统受损,抵抗力极度低下,导致最易发生各种机会性感染。病原体为巨细胞病毒(CMV),单纯疱疹病毒(HSV),带状疱疹病毒,多种细菌,原虫、真菌等,以及由于营养吸收障碍和消耗而引起的营养缺乏病变,并可发生 Kaposi 肉瘤等恶性肿瘤。

结膜的改变主要是非特异性结膜炎,大约 10% 的 AIDS 患者有非化脓性结膜炎,10%~15%的患者有干燥性角膜结膜炎,也有发生 Reiter 病和淋巴肉芽肿性结膜炎的报道。结膜也可发生 Kaposi 肉瘤。

多数 AIDS 患者结膜有微血管改变。表现为毛细血管阶段性扩张,各段管径不一,血管呈逗号状或球形血管瘤样改变,这些变化常出现在狭窄的结膜血管两端或一侧,由于血球凝聚力增加,血纤维蛋白原水平增高,结膜血流淤滞呈球样外观或血柱消失,呈线状。

第四节　衣原体性结膜炎

一、沙眼

沙眼二字是以结膜表面的粗糙状态而得名,中医称为粟疮,英文名 trachoma,是由希腊语 trachys 而来,都是粗糙不平之意。病变侵犯结膜角膜。结膜有乳头增生和滤泡形成。这两种病变逐渐消失形成瘢痕而自愈。但也可引起各种并发症和后遗症,造成视力减退甚至失明。

1.病原　通过对沙眼病原体的分子生物学及代谢功能的研究,证明该病原体的很多特点不符合病毒。故 Bergey 于 1973 年将这一类微生物另立一目,称为衣原体,其中之一为沙眼病原的衣原体。

沙眼衣原体只感染结膜细胞。生长繁殖过程中有两种生物相,即原体和始体。原体是感染相,原体吸附于结膜上皮细胞表面,由细胞吞噬作用进入细胞内,在胞质内发育。在酶的作用下,合成 DNA 和蛋白质,成为始体。始体较大,呈球形,以二分裂方式在细胞内繁殖,直至在细胞内充满较多的中间体,停止分裂,浓缩为成熟较小的原体。这些成熟的原体从受感染的细胞内释出,再感染新的细胞,又开始了另一新的生活周期。整个过程需 40~48 小时。衣原体在结膜上皮细胞内繁殖期形成集落。结膜刮片吉姆萨染色,显微镜下观察原体染色呈红色,始体呈深蓝色或暗紫色。原体中央有致密类核结构,始体无类核结构。统称为细胞内包涵体。包涵体在细胞内呈散在形、帽形、桑葚形或填塞形。一般查找包涵体阳性率为 30%~40%。

沙眼衣原体感染结膜上皮细胞,衣原体毒素可向深部组织进展,除上皮细胞外,上皮下组织、睑板产生弥漫性细胞浸润,滤泡形成,角膜血管翳甚至睑内翻倒睫。

沙眼衣原体感染后,可检出血清及泪液中特异性 IgA、IgM 滴度升高,但病变痊愈后

抗体消失或降低。尚未能证明 IgA 具有抗沙眼感染作用。但临床已证明沙眼病后免疫力不强,极易发生再感染。

沙眼包涵体结膜炎(TRIC)衣原体用小鼠毒性保护实验及荧光抗体试验可分为 12 个血清型。其中 A、B、Ba、C、血清型为沙眼型(沙眼衣原体),D、E、F、G、H、I、J、K 血清型为眼-泌尿生殖系型(包涵体结膜炎衣原体)。

沙眼衣原体接种于猴、猿、狒狒眼结膜,可产生典型的滤泡病变。在结膜上皮细胞内也能找到包涵体。小白鼠接种不能造成感染。

沙眼衣原体对温度较敏感,在 56~60℃ 下能存活 5~10 分钟,70℃ 仅能存活 1 分钟。在冰冻条件下衣原体菌株可保存数年。常用消毒剂 0.1% 甲醛、75% 乙醇、1% 石炭酸均能迅速杀死衣原体。紫外线、肥皂无杀灭作用。磺胺类制剂(如磺胺醋酰钠)抑制衣原体繁殖作用较好。大多数抗生素如四环素、红霉素、氯霉素都有抑制繁殖作用,但新霉素、链霉素无效,青霉素在试管内有抑制作用,但在临床上只对继发感染有效,对沙眼无效。

2.临床表现　沙眼的自觉症状一般轻微,甚至无何不适,仅于体检时才被发现。少数病例有痒感、异物感、烧灼和干燥感等症状。当合并有睑内翻、倒睫、角膜溃疡时,则出现明显刺激症状。视力也可同时减退。沙眼自然感染起始于儿童时期,表现为急性、亚急性过程,以浸润、滤泡为主。通常临床所见者为慢性炎症过程。表现为弥漫性睑及穹窿结膜充血,乳头肥大,滤泡形成,瘢痕和角膜血管翳。

(1)乳头增生肥大:乳头的形成是由于慢性炎症刺激,使上皮细胞增生,淋巴细胞质细胞浸润,其下有扩张的新生毛细血管及少量结缔组织,呈细小颗粒状、成簇聚集,外观呈天鹅绒状。好发于睑结膜近穹窿部及内外眦部。此种改变任何慢性炎症刺激均可发生,非沙眼所特有。

(2)滤泡形成:滤泡是由结膜上皮细胞下淋巴细胞、浆细胞浸润而成,滤泡中央部变性坏死呈胶样。发生在睑结膜处的滤泡较小。轻微隆起;发生在穹窿部者一般较大,呈圆形或椭圆形,色黄红,外观呈胶状不透明。滤泡多时,可互相融合呈平行岗状。多见于上下穹窿部。滤泡见于多种结膜炎,也非沙眼的特异性病变。乳头、滤泡均为沙眼的活动性病变。

(3)瘢痕:沙眼是一种自限性传染性眼病,在炎症过程中,伴随有修复退行、瘢痕形成。沙眼瘢痕呈线状、网状、片状。灰白色线状、网状瘢痕穿行于乳头、滤泡之间,将其分割成岛状,是典型 Ⅱ 期沙眼的特有临床表现。瘢痕广泛者,呈白色片状,炎症消退,血管中断。由于瘢痕收缩,使穹窿部变浅,称为睑球后粘连。睑结膜、睑板纤维化,瘢痕收缩变形,使睑板呈舟状畸形,睑缘钝圆、内翻。睫毛毛囊处瘢痕使睫毛位置变化,形成倒睫,是沙眼重要并发症。

(4)角膜血管翳:沙眼性血管翳是沙眼衣原体侵犯角膜造成的原发损害,为沙眼特异性改变,具有诊断意义。新生血管形成开始于角膜上缘,呈垂帘状。位于角膜透明部分浅层,众多新生血管停留在同一水平线上。血管之间有细胞浸润,使角膜失去透明度。有时在血管翳之间形成小的隆起滤泡,这些滤泡经粗糙的上睑结膜机械性摩擦破溃形成浅的溃疡。当上皮修复后呈小凹状,称 Herbert 小窝。

角膜血管翳因其长入角膜的长短、伸入方向、充血浸润程度不同可分为血管性血管翳、厚血管翳、干性血管翳等。因其侵入角膜范围不同,可分为 4 级。将角膜水平分为 4 等份,侵入上 1/4 以内者为(+),达到 1/4~1/2 者为(2+),达到 1/2~3/4 者为(3+),超过 3/4 者为(4+)。血管翳侵及部分或全部角膜,角膜混浊明显,可导致视力极度下降。

3.分期

(1)MacCallan 分期法

Ⅰ期(浸润初期):睑及穹窿结膜充血、红肿、组织混浊粗糙。有乳头增生及胚胎滤泡,有短而稀疏的角膜血管翳。此期诊断的主要依据是穹窿部结膜血管模糊,睑结膜表面粗糙,有短小角膜血管翳。轻者可自行消退,多数转入Ⅱ期。

Ⅱ期(浸润进展期):结膜充血,混浊增厚,乳头增生显著,结膜血管不复能见,同时滤泡形成。乳头多位于睑结膜,滤泡多见于穹窿部。乳头占大多数者称为乳头型沙眼,滤泡占多数者称为滤泡型沙眼,如果两者数量相近则为混合型。

Ⅲ期(瘢痕形成期):沙眼活动病变部分被吸收、破坏变为瘢痕。瘢痕可为白色线状、网状或片状。瘢痕之间仍有活动病变。

Ⅳ期(痊愈期):活动病变消失,完全结痂呈淡灰白色,无传染性。

(2)中华医学会眼科学会建议将沙眼分为三期。

(3)世界卫生组织(WHO)沙眼分期标准

1)滤泡性沙眼(TF):上睑结膜有 5 个以上滤泡,其直径≥0.5mm。

2)浸润性沙眼(TI):上睑结膜水肿、肥厚、弥漫性浸润,半数以上血管模糊不清。

3)瘢痕性沙眼(TS):睑结膜出现瘢痕。

4)沙眼性倒睫(TT):至少有一根倒睫摩擦眼球,包括新拔除者。

5)角膜混浊(CO):混浊侵及瞳孔区,且视力低于 0.3 者。

新标准意义:①TF 表明有沙眼性炎症和近期有感染,应采用局部治疗;②TI 表明有严重的沙眼性炎症和有严重的近期感染,并有形成瘢痕的危险,需采用局部加全身治疗;③TS 表明患者有或曾经有沙眼;④TT 表明患者可能出现角膜混浊和视力损害,需进行睑内翻矫正术;⑤CO 表明此患者有视力损害或已失明。

新标准对评估沙眼严重性的关键性指标:①TF 和 TF+TI 在 10 岁以下儿童中所占比例表明沙眼在该地区感染的广度;②TI 和 TF+TI 在 10 岁以下儿童中所占比例表明沙眼在该地区的严重程度;③TS 所占比例表明过去该地区沙眼是否常见;④CO 在人口中所占比例表明该地区中由沙眼造成的视力损坏情况。

4.诊断 典型的沙眼在临床上很容易做出诊断。轻型早期病例则较为困难,因为乳头滤泡并不是沙眼的特异性改变,在其他的结膜病中也可出现。按照中华医学会眼科学会决定,沙眼诊断依据如下。

(1)上穹窿部和上睑板结膜血管模糊充血,乳头增生或滤泡形成,或两者兼有。

(2)用放大镜或裂隙灯角膜显微镜检查可见角膜血管翳。

(3)上穹窿部和(或)上睑结膜出现瘢痕。

(4)结膜刮片有沙眼包涵体。

在第一项的基础上,兼有其他三项中之一者可诊断沙眼。

疑似沙眼:上穹窿部及毗邻结膜充血,有少量乳头或滤泡,并已排除其他结膜炎者。不作统计。

5.鉴别诊断(表2-2)

表2-2 沙眼的鉴别诊断

鉴别要点	沙眼	结膜滤泡症	滤泡性结膜炎	慢性结膜炎	春季卡他性结膜炎
病原	沙眼衣原体	多为儿童及青年,与淋巴体质有关	细菌、病毒或其他刺激	细菌、烟尘等刺激	过敏
好发部位 病变损害	上穹窿结膜 乳头、滤泡	下穹窿结膜 滤泡	下穹窿结膜 滤泡	睑结膜 乳头	上睑结膜 乳头
病变形态	滤泡为圆形、椭圆或不规则形,乳头肥大	滤泡圆而规则,较小	多为圆形,椭圆、不规则形滤泡较大而多	绒状小乳头,滤泡很少见	乳头形状不规则,大而扁,较硬韧
病变颜色	色暗红,灰红,胶状不透明	透明	混浊,灰红色	色红,天鹅绒状	乳白色
病变排列	不规则,散在或融合成堤状	整齐成行,或散在	可散在,多密集,融合	群集于上睑结膜近内外毗部	铺路石样排列
周围组织	充血、水肿、混浊、血管纹理不清	不充血,无炎症,血管走行清楚	明显充血水肿,球结膜血管周边性充血	睑结膜充血,血管组织清楚	充血不明显,穹窿部血管清楚
角膜血管翳	垂帘状血管翳	无	无	无	无
分泌物	少量白色	无	黏液,脓性,多	少量、白色	量少,黏呈丝状,刮片中含多量嗜酸性粒细胞
临床转归	慢性过程,结痂呈线状,网状,常发生后遗症	自然吸收,不结痂,无后遗症	吸收,不结痂	慢性过程,不结痂	季节发病,春夏好发,自然痊愈,通常不留瘢痕

6.并发症和后遗症

（1）上睑下垂：上睑提举无力，呈欲睡状。由于沙眼浸润、水肿、充血而使上睑重量增加，或因提上睑肌浸润、破坏、纤维化所致。

（2）睑内翻倒睫：是由于沙眼病变修复结瘢的结果。沙眼病变侵犯毛囊根部、睑结膜及睑板组织，修复结瘢后，瘢痕收缩，使睫毛位置异常，产生倒睫。睑板纤维化呈舟样弯曲畸形，睑缘钝圆、内翻。睑内翻多见于上睑。倒睫及睑缘内翻使睫毛接触并摩擦角膜，长期刺激造成角膜上皮增生，新生血管长入，伴有浸润，而致角膜混浊，是沙眼致盲的最主要原因。

（3）慢性泪囊炎。

（4）角膜溃疡：①位于角膜血管翳之间的圆形溃疡：此型溃疡实为小的滤泡，被粗糙的上睑结膜摩擦破溃而致。溃疡小而圆，位置靠近角膜缘，可单发或多发，易于愈合，可反复出现。溃疡愈合后存留圆形小凹，称为 Herbert 小窝；②位于角膜血管翳前端的新月形溃疡：这种溃疡刺激症状明显。溃疡位于血管翳前端，一般不紧靠血管翳，特点是新月形浅层溃疡，角膜知觉稍减退；③位于角膜中央圆形溃疡：较少见，刺激症状轻，病变浅在，浸润不重，病程较长，愈合缓慢，对视力有一定影响。

（5）睑球后粘连。

（6）眼球干燥症：严重沙眼病变破坏了结膜、结膜下组织，也破坏了结膜杯状细胞、副泪腺、睑板腺、泪腺管等分泌黏液、泪液、脂性物质的组织，致使结膜角膜失去这些物质的湿润保护作用，变为干燥、失去光泽、丧失弹性，继而上皮变性增生，血管长入，呈灰白色混浊，角膜混浊而丧失视力，称为实质性干燥。

7.预防　沙眼发病率高，是我国主要致盲原因之一。必须采取以预防为主，防治结合的方针，争取早日消灭沙眼。

（1）在各级党政机关的领导和支持下，依靠群众，采用各种宣传手段，广泛进行卫生宣传教育。专业人员要大力开展沙眼普查和防治工作。特别对有传染性的沙眼和后发病要抓紧治疗，是防盲工作的重要一环。如能与治疗各种眼病相结合，则收效更大。

（2）加强公用事业、集体生活单位的卫生管理，搞好家庭和个人卫生。洗脸用具分开或用流水洗脸等，理发店、浴池、旅店的面巾、浴巾，用后应严格消毒。医务人员于治疗检查沙眼患者后应彻底洗手。养成良好卫生习惯，注意经常洗手，不用手揉眼，不使用别人的毛巾等。

8.治疗　有些药物局部和系统用药对沙眼有效，但到目前为止尚无理想的抗衣原体药物。

（1）药物疗法：以局部用药，坚持长期用药为主，严重浸润性沙眼要局部与系统给药。

1）局部用药：红霉素、四环素、利福平、氯霉素及磺胺类药物，能抑制微生物生长繁殖。临床效果尚佳。常用滴眼液有 10%～15%磺胺醋酰钠、0.25%氯霉素、0.1%利福平、0.5%红霉素等，眼膏剂主要是四环素族的各种眼膏。眼液每天 4～6 次，睡前涂眼膏于下穹窿部结膜囊内。

局部用药需坚持每天滴用，连续 2～3 个月，根据病情变化延长滴用时日。

局部结膜囊下注射给药法,只适用于严重浸润性沙眼,一般每周注射一次。

2)系统给药:四环素、红霉素、利福平、磺胺类制剂,在系统给药时有效。不幸的是每种药均有不良反应。除特殊情况外,应避免全身用药。

(2)手术疗法:睑及穹窿结膜滤泡大而密集者,宜采用手术疗法——滤泡挤压术,清除所有滤泡,以促使修复。乳头较多者可用摩擦术或冷冻治疗。不论滤泡挤压还是摩擦术、冷冻治疗后,都应继续药物疗法,直至病变消失。

二、包涵体性结膜炎

包涵体性结膜炎是一种性源性,急性或亚急性滤泡性结膜炎。特点是主要在下睑及下穹窿结膜有滤泡形成,几周后吸收消退,不留瘢痕,无角膜血管翳。组织学检查很像早期沙眼。病原分离可发现有和沙眼衣原体形态,生物特性都相同的衣原体。所以多数学者认为两者都由 TRIC 衣原体引起。只是在抗原性上有所不同。沙眼是 TRIC 的眼型,包涵体结膜炎是从泌尿生殖器到眼的传染。包涵体性结膜炎有两种类型。

1.新生儿包涵体脓漏眼 为轻型、良性、病程有一定限度的新生儿眼病。本病系婴儿出生时眼部被母体非淋菌性阴道炎排泄物侵入,而这些分泌物中含有 TRIC 衣原体而致病。结膜刮片瑞氏或吉姆萨染色可找到与沙眼包涵体相同的细胞内包涵体。此病潜伏期比淋菌性脓漏眼长,多数为 1 周以上。通常为双眼病。睑结膜充血,穹窿结膜水肿。由于新生儿淋巴系统尚未发育成熟,无滤泡形成。分泌物为黏液脓性。结膜病变持续数周后逐渐转入慢性结膜炎状态,结膜于 3~6 个月即恢复正常,仅重症患儿有时遗留细小瘢痕。本病确诊前应按淋菌性脓漏眼处理,确诊后按沙眼药物治疗。

2.成人包涵体性结膜炎 也称为游泳池结膜炎。临床特点是眼睑水肿,结膜显著充血水肿,睑结膜滤泡形成,有黏液脓性分泌物,耳前淋巴结肿大和结膜刮片有上皮细胞内包涵体。

传染途径可由于患者本身患有 TRIC 衣原体尿道炎、子宫颈炎,通过污染的手或毛巾等直接传染到眼,也可由游泳池水不洁而污染,传染到游泳者的眼。

潜伏期 3~4 天,常单眼先发病,在 2~3 周另一眼也受染发病。最初结膜微充血,眼睑略水肿,并有畏光等刺激症状,耳前淋巴结肿大。3~4 天后结膜极度充血水肿,粗糙不平,组织不清,有黏液脓性分泌物。7~10 天后滤泡开始出现,3~4 周后急性症状逐渐消退,但睑结膜肥厚和滤泡仍继续存在 3~6 个月之久才恢复正常。在发病过程中大约 50%可发生浅层点状角膜炎,角膜上皮细胞下实质层浸润等并发症。治疗和沙眼用药相同。口服四环素0.25g,每 6 小时 1 次,共服 14 天,有较好疗效。

第三章 角膜病

第一节 细菌性角膜炎

一、概述

1.病因与发病机制

（1）危险因素：随着时代的变迁、环境的改变，细菌性角膜炎的发病危险因素发生了很大变化。过去是以慢性泪囊炎、污染的滴眼液及挑角膜异物为最主要的发病危险因素，现在是佩戴任何类型的接触镜、角膜屈光手术、长期局部应用肾上腺皮质激素等为最重要。此外，外伤、干眼、局部药物毒性、眼科手术及免疫功能低下、营养不良、糖尿病等均是不可忽视的危险因素。

（2）致病细菌：细菌过去是以链球菌和铜绿假单胞菌为主，近年来，由于条件致病菌（机会）感染、耐药菌感染、混合感染（如多种细菌、混合真菌、棘阿米巴感染）、新兴感染（如非结核性分枝杆菌角膜炎）、再兴感染（如淋球菌性角膜炎、衣原体性角膜炎）及生物膜感染（如角膜接触镜、缝线等）不断增多，致病细菌发生了很大变化。在我国铜绿假单胞菌从 20 世纪第一位 41.7% 下降到现在的 20.79%，表皮葡萄球菌比例逐年递增 9.1%~27.5%。

综合近二十几年来的国内外文献，SSPM 占细菌性角膜炎的 70%~90%，即革兰阳性球菌两种：链球菌（肺炎、草绿色）、葡萄球菌（表葡菌、金葡菌）；革兰阴性杆菌两种：铜绿假单胞菌、莫拉菌。较常见的致病细菌有黏质沙雷菌、嗜血流感杆菌、变形杆菌等。增多倾向的有非典型分枝杆菌、丙酸杆菌、厌氧菌等。

（3）发病机制

1）细菌的黏附：细菌可通过其表面的黏附素与宿主细胞表面的受体结合而侵入宿主细胞。宿主细胞表面有一定的受体部位才能和细菌黏附，而细菌只有到达特定部位并具黏附力才能在体内特定部位定植或启动感染。金黄色葡萄球菌、肺炎链球菌和铜绿假单胞菌对角膜上皮的黏附力明显高于其他细菌，可能是较常引起角膜感染的原因之一。

2）角膜基质溶解：一旦致病菌黏附于角膜上皮表面，即发生多形核白细胞趋化，释放蛋白溶酶导致基质坏死，如在铜绿假单胞菌感染时，菌体释放大量内毒素和外毒素，对角膜组织产生严重破坏，导致组织坏死和穿孔。

2.临床特征　疼痛是细菌性角膜炎最常见的症状，患眼视力下降、异物感、畏光、流泪、分泌物增多。检查时可见患眼睫状充血或混合充血，眼睑肿胀，角膜浸润、溃疡，甚至出现后弹力层膨出、穿孔及虹膜脱出，角膜水肿，角膜后壁可出现细小或脓性斑块状沉着物，有时可出现前房积脓。典型角膜体征有两种：①革兰阳性球菌的典型体征：局限性溃疡,肺炎链球菌的荚膜和金黄色葡萄球菌的纤维蛋白膜具有抗吞噬和抗药作用,角膜中央浸润,吸引多形核白细胞(PMNs)聚积在病灶周围,形成局限性溃疡,如肺炎链球菌引起的中央匐行性溃疡;②革兰阴性杆菌的典型体征:环形溃疡,革兰阴性杆菌的内毒素细胞壁脂多糖吸引 PMNs 向感染聚积,弹性蛋白酶抑制其聚积,因此在感染附近形成环形溃疡,很快角膜基质液化样坏死、溶解。铜绿假单胞菌的碱性蛋白酶、磷脂酶 C、两种外毒素加速了该病变的形成。

3.诊断与鉴别诊断

(1)病史:眼部症状(疼痛、充血、分泌物、视物模糊、畏光程度、症状持续时间、发作时的环境因素);既往眼病史(危险因素、眼病史、眼部手术史、外伤和干眼等);目前的诊断、用药情况;药物过敏史等。

(2)检查:包括视力、外眼检查及裂隙灯检查。

(3)实验室检查

1)病灶刮片检查:可对本病进行快速诊断,用小铲刮取溃疡底部或边缘做涂片,甲醇或 95%乙醇固定 5~10 分钟,然后做革兰染色,紫染细菌为革兰阳性菌,红染为革兰阴性菌,并根据对细菌形态学的观察,初步认定致病细菌种类。对于分枝杆菌和诺卡菌属还可做抗酸染色。

2)细菌培养:将细菌分别接种到血琼脂培养基、巧克力培养基和麦康凯培养基进行分离培养,无论革兰阳性菌或阴性菌,在血琼脂培养基均可生长,巧克力培养基适用于厌氧菌(如嗜血杆菌属)的生长,而麦康凯培养基中生长的主要是革兰阴性菌,根据细菌的生长状况进一步的生化实验,最终采用全自动微生物分析仪选择相对的细菌鉴定卡鉴定细菌(如革兰阳性菌用 CPI 卡、非发酵菌用 NFC 卡)。

(4)鉴别诊断:包括感染性和非感染角膜炎。前者包括真菌(丝状菌、酵母菌)、寄生虫(包括原虫如棘阿米巴)、线虫(如盘尾丝虫)、病毒(包括单纯疱疹病毒、带状疱疹病毒、腺病毒、EB 病毒)等;后者包括胶原血管系统异常(类风湿和系统性红斑狼疮)、血管异常(结节性动脉周围炎、Wegener 肉芽肿)等。

4.治疗 治疗目标是快速消灭感染细菌,减轻炎症反应、阻止角膜的结构破坏和促进上皮表面的愈合。

(1)首次治疗:致病菌不明或多种细菌感染的首次治疗,应采用广谱抗菌的强化治疗(提高药物的浓度和增加点眼次数,可以获得很高的组织浓度)和联合用药(协同增效、减少耐药菌株产生的作用)。

美国眼科临床指南的治疗方案:轻、中度可采用氨基糖苷类(妥布霉素、庆大霉素、阿米卡星)或氟喹诺酮类(氧氟沙星、莫西沙星)其中一类抗菌药滴眼;重度则采用氨基糖苷类+头孢菌素类抗菌药(如 0.9%~1.4%妥布霉素+5%头孢唑林)或氟喹诺酮+头孢菌素类抗菌药(如 0.5%莫西沙星+5%头孢唑林)。

(2)治疗方案调整:患者经首次治疗,病情明显缓解,不一定必须根据细菌培养及药敏试验结果调整用药;如果治疗无明显效果,应根据细菌培养及药敏试验结果及时调整方案。

（3）肾上腺皮质激素应用：对于角膜病灶累及视轴的患者，应用局部抗菌药治疗，病情持续好转 2~3 天后，可以加用肾上腺皮质激素（控制炎症反应、减少瘢痕形成、减少视力损害）。原则是以最小量的肾上腺皮质激素来获得较好的治疗效果。但必须把握用药的时机、用量一定要谨慎，并同时应用足量抗菌药和密切随访，检测眼压。

（4）复杂病例治疗：当角膜表面变薄、即将穿孔或已穿孔，或病情进展迅速，治疗无效或出现眼内炎时，需要增加其他治疗。必要时采用板层角膜移植或穿透性角膜移植等。

二、肺炎链球菌性角膜炎

肺炎链球菌性角膜炎是常见的革兰阳性球菌引起的急性化脓性角膜炎，具有典型革兰阳性球菌所特有的角膜体征，局限性椭圆形溃疡和前房积脓，故又称匍行性角膜溃疡或前房积脓性角膜溃疡。值得注意的是近年来氨基糖苷类和氟喹诺酮类抗菌药的广泛应用，对于这些药物不敏感的肺炎链球菌性角膜炎有增多的趋势，尤其在儿童及老年人。

1.病因

（1）致病菌：常存在于呼吸道黏膜，易引起眼部感染。肺炎链球菌是革兰阳性双球菌，大小为 $0.5~1.2\mu m$，以第 4 血清型最多见，菌体呈弹头或卵圆状、宽端相对、尖端向外成双排列，周围有多糖荚膜（具有抗原性和抗嗜中性粒细胞的吞噬作用），故容易侵入角膜组织并迅速扩散。该菌还能产生溶白细胞素、溶血素及神经氨酸酶，造成组织破坏。

（2）危险因素：发病以夏、秋农忙季节为多见，农村患者多于城市。多发生于老年人，婴幼儿或儿童少见。主要发病危险因素：①有角膜上皮外伤史，如树状、谷穗、指甲、睫毛等擦伤，或有灰尘、泥土等异物病史；②长期应用肾上腺皮质激素；③慢性泪囊炎和佩戴角膜接触镜也是引起本病的主要因素。

2.临床表现

（1）症状：起病急，表现为突然发生眼痛及刺激症状。角膜缘混合充血，球结膜水肿。

（2）体征

1）角膜损伤处（多位于中央）出现粟粒大小灰白色微隆起浸润灶，周围角膜混浊水肿。1~2 天后，病灶扩大至数毫米，表面溃烂形成溃疡，向周围及深部发展。其进行缘（溃疡的浸润越过溃疡边缘）多潜行于基质中，呈穿凿状，向中央匍行性进展，另一侧比较整齐，炎症浸润较静止。

2）有时浸润灶表面不发生溃疡，而向基质内形成致密的黄白色脓肿病灶。伴有放射状后弹力膜皱褶形成。

3）当溃疡继续向深部发展，坏死组织不断脱落，可导致后弹力膜膨出或穿孔。一经穿孔，前房积脓将失去原先的无菌性，造成眼内感染，最终导致眼球萎缩。

4）严重的虹膜睫状体炎反应也是本病特征之一，由于细菌毒素不断渗入前房，刺激虹膜睫状体，可出现瞳孔缩小、角膜后沉着物、房水混浊及前房积脓（占前房 $1/3~1/2$ 容积）。

3.诊断

（1）相关危险因素的存在，发病前有角膜外伤、慢性泪囊炎或长期应用肾上腺皮质激素病史。

（2）起病急,大多从角膜中央部出现浸润病灶。

（3）灰白色局限性溃疡呈椭圆形匐行性进展,很快向混浊、水肿的基质层发展,形成深部脓肿,甚至穿孔。

（4）常伴有前房积脓、角膜后纤维蛋白沉着及放射状后弹力层皱褶。

（5）病灶刮片发现有革兰氏染色阳性双球菌,结合溃疡的典型体征,大体做出初步诊断。真正的细菌学诊断仍需细菌培养证实有肺炎链球菌感染。

4.治疗

（1）肺炎链球菌对氨基糖苷类抗菌药不敏感,对某些氟喹诺酮类药中度敏感,一般首选青霉素类抗生素(1%磺苄西林)、头孢菌素类(0.5%头孢噻肟)等滴眼液频繁滴眼。对青霉素耐药或过敏者,可选用红霉素、四环素等。重症病例可加上结膜下注射或全身给药。

（2）如存在慢性泪囊炎,应及时给予清洁处置或摘除。

（3）药物治疗不能控制病情发展或角膜穿孔者,应施行治疗性角膜移植术。

三、葡萄球菌性角膜炎

葡萄球菌性角膜炎是最常见的革兰阳性细菌性角膜炎,金黄色葡萄球菌、表皮葡萄球菌、耐甲氧西林金黄色葡萄球菌(methicillin resistant staphylococcus aureus, MRSA)、耐甲氧西林表皮葡萄球菌(methicillin resistant staphylococcus epidermidis, MRSE)均可引起角膜炎。

1.病因

（1）致病菌:葡萄球菌广泛分布于自然界、空气、水、土壤,以及人和动物的皮肤与外界相通的腔道中。菌体呈球形,直径为 $0.8 \sim 1.0 \mu m$,细菌排列呈葡萄串状,革兰染色阳性。细菌无鞭毛,缺乏运动能力,不形成芽孢。根据色素、生化反应等不同,分为金黄色葡萄球菌和以表皮葡萄球菌为代表的凝固酶阴性葡萄球菌,前者可产生毒素及血浆凝固酶,故其毒力最强;后者毒力较弱、不产生血浆凝固酶,一般不致病,但近年来已成为眼科感染的重要条件致病菌之一。

近年来,随着抗菌药的广泛使用,金黄色葡萄球菌、表皮葡萄球菌的耐药性问题变得日益严重,细菌通过诱导产生青霉素结合蛋白、β-内酰胺酶等机制产生对多种抗菌药物的耐药性。前者称为耐甲氧西林金黄色葡萄球菌,后者称为耐甲氧西林表皮葡萄球菌。

此外,位于前部睑缘的葡萄球菌常伴有超敏反应(Ⅲ型),可引起边缘性角膜炎的发生。

（2）危险因素:同肺炎链球菌性角膜炎,一般有外伤或其他眼表病病史(如干眼症、病毒性角膜炎等)。MRSA 和 MRSE 引起的角膜炎多见于糖尿病、特发性皮炎及免疫功能不全的患者,也是术后眼内炎的致病菌之一。

2.临床特征

（1）金黄色葡萄球菌性角膜炎:是一种急性化脓性角膜溃疡,临床上与肺炎链球菌所引起的匐行性角膜溃疡非常相似。具有革兰阳性球菌典型的局限性圆形灰白色溃疡,边缘清楚,偶尔周围有小的卫星病灶形成,一般溃疡比较表浅,很少波及全角膜及伴有前房积脓。进展较肺炎球菌性角膜炎缓慢。

(2)表皮葡萄球菌性角膜炎:又称凝固酶阴性葡萄球菌性角膜炎。是一种医源性角膜感染病,多发生于眼局部免疫功能障碍的个体,如糖尿病、变应性皮肤炎、长期滴用肾上腺皮质激素及眼科手术后的患者。发病缓慢,临床表现轻微,病变一般较局限,溃疡范围小而表浅,与金黄色葡萄球菌性角膜炎相比,前房反应较轻。很少引起严重角膜溃疡及穿孔。

(3)耐甲氧西林金黄色葡萄球菌性角膜炎(MRSA 角膜炎)和耐甲氧西林表皮葡萄球菌性角膜炎(MRSE 角膜炎):近年来由于广泛使用抗生素,MRSA 逐年增多,80%~90%的金黄色葡萄球菌可产生青霉素酶,使青霉素 G 水解失活。MRSA 几乎对每一种抗生素均可产生耐药性,对磺胺类及氨苄西林耐药者占 95%~100%;对氯霉素耐药者占 64%~71.4%;对四环素占耐药者 36%~40%。MRSA 或 MRSE 角膜炎临床表现与金黄色葡萄球菌所致的角膜炎相同,多为机会感染,常发生于免疫功能低下的患者,如早产儿或全身应用化疗后发生;眼部免疫功能低下者,如眼内手术(角膜移植术、白内障术等)后、眼外伤、干眼症、佩戴角膜接触镜等。

(4)葡萄球菌边缘性角膜炎:又称葡萄球菌边缘性角膜浸润。多发生于葡萄球菌性眼睑结膜炎患者,是葡萄球菌外毒素引起的一种 Ⅲ 型变态反应(免疫复合物型)。中年女性较多见,时轻时重,反复发作,常伴有结膜充血及异物感。浸润病灶多位于边缘部 2点、4点、8点、10点处(即眼睑与角膜交叉处,该处免疫复合体容易沉积),呈灰白色孤立的圆形、串珠形或弧形浸润,位于上皮下及浅基质层。病灶与角膜缘之间有一透明区。反复发作后,周边部可有浅层血管翳长入浸润灶。很少引起角膜溃疡发生。

3.治疗

(1)葡萄球菌性角膜炎:一般采用头孢菌素类(0.5%头孢甲肟)、青霉素类(1%磺苄西林)或氟喹诺酮类(0.3%氧氟沙星)滴眼液频繁滴眼。特别注意表皮葡萄球菌性角膜炎,对于氨基糖苷类药物治疗效果较差。

(2)MRSA 角膜炎或 MRSE 角膜炎:可采用米诺环素和头孢美唑进行治疗。近年来文献推荐的方法采用 5%万古霉素溶于磷酸盐作缓冲的人工泪液中频繁滴眼,或 25mg 结膜下注射,每天 1 次。同时每天 2 次口服,每次 1g,对早期病例有较好疗效。

(3)葡萄球菌性边缘角膜炎:主要采用肾上腺皮质激素 0.1%氟米龙和 1%磺苄西林或 0.3%氧氟沙星眼液交替滴眼,一般 1 周左右即可明显好转;重度患者除清洁眼睑缘外,还应联合结膜下注射或口服肾上腺皮质激素。

(4)药物治疗:不能控制病情发展或病变迁延不愈,有穿孔倾向者,应早期施行治疗性角膜移植术。

四、铜绿假单胞菌性角膜炎

铜绿假单胞菌性角膜炎是一种极为严重的急性化脓性角膜炎,具有典型革兰阴性杆菌所引起的环形脓肿的体征,常在极短时间内席卷整个角膜而导致毁灭性的破坏,后果十分严重。一经发生,必须立即抢救。

1.病因

(1)致病菌

1)铜绿假单胞菌:假单胞菌属,革兰阴性杆菌,长 $0.5 \sim 1.0 \mu m$、宽 $1.5 \sim 3.0 \mu m$ 的直或微弯杆菌,有产生色素的性能,引起蓝绿色脓性分泌物。该菌广泛存在于自然界土壤和水中,也可寄生于正常人皮肤和结膜囊,有时还可存在于污染的滴眼液中,如荧光素、丁卡因、阿托品、毛果芸香碱等。有时甚至可在一般抗生素滴眼液(如磺胺类)中存活。

2)铜绿假单胞菌具有很强的致病性,主要致病物质是内毒素(菌细胞壁脂多糖)和外毒素(弹力性蛋白酶、碱性蛋白酶及外毒素 A)。实验证明,动物接种后,迅速在角膜繁殖,放出毒素和酶,并同时引起以嗜中性粒细胞为主的浸润,导致角膜组织溶解及坏死。

(2)危险因素:铜绿假单胞菌毒性很强,但侵袭力很弱,只有在角膜上皮损伤时才能侵犯角膜组织引起感染,最常见的发病危险因素如下。

1)角膜异物剔除后,或各种原因引起的角膜损伤(如角膜炎、角膜软化、角膜化学烧伤及热烧伤、暴露性角膜炎等)。

2)佩戴角膜接触镜时间过长,或使用被铜绿假单胞菌污染的清洁液或消毒液。

3)使用被污染的眼药水和手术器械。

2.临床表现

(1)症状:发病急,病情发展快。潜伏期短(6~24 小时)。患者感觉眼部剧烈疼痛、畏光流泪,视力急剧减退,检查可见眼睑红肿,球结膜混合充血、水肿。

(2)体征:病变初起时,在角膜外伤处出现灰白色浸润,并迅速向外扩大形成环形或半环形灰黄色浸润(脓肿),病灶面和结膜囊有黄绿色脓性分泌物,且有特殊臭味。前房可出现黄白色积脓,有时充满前房。由于环形脓肿区使角膜中央与角膜周围血管隔绝,阻断营养供给,加上铜绿假单胞菌和炎症反应使上皮细胞释放胶原酶,溃疡迅速扩大和加深,约 1 天即可波及全角膜,形成全角膜脓肿,甚至波及巩膜。

3.诊断

(1)发病前有相关危险因素的存在,角膜外伤、佩戴角膜接触镜或角膜异物剔除史。

(2)起病急、来势猛、溃疡发生快。

(3)典型的环形浸润或环形溃疡形态及前房积脓。

(4)大量的黄绿色脓性分泌物。

(5)涂片检查发现有革兰阴性杆菌,培养证实为铜绿假单胞菌。

4.治疗

(1)局部首选氨基糖苷类抗生素(庆大霉素、妥布霉素、阿米卡星)或氟喹诺酮类抗菌药(氧氟沙星、环丙沙星)频繁滴眼,也可采用第三代头孢菌类抗生素(头孢甲肟、头孢磺啶、头孢哌酮)频繁或交替滴眼。白天每 30~60 分钟滴眼 1 次。晚上改用氧氟沙星眼膏或磺苄西林眼膏每 3~4 小时涂眼 1 次。

(2)重症患者可采用结膜下注射或全身用药。待获得药敏试验的结果后,应及时修正使用敏感的抗生素或抗菌药进行治疗。

（3）在大量有效抗生素控制炎症的情况下，适当应用肾上腺皮质激素可以减轻炎症反应和瘢痕形成。口服泼尼松 10mg，每天 3 次或地塞米松 15mg 加入抗生素及葡萄糖中静脉点滴。但溃疡未愈合，荧光素染色阳性时局部忌用肾上腺皮质激素治疗。

（4）其他治疗：用 1% 阿托品散瞳，用胶原酶抑制剂、大量维生素和对症治疗。病情重者在药物治疗 24~48 小时后，有条件则彻底清除病灶进行板层角膜移植。术后每天结膜下注射敏感抗生素可缩短疗程，挽救眼球。后遗角膜白斑者，则做穿透性角膜移植。

5.预后　如未能得到及时和有效的治疗，大部分角膜将坏死、脱落，导致穿孔，进一步引起眼内炎，甚至全眼球炎。即使溃疡治愈，也可形成粘连性角膜白斑或角膜葡萄肿而导致失明。部分病例经积极抢救而保存眼球，以后通过角膜移植术，可保存部分视力。

五、莫拉菌性角膜炎

莫拉菌性角膜炎是常见的革兰阴性细菌性角膜炎之一，因其临床症状轻微，预后较好，常被眼科医师所忽视。

1.病因

（1）致病菌：结膜炎莫拉菌是一种大型的革兰阴性双杆菌，长 2.0~3.0μm，宽 1.0~1.5μm，菌体端相连，成双排列，常存在于人的呼吸道，是眼部特有的细菌，一般致病力不强。

（2）危险因素：多发生于抵抗力低的老年人和嗜酒者。

2.临床表现

（1）症状：自觉症状较轻，多合并眦部睑缘结膜炎发生，可见到内外眦部皮肤溃烂。

（2）体征：卵圆形灰白色浅层溃疡，多发生于中央偏下方，较小，边界较清楚，发展缓慢，很少发生穿孔。但也有迅速形成角膜深部溃疡，前房积脓，甚至穿孔的病例发生。

3.治疗

（1）过去多采用 0.5% 硫酸锌或磺胺类滴眼液滴眼。

（2）莫拉菌对大多数抗菌物都比较敏感，药物选择比较容易，首选药物是氨基糖苷类，也可采用氟喹诺酮类、青霉素类、β-内酰胺类抗菌药滴眼液滴眼治疗。

六、链球菌性角膜炎

链球菌性角膜炎曾经是 20 世纪 50—60 年代最常见的急性化脓性角膜炎，现已逐渐减少。过去临床上多表现为匐行性角膜溃疡，现在还可表现为感染性结晶样角膜病变。

1.病因　链球菌为圆或卵圆形的革兰阳性球菌，直径为 0.6~1.0μm，在液态培养基内呈链状排列。链球菌按其在血琼脂培养基上菌落产生溶血现象的不同，分为甲型、乙型、丙型溶血性链球菌。其中甲型溶血性链球菌又称为草绿色链球菌，可引起以下两种角膜感染。

2.临床表现

（1）匐行性角膜溃疡：临床表现与肺炎链球菌所引起的匐行性角膜溃疡相似，但其边缘无向一个方向性进展的特征。最近报道常与单纯疱疹病毒性角膜炎（HSK）和流行性角膜结膜炎（EKC）混合感染。

(2)感染性结晶性角膜病变

1)临床特征:单眼发病;既往有外伤、佩戴软性角膜接触镜及局部使用肾上腺皮质激素史;裂隙灯检查所见,角膜浅基质层有颗粒状、针状结晶物沉着,角膜上皮完整,荧光素染色阴性,病灶区常伴有基质浸润;角膜刮片和细菌培养可见革兰阳性链球菌。

2)危险因素:正常结膜囊存在草绿色链球菌,是一种条件致病菌,当局部组织外伤时,或局部长期使用肾上腺皮质激素,降低机体及局部组织的抵抗力而引起无痛性炎症反应。其结晶性角膜病变是由细菌在角膜基质内形成慢性菌落所致。

3.治疗 对氨基糖苷类抗菌药不敏感,对氟喹诺酮类中度敏感,当细菌性角膜炎应用上述两类药物治疗无效或效果不明显时,应考虑到链球菌感染的可能。

本病应首选青霉素 G,次选红霉素、林可霉素或万古霉素;全身和局部应用。对于药物治疗无效的严重角膜溃疡或结晶性病变浸润较深者,考虑穿透性角膜移植或在角膜板层切除的同时行部分或全板层角膜移植术。

七、非典型分枝杆菌性角膜炎

非典型分枝杆菌性角膜炎为革兰阴性杆菌性角膜炎,是一种典型的机会感染,近年来有逐渐增多的倾向。

1.病因

(1)致病菌:非典型分枝杆菌又称非结核性分枝杆菌,是指人型、牛型结核杆菌与麻风杆菌以外的分枝杆菌,该类细菌因抗酸性染色阳性,故又称抗酸杆菌。引起角膜感染的非典型分枝杆菌有偶发分枝杆菌及龟分枝杆菌两种。

(2)龟分枝杆菌感染 90%是眼部手术后(如准分子激光角膜屈光术、角膜移植、放射状角膜切开术等)引起。近来还有 AIDS、重症免疫功能低下引起本病的报告。

2.临床表现

(1)临床感染多发生于角膜外伤后 2~8 周,但也有 2 年后发生迟发性感染病例。本病的特点是病程长,临床症状变异性很大,有的病例不痛(无痛性角膜炎),有的很痛,有的很快自愈,有的治疗非常困难。

(2)典型临床特征是相对较少出现化脓,但可形成灰白色基质脓肿,很少发生角膜穿孔。就诊时常见到多灶性及卫星病灶。合并上皮溃烂时可表现为放射状或假树枝状病灶。常常可以合并病毒、真菌和其他细菌感染。

3.诊断 确定诊断须行刮片 Ziehl-Neelsen 抗酸染色和 Lowenstein-Jensen 琼脂培养。

4.治疗

(1)偶发分枝杆菌性角膜炎应首选 1%阿米卡星滴眼液频繁滴眼,口服多西环素 100mg,每天 2 次,或口服磺胺类药物。

(2)龟分枝杆菌性角膜炎首选头孢西丁、红霉素及妥布霉素进行治疗。

(3)特别注意的是肾上腺皮质激素局部应用可加重病情,要慎用。此外,还应警惕长期使用肾上腺皮质激素滴眼,有发生本病的可能性。

(4)重症病例可采用手术清创术,晚期大多需要进行角膜移植。

八、变形杆菌性角膜炎

变形杆菌性角膜炎是一种急性化脓性角膜感染,临床表现酷似铜绿假单胞菌性角膜炎,发病迅猛,预后差。

1.病因

(1)致病菌:变形杆菌为革兰阴性杆菌,两端钝圆,有明显多形性,呈球状或丝状,自然界分布很广,人和动物肠道也存在,是医源性感染的重要条件致病菌。引起角膜炎的致病菌有奇异变形杆菌、莫根变形杆菌和普通变形杆菌。

(2)危险因素:变形杆菌不能穿通正常的角膜上皮,故角膜在细菌感染之前一般均有角膜外伤或异物剔除的病史。

2.临床表现　角膜损伤后,48小时内有灰白色隆起的小浸润灶,迅速扩大加深并形成环形角膜浸润,与铜绿假单胞菌性角膜炎极为相似,2~3天后病灶波及全角膜,大量前房积脓,角膜穿孔,发生全眼球炎甚至眶蜂窝组织炎。

3.诊断　本病仅根据临床症状、体征很难与铜绿假单胞菌或黏质沙雷菌引起的急性化脓性角膜炎相鉴别,必须通过细菌培养才能确定诊断。

4.治疗　首选氨基糖苷类(妥布霉素、阿米卡星、庆大霉素)或氟喹诺酮类(氧氟沙星、诺氟沙星)抗菌药滴眼。

5.预防　对本病的预防关键要牢记无菌观念,对一切眼科检查及治疗用药及器械,尤其是用于剔除角膜异物的用具,必须实行严格消毒,注意保存,定期更换,防止污染。

九、黏质沙雷菌性角膜炎

黏质沙雷菌性角膜炎为革兰阴性小杆菌引起的机会感染,近年来逐渐增多,严重者临床表现与铜绿假单胞菌性角膜炎酷似,需加以警惕。

1.病因

(1)致病菌:黏质沙雷菌为革兰阴性小杆菌,长 $0.9~2.0\mu m$,宽 $0.5~0.8\mu m$,有周鞭毛,无芽孢。存在于土壤、水、空气和食物中,曾被认为是一种非致病菌,现已明确为条件致病菌。根据是否产生红色色素又分为产生色素菌株和不产生色素菌株。后者近年来增多,该菌株菌体外可产生多种溶蛋白酶(如 56KP 蛋白酶),可致角膜溶解、坏死、后弹力膜膨出及角膜穿孔。

(2)危险因素:佩戴角膜接触镜、角膜外伤及长期用肾上腺皮质激素滴眼。老年人和糖尿病患者。通过污染的医疗器械或物品造成院内医源性感染。

2.临床表现　不同菌株所引起的角膜炎,临床上有较大差别,轻症者表现为角膜上皮糜烂,或局限性灰白色浅层浸润,溃疡小,病程短,一般预后较好;重症者可致环形角膜脓肿和前房积脓(有些菌株可产生红色或粉红色色素沉着,使前房积脓呈红色或粉红色),病程发展迅速,预后差。

3.诊断　通过实验室检查确定致病菌,角膜刮片可见革兰阴性小杆菌,利用糖酵解实验或明胶酶及 DNA 酶分解试验进行细菌鉴定。

4.治疗

（1）与铜绿假单胞菌性角膜炎相同，采用氟喹诺酮类抗菌药物（0.3%氧氟沙星）或氨基糖苷类（0.3%妥布霉素）、单独或联合第三代头孢菌素（0.5%头孢甲肟）交替频繁滴眼。待获得药敏试验的结果后，应及时修正使用敏感抗生素治疗。

（2）重症者应联合使用胶原酶抑制剂（2%乙酰半胱氨酸）或自身血清滴眼。对于药物治疗无效的严重患者，应及时行治疗性角膜移植术。

十、厌氧菌性角膜炎

厌氧菌性角膜炎是一种机会感染性角膜炎，以往报道较少见，近年来有增多趋势，常与需氧菌和兼性厌氧菌混合感染致病。

1.病因

（1）厌氧菌：普遍存在于眼结膜囊穹窿皱襞处，其感染为内源性。氧化作用减少和黏膜表面破损（创伤、手术）可导致感染。

（2）该菌种类繁多，可引起多种眼病，以往报告较多的是产气荚膜杆菌所引起的气性坏疽性全眼球炎、泪囊炎及眼眶感染等。

（3）近年来引起厌氧菌性角膜炎的报道逐渐增多，分离出的致病性厌氧菌有消化链球菌、痤疮丙酸杆菌、梭杆菌、拟杆菌等。

2.临床表现 多为角膜局灶性浸润，不易与一般细菌性角膜炎相区别。如果与需氧菌同时感染，则表现为典型的化脓性角膜炎及前房积脓。目前，尚未见有厌氧菌性角膜炎的典型角膜体征性改变的报道，仅有产气荚膜杆菌所致的角膜炎，常在眼外伤后发生，初起为角膜浅层小溃疡，以后急速发展、扩大，数小时后，基质浅层出现小气泡，有破裂倾向。

3.治疗 各种厌氧菌对氨基糖苷类抗生素均有抗药性。首选治疗药物为林可霉素和克林达霉素。克林达霉素是林可霉素的脱氧衍生物，有更大的抗菌活性，但易形成耐药株，使用中必须注意。次选药物有第二、第三代头孢菌素及氟喹诺酮类抗菌药。

十一、放线菌性角膜炎

放线菌性角膜炎又称角膜放线菌病，是由放线菌所引起的一种非常罕见的感染性角膜病。其发病诱因及临床特征与真菌性角膜炎相似，常被误诊，需引起足够的警惕。

1.病因

（1）致病菌：放线菌与真菌相似，广泛分布于土壤、草木、水、谷物等自然界，可发育出细长的菌丝，断裂后成短杆状或球状，革兰染色阳性。过去曾认为它是介于真菌和细菌之间的一种微生物，现已证实它是原核生物，属于真性细菌。最常引起放线菌性角膜炎的是放线菌属和奴卡菌属。

（2）危险因素：与真菌性角膜炎的危险因素非常相似，与植物性外伤、佩戴角膜接触镜及长期使用肾上腺皮质激素、免疫抑制剂使宿主免疫功能下降有关。此外放线菌还可导致泪小管炎、结膜炎、眼内炎的发生。

2.临床特征 放线菌性角膜炎典型表现是慢性临床过程，发病相对缓慢，病程迁延，类似真菌性角膜炎。具有菌丝、卫星病灶和隆起的角膜溃疡病灶。表现为溃疡微隆起，表面粗糙,边缘不规则,伴有石灰样钙化和卫星病灶;严重时可形成前房积脓,后弹力层膨出或角膜穿孔。

3.诊断

(1)仅依靠临床特征很难与真菌相鉴别,最后必须依靠角膜刮片及细菌培养才能确诊。

(2)放线菌丝革兰染色阳性,直径≤1μm,比真菌菌丝还要细,此点可与真菌相区别。

4.治疗　一般可采用青霉素类、四环素类、氨基糖苷类抗生素进行治疗。近年来有人采用10%~30%磺胺类药物滴眼或磺胺甲噁唑-甲氧苄啶合剂(按1∶5比例混合)滴眼或口服治疗本病,获得较好效果。

第二节　真菌性角膜炎

真菌性角膜炎是真菌直接感染角膜引起的一种严重的致盲性角膜炎。

一、病因与发病机制

发病与外伤有关,由于我国是农业大国,所以真菌性角膜炎是我国和印度等发展中国家主要的致盲眼病之一。近年来,由于抗生素和肾上腺皮质激素的广泛应用,其患病率有明显增高的趋势。对全国具有地理代表性的10省市抽取的城乡样本人群进行调查,感染性角膜病的患病率为0.192%,真菌性角膜炎患病率为0.007%。

引起角膜感染的主要真菌菌种在不同地区差别较大。在发达国家及气候较寒冷地区最常见致病菌为念珠菌属,在我国主要以镰刀菌属(占70%~80%)和曲霉菌属(占10%)为主。本病有明显的危险因素:发病前多有植物性眼外伤史、戴角膜接触镜或既往眼部手术史、机体免疫功能失调如全身长期应用免疫抑制剂史,患有单纯疱疹病毒性角膜炎、干燥性角结膜炎、暴露性角膜炎等慢性眼表疾病,以及长期局部应用肾上腺皮质激素或抗生素等病史。

真菌感染的发生取决于真菌毒力和宿主防御因素之间的相互作用。真菌毒力因素包括黏附力、侵袭力、形态改变、毒素和水解酶等;宿主防御因素包括解剖屏障和免疫防御机制。角膜上皮损伤后,真菌的孢子通过黏附进入角膜基质,在毒素和水解酶的作用下向角膜基质内侵袭。不同真菌菌种感染所致角膜炎的临床表现差异很大,这与不同菌种的菌丝在角膜内有不同的生长方式及机体免疫状况有关。我国眼科学者谢立信等研究发现,镰刀菌属的菌丝在角膜内呈水平生长方式,曲霉菌属和念珠菌属的菌丝在角膜内呈垂直生长方式,并根据这一发现,提出板层角膜移植术应是治疗真菌性角膜炎的最佳手术方式。

二、临床表现

感染早期眼部刺激症状一般较轻,病变发展相对细菌性角膜炎缓慢,但合并有细菌感染或滥用肾上腺皮质激素会使病情迅速加重。眼部可有异物感或刺痛、视物模糊等症状,有少量分泌物。真菌性角膜炎典型的角膜病变体征有菌丝苔被、伪足、免疫环、内皮

39

斑、卫星病灶和前房积脓等。

1.菌丝苔被　表现为角膜感染处有灰白色轻度隆起,外观干燥,无光泽,有的为羊脂状,与下方炎症组织粘连紧密,多见于丝状菌感染,常见的为镰刀菌属感染,病程迁延者多见。

2.伪足　在角膜感染病灶周围似树枝状浸润,称为伪足。

3.卫星病灶　位于角膜主要感染灶周围,与病灶之间看似没有直接联系的、小的圆形感染灶。

4.免疫环　在角膜感染灶周围,有一混浊环形浸润,与感染灶之间有一模糊的透明带,此环的出现被认为是真菌抗原与宿主之间的免疫反应。

5.内皮斑　角膜内皮面有圆形块状斑,比角膜后沉着物(KP)大,常见于病灶下方或周围。

6.前房积脓　是判断角膜感染程度的一个重要指标,有前房积脓时说明感染已达角膜深基质层,甚至是部分菌丝已穿透后弹力层进入前房,但不是所有的积脓均有菌丝生长,研究结果显示,50%的患者前房积脓培养是阴性的,另外一半主要是无菌性前房炎症反应。前房积脓较细菌性角膜炎黏稠,不易随头位移动。

三、诊断与鉴别诊断

1.病史　角膜是否有植物性、泥土等外伤异物史、眼部手术史或长期局部/全身应用肾上腺皮质激素及抗生素史等。

2.体征　角膜病灶表面较干燥,常合并菌丝苔被、伪足、卫星病灶、内皮斑、黏稠的前房积脓等典型的真菌性角膜炎的特征。

3.实验室检查　角膜病灶刮片检查,包括涂片染色检查和微生物培养加药敏试验,是早期快速诊断真菌感染的有效方法。

(1)角膜病灶刮片,手术显微镜下刮取病变明显处角膜组织,放在清洁的载玻片上,滴10%氢氧化钾溶液于标本上,覆以盖玻片,显微镜下观察,找到真菌菌丝或者真菌孢子,即可诊断,阳性率高达95%。

(2)真菌培养和菌种鉴定,病灶刮片标本培养阳性结果不仅是诊断真菌感染的最可靠证据,而且可进行真菌菌种鉴定,但需要3~7天时间。

(3)角膜移植术中获取的病变角膜片行病理学检查,可用于角膜移植术后的确诊和预后的评价。

4.共聚焦显微镜检查　是一种快速、有效、可重复进行的活体检查方法,能观察到角膜组织中的菌丝和孢子的情况,并用于动态观察治疗效果,目前临床共聚焦显微镜检查尚不能用于真菌菌属、菌种的鉴别。

四、治疗

真菌性角膜炎强调多元化治疗,即早期依靠抗真菌的药物,当病变累及角膜浅基质层时,在手术显微镜下清创,刮除病变组织后再用抗真菌药物,或联合结膜瓣遮盖术;病变累及深基质层时,且药物疗效欠佳,要及早采取板层或穿透性角膜移植术治疗。

1.局部用药 ①在获得真菌菌种鉴定结果获得前,采取经验治疗,首选5%那他霉素滴眼液,或两性霉素B滴眼液频繁滴眼,可联合0.3%氟康唑滴眼液,好转后适当减少用药频率;②获得药敏结果后,选择其敏感药物治疗,一般联合应用2种或2种以上药物;③在临床治愈后,应维持用药2~4周,以防复发。前房炎症反应重,合并虹膜后粘连者,可给予1%硫酸阿托品眼膏散瞳,联合应用非甾体抗炎药滴眼液。因肾上腺皮质激素局部或全身应用可促使真菌感染扩散,一般急性感染期忌用。

2.全身用药 对严重真菌感染(合并内皮斑、前房积脓、可疑眼内炎)者,可在局部用药同时,给予伊曲康唑200mg,每天1次,口服,或者伏立康唑注射液,静脉滴注。

第三节 单纯疱疹病毒性角膜炎

单纯疱疹病毒(herpes simplex virus,HSV)感染引起的角膜炎症称为单纯疱疹病毒性角膜炎(herpes simplex keratitis,HSK)。它是由病毒感染引起、免疫与炎症反应参与、损伤角膜及眼表组织结构的复杂性眼病,也是当今世界上危害最严重的感染性眼病之一,发病率占角膜病的首位,美国约有50万患者。此病的特点是多类型、易复发、发病与被感染的HSV株类型及机体的免疫状态有关,由于抗生素和肾上腺皮质激素的广泛应用,其发病率有逐年上升趋势,而且往往因反复发作而严重危害视功能,目前临床尚无有效控制其复发的药物,因而成为一种世界性的重要致盲原因。

一、病原学

HSV为双链DNA病毒,属于α-疱疹病毒亚科,在自然界广泛存在,可引起多种人类疾病,包括唇疱疹、龈口炎、疱疹性甲沟炎、生殖器疱疹、上皮或基质型角膜炎及疱疹性脑炎。疱疹性眼部疾病最初可表现为睑缘炎,结膜炎或角膜上皮炎。HSV分为两个血清型——Ⅰ型和Ⅱ型。Ⅰ型的感染部位是头颈部,大多数眼部疱疹感染是由此型病毒引起;Ⅱ型的感染部位是生殖器,偶或也引起眼部感染。近年的研究发现HSV-Ⅰ型也可感染腰部以下部位,而HSV-Ⅱ型也可感染腰部以上部位。人是HSV唯一的自然宿主。HSV对人的传染性很强,人群中的绝大多数均感染过该病毒,血清抗体阳性率为90%,用分子生物学方法证实在55%~94%的人三叉神经节可发现病毒的潜伏。大部分人群为无症状性的潜伏感染,但是使用聚合酶链式反应(PCR)等方法,可在结膜囊、泪液等组织检测到病毒DNA,成为病毒传播的源头,Ⅰ型的常见传播途径是带毒成人亲吻子女或与子女密切接触,青少年或成人间的接吻,偶可因性交而致生殖器感染。Ⅱ型则以性接触为主,同样也可因性交而致眼部感染,新生儿可经产道感染。新生儿的Ⅱ型感染除累及眼部,也可波及皮肤、血液、内脏和中枢神经系统,并可致命。两型病毒感染的潜伏期相似,为2~12天,通常为3~9天。

二、发病机制

原发感染是指病毒第1次侵犯人体,仅见于对本病无免疫力的儿童,多为6个月至5岁的小儿。在此之后,病毒终生潜伏在三叉神经节的感觉神经元内,一些非特异性刺激

(如感冒、发热、疟疾、感情刺激、月经、日晒、应用肾上腺皮质激素、退翳治疗及外伤等)可诱发其复发。

近年的研究发现,角膜是 HSV 的另一潜伏地,即当角膜病变静止后,HSV 既可潜伏在三叉神经节的感觉神经元内,也可潜伏在角膜内。HSK 复发的详细机制尚不清楚,复发时,HSV 可能来源于潜伏在三叉神经节细胞内的病毒再活化,通过轴浆运输到达角膜,或潜伏在角膜内的病毒再活化。

HSK 的发生、复发及疾病在临床的表现类型主要与感染机体的 HSV 株类型有关,同时与机体的免疫状态也有一定的关系。

浅层型的发病是 HSV 直接感染角膜上皮细胞,在细胞内增生导致细胞变性坏死,脱落形成上皮缺损,形成典型的树枝状角膜炎,如进一步扩大加深,则可形成地图状角膜炎。

深层型的发病并非病毒的持续增生,而主要是一种宿主对 HSV 抗原的免疫反应,是以细胞免疫为主的迟发型超敏反应。HSV 由上皮或内皮进入角膜基质后,炎症细胞、抗原抗体复合物,或角膜基质内不断复制的病毒,致胶原板层溶解,产生不同类型的深层炎症,主要有免疫型和基质坏死性角膜炎。

三、分类

HSK 目前仍无统一的分类方法,在不同的专著及文献其分类的方法不同,而且对同一病变的名称也不同。根据角膜的解剖及发病的病理生理分类对疾病的诊断及治疗均有较大的帮助,这种分类方法将 HSK 分为:①感染上皮性角膜炎,此型包括点状泡状角膜病变、树枝状角膜炎、地图状角膜炎及边缘性角膜炎;②神经营养性角膜炎,此型包括点状上皮糜烂及神经营养性溃疡;③角膜基质炎,此型包括坏死性或免疫性角膜基质炎;④角膜内皮炎,此型包括盘状、弥散或线状角膜内皮炎。根据机体的免疫状态及病毒的毒力,将 HSK 可分为角膜上皮型、溃疡型、免疫反应型及变应型。

四、临床表现

1.原发感染 HSK 的原发感染主要表现为角膜上皮型,常有全身发热和耳前淋巴结肿痛,眼部主要表现为滤泡性或假膜性结膜炎,眼睑皮肤的水疱或脓疱,点状或树枝状角膜炎,其特点为树枝短、出现晚、存在时间短(1~3 天),偶也可导致盘状角膜炎。

2.复发感染 根据炎症的部位可分为浅层型和深层型。浅层型包括点状、树枝状、地图状及边缘性角膜炎;深层型包括角膜基质炎及角膜内皮炎。复发感染的特点是不侵犯全身,一般无全身症状。

(1)点状、树枝状和地图状角膜炎:在诱因之后的数天内,眼部出现刺激症状,根据病变的部位可影响视力或对视力影响较少。角膜上皮层出现灰白色、近乎透明、稍隆起的针尖样小疱,可表现为点状或排列成行或聚积成簇,是伪角膜疱疹。此期持续时间甚短,一般仅数小时至十数小时,因此常被忽略,有些患者在就诊时已改变,有时会误诊为"结膜炎"。如及时发现和处理,痊愈后几乎不留痕迹。排列成行的疱疹,不久即扩大融合,中央上皮脱落,形成条状溃疡,并纵向伸展,伸出分支,末端没有分叉,形成典型的树枝状溃疡。在溃疡的边缘,水肿的角膜上皮细胞有活的病毒存在。炎症继续发展,也可形成边缘蜿蜒迂曲的地图样或星芒状溃疡。有时溃疡可有多个,排列成岛屿状。但不论形态如何,一般只作面的扩展,位于浅层。荧光素染色下,可清楚看到角膜溃疡上皮缺损处染成深绿色,而周围则被淡绿色渗透边缘所包围,说明溃疡边缘的上皮存在水肿、疏松观象,是为本病的特征。角膜知觉减退是疱疹性角膜炎的一个典型体征,知觉减退的分布取决于角膜病损的范围、病程和严重程度。病变部位的角膜知觉常减低或消失,但其周围角膜的敏感性却相对增加,故主觉上有显著疼痛、摩擦感和流泪等刺激症状。多数浅层溃疡病例经积极治疗后,可在1~2周内愈合,但浅层实质的浸润需历时数周乃至数月才能吸收,留下极薄的云翳,一般对视力的影响较小。

树枝状或地图状溃疡愈合后,有时可见不透明的上皮细胞呈线条样或分支嵴状堆积,这种假树枝是在愈合过程中,更多的愈合上皮先后从不同方向向病损区延伸并最终汇合的结果,此处的角膜上皮轻度隆起,但荧光素染色一般为阴性。随着时间推移,假树枝可变光滑并消失,不要误认为感染而继续应用抗病毒药物,因为药物的毒性可使之加重。事实上,长期抗病毒药物的应用本身就可产生假树枝和角膜炎。

少数未经控制的病例,病变可继续向深部发展,导致角膜基质层发生混浊。混浊主要是角膜基质的水肿和浸润,一般从溃疡底部开始,逐渐向深部蔓延,直至后弹力层。其色灰白,半透明,有时略带灰黄色调。由于水肿和细胞浸润,角膜可明显增厚。后弹力层及内皮层也出现肿胀粗糙或条状皱纹。常伴有虹膜炎反应,由于角膜混浊、房水混浊和KP,虹膜炎常不能满意观察到,少数病例尚伴有前房积脓,此时瞳孔必须充分散大,防止后粘连。溃疡波及深部的病例,虽经积极治疗,溃疡愈合需2~4周时间,至于基质水肿及浸润的吸收,可长达数月。角膜长期处于炎症状态,可逐渐变薄,甚至溃疡穿孔。在溃疡阶段,极少数病例尚可继发细菌或真菌感染,应该引起注意。

由HSV感染引起的边缘上皮性角膜炎的溃疡灶与树枝状角膜溃疡相似,只是病灶位于角膜边缘,表现为相应处角膜缘充血,角膜基质浸润,并可有新生血管形成,患者的症状较重且对治疗的反应不理想。

(2)神经营养性角膜炎:可能由感染病毒或免疫反应引起,此种类型患者常伴有角膜的神经功能障碍和(或)泪膜不正常,一般不是病毒感染的活动期,有些患者表现为无菌性溃疡。病灶可局限于角膜上皮表面及基质浅层,也可向基质深层发展,溃疡一般呈圆形、光滑的卷边,长时间变化不大,处理不正确可能会引起角膜穿孔。它的形成是多因素的,包括角膜上皮基膜损伤,基质内活动性炎症,泪液功能紊乱及神经营养的影响,抗病毒药物的毒性作用常是此种溃疡持续存在的原因。无菌性溃疡难以愈合,它的治疗首先是保护角膜上皮,最简单的方法是包扎患眼(或用治疗性软镜),停用所有药物,包括含有毒性防腐剂的各种人工泪液,必要时需要手术治疗。

(3)角膜基质炎:虽然只占HSK初发病例的2%,但占复发病例的20%~48%。角膜基质可被多种因素影响,角膜上皮及内皮的病毒感染均会影响到角膜基质,引起角膜基质的水肿,对由于角膜上皮及内皮引起的角膜基质改变,其治疗主要是针对角膜上皮及内皮。角膜基质炎在临床的表现主要有两种类型,一种是由于病毒的直接感染引起的基质坏死性角膜炎,另一种主要为基质内的免疫反应(有些患者可能合并病毒的作用)引起的免疫性角膜基质炎。

基质坏死性角膜炎常见于那些先前多次复发的树枝状角膜炎,正在局部应用肾上腺皮质激素治疗的盘状角膜炎,角膜表现为严重的基质炎症,伴有炎症细胞浸润、坏死、新生血管、瘢痕,偶尔变薄和穿孔,同时发生虹睫炎,偶尔有继发性青光眼。它的自然病程是2~12个月,病情重,目前尚无有效治疗方案,预后极差。

免疫性角膜基质炎的临床表现多种多样,主要表现为角膜基质的浸润及水肿,一般角膜上皮完整,可伴有免疫环,免疫环是抗原抗体复合物的沉积,反复发症病例会出现新生血管,由于一些病例的角膜基质病变表现为圆盘形,所以许多作者将此型称为盘状角膜炎。根据其病理生理机制,盘状角膜炎主要是由于角膜内皮的病变导致的角膜基质水肿,因此现将其放在角膜内皮炎中叙述。

(4)角膜内皮炎:主要表现为视力下降、畏光、疼痛,检查可见结膜充血、角膜后KP、角膜基质及上皮水肿及虹膜炎,角膜内皮炎患者一般不伴有角膜基质的浸润,此是与角膜基质炎相鉴别的重要体征,同时此类患者也很少有角膜新生血管形成,只有病程长,反复发作的患者才会出现角膜新生血管。根据角膜后KP的分布及角膜基质、上皮水肿的形态可将角膜内皮炎分为盘状、弥散形及线形三种类型。

盘状角膜炎:盘状角膜炎绝大多数是由HSV的直接侵犯和局部的免疫反应所引起,也可见于带状疱疹、水痘、牛痘、流行性腮腺炎或化学损伤性角膜炎,患者大多以往有过复发的病史,初次发作者较少,充血及刺激一般较溃疡型为轻,甚至可以毫无症状,患者就诊时常主诉视物模糊,眼部略有发胀感。

盘状角膜炎是位于角膜中央或近中央处的圆形水肿,直径为5~8mm,通常以6~7mm者居多。灰白色,略带半透明,中央部位较淡,而边缘处较浓密,犹如"钱币"状。偶尔也可见到免疫环,是由嗜中性粒细胞环绕盘状水肿的边缘形成。裂隙灯下检查,水肿在角膜基质深层为主,角膜增厚可达角膜厚度的1/4乃至1倍以上,伴有后弹力层皱褶及内皮粗糙增厚现象。大小不等的KP黏附于角膜内皮,少数病例尚有房水混浊或前房积脓。角膜上皮一般正常,荧光素染色阴性。但有些炎症严重的病例,角膜上皮呈现毛玻璃样水肿,滴荧光素后,在裂隙灯下检查,呈现细点状着色。除盘状混浊外,也可表面为肾图形、弥漫性、局限性、环形、马蹄形等,形状虽有不同,但病理改变基本一致。

盘状角膜炎病程较长,通常为2~6个月。在炎症阶段,视力高度减退,但通过合理使用抗病毒类药物与肾上腺皮质激素类药物,水肿大部分可以吸收,留下较淡的瘢痕,多数病例仍能保持有效视力。另一种情况是,在盘状角膜混浊的基础上,角膜表面可以出现树枝状或地图状溃疡,与深部炎症同时存在。有时,尚可并发单纯疱疹病毒性角膜/葡萄膜炎,出现继发性青光眼,而长期炎症的存在,又可促使新生血管长入。

弥散形及线形角膜炎的临床表现与盘状角膜炎基本相同,只是角膜后KP呈弥散分布或呈线形分布。

(5)眼部手术后诱发单纯疱疹病毒性角膜炎:近年来,由于角膜移植手术,白内障晶状体超声乳化手术的不断开展术后常规使用免疫抑制剂,眼部手术后诱发疱疹性角膜炎的病例逐渐增多,推测是由于手术破坏了眼局部的免疫防御系统,引起潜伏在三叉神经节或角膜局部的病毒活化。

总之,HSK 的危害性在于炎症的反复发作和长期不愈,造成角膜细胞的严重破坏,最后为瘢痕组织所替代,大量的新生血管也是影响视力的主要因素,不恰当地使用肾上腺皮质激素,也是促使病情恶化的另一原因。至于葡萄膜炎、继发性青光眼和继发细菌或真菌感染等情况,它们的严重性更是不言而喻的。

五、诊断

目前 HSK 的诊断多依靠病史和角膜病变的形态做临床诊断,反复发作史是重要的诊断依据。实验室诊断不是必需的临床诊断条件,常用的实验室诊断技术有以下几种。

1.血清学检查 常用中和试验、补体结合试验。对原发感染可做肯定诊断,但不适用于复发感染。

2.免疫组织化学检查 使用 HSV-1 的单克隆抗体诊断药盒,进行包括免疫荧光染色和酶免疫测定,能在少于 4 小时内对上皮刮片作病原学快速诊断,结果极为可靠。

3.病毒分离 是本病最可靠的病因诊断,常用方法有泪液拭子或角膜病变组织刮片,进行兔肾细胞(RK)培养,进行病毒分离。

4.电镜技术 寻找病毒颗粒。

5.核酸杂交技术 如 PCR 技术,灵敏度较高,但有假阳性结果。

6.其他 尚有免疫功能状态和荧光素通透系数等检查。

六、治疗

不同的病变阶段,采用不同的治疗方法。在角膜疱疹或浅层炎症早期阶段,应迅速控制炎症,防止病变扩展到基质深层,深层炎症可用抗病毒药物联合肾上腺皮质激素。对单纯依靠药物和保守疗法难以奏效者,可据病情选用不同的手术治疗方法。

1.药物治疗

(1)抗病毒药物:目前对 HSK 的治疗主要还是以抗病毒药物为主。

1)碘苷:又名疱疹净。仅抑制 DNA 病毒,对 RNA 病毒无作用。1962 年首先应用于临床,只对浅层病变有效。该药毒性大、渗透性差,易产生耐药性,主要适用于初次发作病例。近年来新的抗病毒药物出现,使此药的应用减小。对多次复发病例,选用效果更好的药物为宜。眼药水为 0.1%,眼膏为 0.5%。

2)三氟胸苷:又名三氟胸腺嘧啶核苷,抗病毒作用比阿糖胞苷及碘苷强,可用于治疗浅层及深层 HSK,眼内通透性好,全身应用毒性较大,仅局部应用,1%三氟胸苷局部应用可引起角膜上皮病变。

3)阿糖胞苷:主要抑制 DNA 病毒,对 RNA 病毒作用不大。治疗 HSK 有一定效果,但对正常细胞毒性大,故常用它的衍生物安西他滨,眼药水为 0.1%及 0.05%,眼膏为 0.1%。

4)阿昔洛韦:又名无环鸟苷,为比较有效的选择性抗病毒药物,特别是对于疱疹病毒,有明显的抑制作用。1979 年起应用于临床,国内外文献报道它不但疗效好,且不良反应小。常用剂型为 3%眼膏和 0.1%眼药水。口服阿昔洛韦是近年来研究较多的一种治疗方法,有研究证实此方法不仅具有治疗 HSK 的作用,同时具有预防 HSK 复发的作用,并且可减少病毒颗粒的脱落,有助于减少病毒的传播,一些作者主张 HSK 患者在行角膜移植手术后采用口服阿昔洛韦一年以预防 HSK 的复发。但是,也有一些结果认为,口服阿昔洛韦对最终视力及预防复发都没有明显的改善,或许长期使用(6 个月)可能有一定的效果,目前对口服阿昔洛韦的周期并没有统一的认识,对其疗效也有一定的疑虑。

5)更昔洛韦:又名丙氧鸟苷,对 HSV 的抑制作用与阿昔洛韦相当,对于 HSK 具有较好的疗效,且对多种抗 HSV 药物产生耐药性病例也有治疗效果,眼药水的浓度是0.1%~3%。

6)伐昔洛韦:鸟嘌呤类似物类抗病毒药物,为阿昔洛韦的前体药物,在体内通过首过效应被酯酶转化为阿昔洛韦,从而起到抗病毒作用。口服生物利用度(55%)显著高于阿昔洛韦(10%~20%)。

7)利巴韦林:又名病毒唑,为广谱抗病毒药,疗效较好,且对正常细胞毒性颇低。眼水为 0.1%及 0.5%,眼膏 0.5%。

8)其他抗病毒药物:如阿糖腺苷等,对治疗 HSK 也有一定效果,但临床尚需要观察。至于吗啉胍,多数眼科医师认为疗效不佳。

9)全身使用抗病毒药物:初次感染 HSV 的婴幼儿,口服阿昔洛韦可缩短病程,减轻症状,减少疾病的复发;免疫缺陷的患者对局部抗病毒药物反应不佳,有虹膜睫状体炎表现的单纯疱疹病毒感染,局部抗病毒药物不能有效渗透进入前房,需要全身使用抗病毒药物尽快控制病情。成人口服常用量每次 0.2g,每天 5 次,共 10 天;或每次 0.4g,每天 3次,共 5 天。

频繁复发的 HSK,有 HSK 病史的穿透性角膜移植(PK)术后患者,可以预防性长期口服阿昔洛韦,每次 400mg,每天 2 次,使用 6 个月到 1 年以上,有效防止疾病的复发。

(2)肾上腺皮质激素:因它有抑制角膜免疫反应和抗感染作用,常用于 HSK 的治疗,但应掌握如下原则。

1)感染上皮性角膜炎(此型包括点状泡状角膜病变、树枝状角膜炎、地图状角膜炎及边缘性角膜炎)及神经营养性角膜炎禁用肾上腺皮质激素,因其能激活病毒和胶原酶活性,促进病毒繁殖,使病变向深层发展。它还能抑制上皮再生,甚至造成溃疡穿孔。

2)角膜基质炎包括坏死性或免疫性角膜基质炎,对于坏死性角膜基质炎应根据情况选择是否应用肾上腺皮质激素,如伴有免疫反应患者可应用肾上腺皮质激素,但以病毒感染引起者不应使用肾上腺皮质激素,如对此类患者使用肾上腺皮质激素可能会引起病情恶化。对于因免疫反应而导致的免疫性角膜基质炎患者,局部应用肾上腺皮质激素有治疗的意义。角膜内皮炎包括盘状、弥散或线状角膜内皮炎,此种类型 HSK 与免疫功能异常明确相关,可应用肾上腺皮质激素。但应用肾上腺皮质激素时应同时应用抗病毒药物。应用肾上腺皮质激素次数应根据病情的严重程度而确定,在发病的早期,抗病毒药及肾上腺皮质激素局部应用为每天 4~5 次,当病情控制后,通常 7~10 天,再将抗病毒药及肾上腺皮质激素用药的次数改为每天 3 次,用 1 周后改为 2 次,再 1 周后改为 1~2 次维持约 3 个月。应用肾上腺皮质激素期间,最好 1~2 天用荧光素着色一次,如有溃疡出现,立即停用,按溃疡处理。当炎症完全消退后,抗病毒药物和肾上腺皮质激素的次数需逐步减少,最后完全停用。过量地使用抗病毒药,不但无助于预防炎症的复发,而且会产生耐药性,影响复发时用药的疗效,同时抗病毒药物还会对眼表产生毒性。过量的使用肾上腺皮质激素也会导致眼表上皮细胞的毒性,有时会出现浅层 HSK。局部应用的肾上腺皮质激素有 1%地塞米松眼药水、眼膏,均可每天 2~4 次。

3)全身使用肾上腺皮质激素:持续性上皮不愈合,严重的免疫反应参与的角膜基质炎、盘状角膜内皮炎、弥散型角膜内皮炎和虹膜炎等,可以全身使用肾上腺皮质激素以尽快控制炎症。也有研究认为,全身使用肾上腺皮质激素只能减轻患者的症状,对长期预后视力没有影响。

(3)免疫调节剂:利用它调节机体的免疫功能或增强抵抗力,可用于治疗 HSK。常用药物有左旋咪唑、干扰素、转移因子等。

2.手术治疗　对于 HSK 的手术治疗主要分为两种情况,一是药物治疗效果不明显、长时间不愈合或患者出现角膜明显变薄或穿孔,要进行治疗性角膜移植手术或用相应的手术方法促进愈合;二是角膜炎症已完全愈合,遗留角膜瘢痕影响视力,应进行光学性角膜移植手术恢复视力。

在第一种情况下,可根据患者的病情及当地的医疗条件选择:①病灶清创术:其原理是通过物理或化学的方法来清除感染细胞和病毒。目前常采用的是机械清创,但注意尽量不要损伤 Bowman 膜,以减少瘢痕形成。化学清创目前已不提倡应用,因为它会损伤角膜基质,增加瘢痕组织及延缓上皮愈合和导致内皮变性。清创后,一般对患眼行加压包扎,有利促进上皮愈合和减轻症状;此外包扎升高了眼球表面温度还能抑制病毒繁殖;②结膜瓣遮盖术:主要适用于患者长时间不愈合且溃疡灶位于光学区以外的患者,可很快使病情稳定;③羊膜覆盖手术:适用于病灶位于角膜中央及旁中央的长时间不愈合患者,羊膜覆盖手术能促进此类患者尽快愈合,但对于伴有细菌或真菌感染者不能用此方法;④治疗性角膜移植手术:当角膜已穿孔或将要穿孔时,应选用治疗性角膜移植手术,一般采用穿透性角膜移植,板层角膜移植只适用于周边极小穿孔患者。

对于第二种情况,采用光学性角膜移植手术恢复患者的视力,一般采用穿透性角膜移植,因为板层角膜移植不能完全清除角膜中的病毒。手术的时机一般在 HSK 病情稳定后进行,以炎症消退后 3 个月或以上较为稳妥。

不论是第一种情况还是第二种情况下进行手术,在手术前后均应全身应用抗病毒药物,如口服阿昔洛韦,以减少炎症及预防 HSK 复发。

第四章 白内障

各种原因如老化、遗传、局部营养障碍、免疫与代谢异常、外伤、中毒、辐射等,都能引起晶状体代谢紊乱,导致晶状体蛋白质变性而发生混浊,称为白内障,此时光线被混浊晶状体阻扰无法投射在视网膜上,导致视物模糊。白内障多见于 40 岁以上,且随年龄增长而发病率增多。

第一节 白内障的发病机制与分类

一、发病机制

晶状体作为眼球内唯一具有调节能力的屈光介质,主要通过睫状肌的收缩和松弛使得远近物体均清晰成像于视网膜上。晶状体主要由囊膜、上皮和晶体基质构成。晶体发育过程中上皮细胞不断增生,迁移至晶体内部分化为紧密连接且排列规则的晶状体纤维细胞,与此同时,细胞核和各种细胞器降解与高度可溶性的晶状体蛋白之间的相互协调也参与其透光性的维持。

白内障表现为由晶状体蛋白变性导致的部分或全部混浊,透光性下降引起的视力下降。目前白内障发病机制的研究主要集中在遗传突变致病、氧化应激致病、醌累积致病及山梨糖醇代谢异常致病四个方面。

1.遗传基因突变和白内障 白内障有多种遗传类型,以常染色体显性遗传基因突变为主。据文献报道,晶状体蛋白、膜蛋白、细胞骨架蛋白、转录因子及代谢相关蛋白的突变均可导致白内障的发生。

作为晶状体的重要组分,超过 60 种 α、β 和 γ 晶状体结构蛋白突变与白内障相关。其中 α 晶状体蛋白作为晶状体的重要组分在晶状体中含量高达 40%。α 晶状体蛋白作为一类小的热休克蛋白在晶状体内也发挥分子伴侣的功能,参与维持晶状体微环境的稳定并保持晶状体透明。β/γ 晶状体蛋白作为晶状体内的结构蛋白,具有相似的单体结构,主要差异在于 β 晶状体蛋白末端的无序无结构多肽。这使得 β 晶状体蛋白与 γ 晶状体蛋白在晶体内寡聚状态不同,β 蛋白多以二聚体或多聚体形式存在,γ 晶状体蛋白则为单体。此外,除晶状体结构蛋白外,膜蛋白如缝隙连接蛋白、主要内源性蛋白,转录因子如成对样同源域转录因子 3、叉头盒 E3 和配对框基因 6 等对于晶状体稳态的维持也极其重要。这些非晶体球蛋白的突变均已被证实与人类白内障有关。

目前共定位了 22 个先天性白内障突变位点并进行了首次报道,占目前全球所报道突变的近 1/30,突变位点均已被美国 Cat-map 突变数据库收录。其中关于特殊表型的先天性白内障疾病相关基因克隆的研究成果已被收录至美国国立眼科研究所眼科基因组库,拓宽了先天性白内障的基因谱。该系列成果已被中华医学会眼科学分会列为 2009—

2013年我国眼科学十大研究进展之一。团队从分子、蛋白质、细胞、组织、动物等不同水平上全面揭示了先天性白内障的发病机制。研究不仅涵盖几乎所有晶状体蛋白家族,包括α晶状体蛋白、β晶状体蛋白和γ晶状体蛋白,还进一步深入研究了晶状体蛋白的生物化学性质与结构生物学特征,充分阐释了晶状体内的蛋白质稳态调控机制及其诱发白内障的发病机制,进一步为白内障药物的研发筛选奠定了理论基础。

2.氧化应激与白内障　氧化应激是白内障发生发展过程中的关键因素,晶体内氧化还原状态的稳态是维持晶体弹性结构和光学特性的基础。研究表明,白内障的晶状体较正常晶状体具有更高的脂质过氧化水平。过氧化氢作为眼内重要的氧化物质,在白内障患者晶状体中含量为正常组的30倍。高浓度的活性氧通过促进晶状体细胞的凋亡、晶状体蛋白变性、晶状体蛋白溶解度降低等影响蛋白质折叠、修饰及聚集,从而导致晶状体混浊。目前抗氧化治疗已经成为白内障的潜在治疗手段。

3.醌累积与白内障　体内氨基酸代谢异常可产生醌亚氨酸,后者作为老年性白内障的激发物质,在白内障的发生发展过程中发挥着重要作用。醌可与氨基酸发生交联从而破坏蛋白功能。研究表明,醌可以把巯基氧化成二硫键,破坏晶状体中晶状体蛋白的相互作用,影响晶体内蛋白稳态并形成聚集。萘氧化后可形成活性醌,实验上可运用于白内障动物模型的构建。

4.醛糖还原与白内障　醛糖还原酶可催化葡萄糖转化为山梨糖醇,促使白内障形成。正常血糖环境下,细胞中葡萄糖主要通过糖酵解途径代谢。而在高糖的环境下,30%以上的葡萄糖代谢为多元醇,后者不易透过细胞膜从而在胞内累积形成高渗环境,最终导致晶状体混浊。因此,醛糖还原酶抑制剂被认为是一种潜在的可不同程度阻止或延缓白内障进展的药物。研究表明,羟苯磺酸作为醛糖还原酶抑制剂可有效延缓大鼠早期白内障的进展。

二、分类

目前,临床上尚无一种十分严谨、权威的白内障分类方法。通常可按白内障病因、解剖部位、混浊形态及发病时间等进行分类。

1.病因学分类

(1)年龄相关性或老年性白内障。

(2)先天性和青年性(发育性)白内障:遗传性和非遗传性。

(3)外伤性白内障。

(4)眼内疾病相关性白内障(狭义并发性白内障):主要与下述眼局部病变有关,虹膜炎/炎症、青光眼、视网膜脱离、视网膜变性(视网膜色素变性、脑回状萎缩)、永存原始玻璃体增生症、无虹膜、Peter综合征(眼-牙综合征)、硬化性角膜、小眼畸形、Norrie综合征(遗传性眼球萎缩综合征)、视网膜母细胞瘤、早产儿视网膜病变综合征、高度近视、视网膜缺氧(Buerger病,无脉症)、眼前段(缺血性)坏死等。

(5)系统疾病相关性白内障(广义并发性白内障)

1)代谢紊乱:糖尿病、半乳糖血症、甲状旁腺功能减退、低钙血症、Lowe综合征(眼-

脑-肾发育营养不良综合征）、Albright 综合征（先天性囊性纤维性骨炎综合征）、Wilson 病、Fabry 病（肝豆状核变性）、Refsum 综合征（遗传性小脑共济失调-夜盲-多发性神经炎）、高胱氨酸尿症。

2）皮肤病：先天性外胚层发育异常、Werner 综合征（白内障-硬皮病-早老综合征）、Rothmund-Thomson 综合征（皮肤损害-白内障Ⅰ型综合征）、遗传性过敏性皮炎。

3）关节骨骼疾病：强直性肌营养不良、Conradi 病（点状骨骺发育不全综合征）、Marfan 综合征、骨发育不良、晶状体脱位。

4）视网膜病：Lowe 综合征、Alport 综合征（眼-耳-肾综合征）。

5）中枢神经系统：Marinesco-Sjögren 征（共济失调-白内障-侏儒综合征）、双侧听神经瘤。

（6）辐射引起的白内障：包括 X 线、紫外线、红外线、电离辐射等。

（7）药物所致白内障：包括糖皮质激素、萘、三苯乙醇、洛伐他汀、毒毛花苷、氯丙嗪、铊、二硝基苯酚、二甲亚砜、缩瞳剂、对二氯苯、硒等。

2.解剖位置分类

（1）皮质混浊性白内障。

（2）核混浊性白内障。

（3）后囊下混浊性白内障。

（4）混合型白内障。

（5）其他：如绕核性白内障、花冠状白内障等。

此外，还可以依据白内障发生时间将白内障分为先天性白内障和后天性白内障；依据混浊形态分为点状白内障、绕核性白内障、花冠状白内障等。

第二节　白内障的临床表现

一、症状

1.视力减退　白内障的主要症状是视力减退和视物模糊，严重者可造成白内障盲。视力障碍程度与晶状体混浊的程度和混浊所在位置有关。远离视轴的晶状体周边部混浊对视力无明显影响；而晶状体后极部由于更接近节点，在此处即使是微小的混浊都可以严重影响视力。皮质浑浊性年龄相关性白内障，混浊一般从周边部开始，逐渐向中心部发展，但只要在中心皮质混浊区域之间留有透明部分，则患眼仍然可以有接近正常的视力；而核浑浊性白内障，由于混浊发生在视轴区，因此即使在白内障早期即可发生明显的视力障碍。核浑浊性白内障患者进入暗处后，由于瞳孔散大视力可以提高；而以周边部混浊为主的白内障的患者，在强光下由于瞳孔缩小而排除了混浊干扰，视力反而可以改善。

2.固定性黑影　是指在白内障发展过程中，有时可以在视野某一方向出现点状或片状固定性黑影，尤其在强光背景下特别明显。如果晶状体局限性混浊特别致密，还可以在视野内出现阳性暗点。由于晶状体混浊位于节点之前,因而固定性黑影与混浊所在位置同侧,而玻璃体混浊位于节点之后,因而所产生的黑影在对侧。当将瞳孔散大,由于进入光线较多和光圈效应,有时黑点会明显变小甚或消失。

3.单眼复视或多视　白内障发展过程中,伴随着晶状体纤维形态学变化,其结果是引起屈光指数的改变。由于晶状体混浊的不规则性和发生次序的不一致性,引起屈光状态的紊乱,从而产生单眼复视、多视、散视、视物变形等白内障的早期症状。有时由于衍射,患者可以发现在注视点周围有星形、束状等点彩样光晕。

4.近视　白内障患者近视的出现与晶状体核硬化有关。核硬化致晶状体屈光指数明显增加,因而产生近视。其近视程度可以比较轻,并随白内障发展发生变化,有时已有老视的患者看书反而不用戴“老花镜”,故自认为“返老还童”。但当晶状体核进一步硬化,近视程度超过“老花眼”程度时,患者近视力又明显减退。如果晶状体核硬化十分局限,屈光力增加特别明显,还可以出现同轴双焦点现象,引起严重的视力障碍

二、体征

1.晶状体混浊　白内障最突出的表现是晶状体出现不同程度的混浊。要全面了解晶状体混浊情况,必须散大瞳孔在暗室内做详细检查。直接照明检查可见白内障呈灰色或乳白色混浊;老年人晶状体由于密度增高,光反射和折射变化及对短波光线的吸收作用,也可以呈现类似混浊的灰暗色调,而实际上是透明的,应与白内障相区别。当晶状体出现混浊时,用检眼镜(+6.0~+10.0D)投照瞳孔区,可以看到在红色的背景中混浊呈现黑色,且固定不变,这与彻照时显示玻璃体混浊的飘忽不定状态形成鲜明对照。在裂隙灯显微镜下用直接焦点照明法、间接照明法和镜面反光带照明法检查晶状体,不仅可以发现微细的晶状体改变如空泡、水隙、板层分离、尘点状混浊等,还可以将混浊做准确的定位,如发生在胎儿核、婴儿核、成人核、后囊膜下和前后皮质等。这对于白内障分类及判断病因具有重要参考价值。晶状体皮质混浊一般为灰白色,而核混浊则一般为淡黄、棕黄或琥珀色。混浊形态则由于病因学的复杂性、发展阶段的不一致性及混浊部位的多样性而呈现错综复杂的局面。早期年龄相关性白内障的楔形混浊、糖尿病性白内障的水隙、先天性白内障的点状和板层混浊,以及外伤性白内障局限性条带状、斑块状混浊等都具有特征性的混浊形态,常作为形态学分类的依据。此外,一种特殊类型的混浊形式,即局限性闪辉样结晶性混浊也绝非罕见。混浊多局限于某一象限,呈扇形分布,晶格排列整齐,在裂隙灯光源映照下呈五颜六色点彩样反光,十分奇特。

2.婴幼儿白内障的特殊表现　单眼患病的婴幼儿白内障患者,因缺乏主观症状,因此经常被耽误诊断。只有当瞳孔区出现白色反光,即所谓白瞳征时,方引起家长或医师的注意。有双眼致密混浊性白内障的患儿,视力极为低下,大多伴有眼球震颤。由于视力低下或双眼视力不平衡,阻碍融合机制的形成,可迅速造成眼位偏斜。在一些情况下,由于晶状体混浊引起光散射,可使患儿产生畏光症状,这种情况在有绕核性白内障的患儿更易出现。

必须强调,在临床实践中,应特别注意对检查结果进行仔细分析,比较主观症状和客

观检查结果是否符合。切忌对白内障诊断基于"一目了然"的判断,而忽略其他更为严重的器质性眼底病存在的可能性。那种一直被诊断为白内障并被告知等待成熟后手术,至手术后才发现青光眼已近绝对期的实例,临床上并非绝无仅有,教训是沉痛的。

第三节 白内障的检查与临床评价

一、一般性检查与临床评价

1.裂隙灯显微镜检查 大多数用于检查角膜的方法几乎均可用于检查晶状体。除非怀疑青光眼,检查前充分散瞳及严格的暗室条件是必需的。充分散瞳不仅为全面了解晶状体情况提供条件,同时也可证明是否有诸如局部后粘连等瞳孔病的存在。裂隙灯显微镜对正常晶状体及白内障的检查方法主要有如下几种。

(1)弥散光照明法:主要用于检查前后囊膜表面或较明显的混浊。

(2)后照法:主要用于观察前囊膜改变。直接后照明电可明显勾勒出后囊膜及后皮质区内混浊轮廓。应用镜面反射法,则可对前囊膜混浊、隆起及凹陷做出判断,即出现所谓鱼皮样粗糙面上的黑色斑。同时也可根据囊膜表面反光色彩推测白内障发展程度。

(3)直接焦点照明(光学切面检查法):可明确显示晶状体内光学不连续区。这些相互平行排列的光带主要是由于不同层次相邻组织界面折光指数不同形成的。从外到里依次为:①囊膜;②分离带(即皮质纤维);③成年核;④婴幼年核;⑤胎儿核(含前、后 Y 字缝合);⑥胚胎核。随年龄增长,更多细微的不连续区附加在成年核外。这些不连续区代表晶状体组织发育的不同阶段,因此,不仅可以确定混浊在晶状体深部所占据的部位,同时也是推测许多混浊产生于生命中哪一时期的参照依据。

在前囊膜和分离带之间存在一真正的光学空虚区,代表由上皮最新形成的纤维。这一空虚区如消失,往往是晶状体代谢变化或白内障形成最早出现的征象之一。

2.虹膜新月影投照试验 是检查白内障成熟程度最简单易行的方法。从集中光源自侧面照射于瞳孔区,如白内障已形成,则由于光反射面使瞳孔区呈白色反光。如果混浊已扩展到前囊下(成熟期白内障),则白色反光区与瞳孔应相一致,视为虹膜新月影投照试验阴性;反之,如混浊处于晶状体某一定深度(未成熟白内障),则由于混浊层次与瞳孔平面尚有一定厚度的透明皮质,因此,当自侧方投照时,与光照方向同侧瞳孔缘内形成的阴影,以典型的新月姿态,投映在晶状体混浊背景上。新月影程度与白内障成熟程度成反比。虹膜新月影投照试验阳性代表进展期白内障;阴性代表成熟期白内障。对于晶状体局限性混浊及周边部混浊,本方法将失去诊断价值。

检眼镜可用于晶状体混浊的探测,用直接检眼镜+10D 透镜,以后部反光照明法可在瞳孔红色反光背景下观察晶状体混浊形态。然而,单眼观察、有限的放大倍率及较短的工作距离,使得这种检查不足以对白内障进行分级、分类。间接检眼镜有时可用于评价包括晶状体在内的屈光间质混浊程度的工具,有经验的临床医师可从检查结果预测视功能损害与白内障程度是否一致。

3.眼压测定　并非绝对必要,但术前了解眼压,判断是否存在继发于膨胀期白内障、晶状体溶解、晶状体半脱位、葡萄膜炎、进行性房角狭窄等的青光眼,进而决定采取何种术式,可提供重要参考。特别是人工晶状体植入术前,更应对青光眼因素对手术可能产生的影响做出准确判断。

4.房角检查　如发现眼压增高,应例行房角检查。即使眼压正常,对老年患者常规检查前房角也是有益的。慢性或亚急性闭角型青光眼,可望通过单纯白内障摘除和周边部虹膜切除得以解决。而开角型青光眼或外伤性房角后退及睫状体脱离等存在时,应果断判断是否需要行联合手术。

5.瞳孔检查　直接光反射迟钝或消失,间接光反射正常,一般难以恢复正常中心视力。手术前要明了瞳孔散大能力。对于长期应用缩瞳剂或老年性瞳孔强直,瞳孔不能充分散大,术中应考虑做虹膜扇形全切或瞳孔括约肌切开。如发现瞳孔局部后粘连,在制订手术方案时要加以考虑。

6.B超检查　无论是拟行传统手术、现代白内障摘除术,抑或超声乳化,术前例行B超检查是必要的。它为了解眼内诸多病理情况提供了客观诊断依据,如视网膜脱离、玻璃体积血、眼内肿瘤等。而人工晶状体植入前例行眼轴超声测量,提供植入晶状体度数的计算公式参数,更是不可缺少的一项检查。而在合并青光眼等复杂病例,术前例行超声生物显微镜(UBM)检查,了解房角情况是必要的。

7.角膜内皮细胞检查　角膜正常厚度和透明性有赖于角膜内皮细胞结构的完整及其正常生理功能来维持。角膜内皮细胞显微镜技术的不断改进,为临床学家研究角膜内皮细胞提供了可靠的条件。特别是在角膜移植及人工晶状体植入手术时,对于判断角膜内皮状态从而评价手术预后,角膜内皮显微镜检查可获得重要资料。其他如角膜贯通伤、眼球震荡伤及急性充血性青光眼等,均不同程度影响角膜内皮。对内皮细胞形态、密度改变的研究,将为揭示这些疾病的病理过程提供更多证据。

角膜内皮细胞参数:①平均细胞密度:指单位面积内角膜内皮细胞的数量,是角膜内皮细胞检查中最重要的参数,在一定程度上代表角膜功能状态;②平均细胞面积:指角膜某一区域内细胞面积的平均值,其计算值大致与平均细胞密度值成反比;③六角形细胞所占比例:内皮细胞的最基本形状是六角形,各种病理因素除可使细胞数量减少外,还可以使细胞形态发生变化,因此这一参数也被用来作为判断角膜功能状态的指标之一;④内皮细胞变异系数:指由于各种病理因素所致角膜内皮细胞形态发生变化的比例;⑤内皮细胞形态学分析:包括内皮细胞的边数、六边指数、顶角数;细胞边长、直径等。

活体角膜内皮细胞检查,在临床上主要应用于:①了解角膜内皮细胞一生中动态变化,观察病态角膜内皮细胞自然修复规律和转归;②观察眼外伤、化学烧伤、炎症及其他各种理化因素对角膜内皮细胞损伤特点和规律,为临床治疗提供参考;③白内障和角膜移植手术前例行角膜内皮细胞检查,可以了解角膜内皮细胞状态、愈合储备能力等参数,从而为设计手术方法和评价手术效果及安全性提供重要参考;如超声乳化手术前行角膜内皮细胞检查,可大致推测出患者对超声乳化手术的耐受程度,如细胞密度小于$700/mm^2$,应慎重选择该手术;④术后定期检查,可提供手术对角膜内皮细胞损伤程度资料,为改进术式提供参考,角膜内皮细胞检查,对供体角膜的质量的判断也是一项重要检查手段,因此在眼库技术中也得到应用。

8.裂隙灯照相 常规裂隙灯照相术由于景深不够,以及放大倍率、照明光强度、焦点位置和裂隙光束角度不同,只能测定冠状面混浊部位和大小,而不能在矢状面上确定混浊位置,其结果不能用于长期随访性研究。比较公认的晶状体标准照相设备是 Scheimpflug 照相机和后照明照相机。

(1)Scheimpflug 照相机:是根据 Scheimpflug 原理改良的裂隙灯照相机。这一装置克服了常规照相机景深小的缺点,将裂隙光、照相机镜头和底片平面依次相交 45°,使晶状体光切面影像等距离聚焦于底片上,以获得整个光切面的清晰图像。这一类照相机中有 Oxford Scheimpflug、TopCon SL-45、Zeiss Scheimpflug 和 Niclek Scheimpflug。

(2)后照明照相机:以 Neitz CTR 和 Oxford 照相机为例,可获焦点清晰的皮质和后囊下白内障图像,对于横断面和纵向研究均有用。

裂隙光切面图像和后照明照相技术的完善,和不同的可重复性分析方法的结合,是目前客观评价白内障的有效手段,当然还存在一些问题,有待进一步提高。

为获得同一眼不同时期的可对比的影像,Chylack 等对裂隙灯照相条件和影响因素做了大量标准化工作,并制订了晶状体混浊分级系统(LOCS),将所摄照片同分级系统标准照片进行比较,以确定晶状体混浊类型和程度。

9.其他非侵害性技术 许多新技术先后被用于白内障研究,并以各自的优势显示出极好的实用价值和推广前景。比较成熟的新技术包括磁共振光谱、激光拉曼光谱和准弹性光散射检查等。

(1)磁共振光谱仪(NMR):采用非侵害性技术探测白内障形成过程中的化学和生化改变,已被应用于白内障研究。它是利用低频电磁波与在强磁场中的原子核相作用,产生强弱不等的吸收信号来测定分子结构的方法。它可提供正常和病理条件下晶状体代谢、离子浓度、晶状体含水状态(结合水或游离水)信息,并可研究代谢产物和大分子运动动力学变化情况。对完整晶状体^{13}C NMR 测定,已提供了关于醛糖还原酶抑制剂对出梨醇产生、转化和抑制的大量实验数据。^{13}C 标记代谢产物的质子 NMR,还提供了实时、非侵害性监控磷酸己糖旁路(HMPS)的反应和动力学特点,两者是使晶状体保持氧化还原状态的重要路径。同时,^{31}P NMR 可以监测含磷代谢产物,因此可以对反映病理状态的组织代谢,如三磷腺苷、磷酸一酯、磷酸二酯等代谢进行实时评价。

(2)激光拉曼(Raman)光谱法:是研究晶状体非常有价值的非侵害性技术,可以加深和扩展对晶状体正常老化和病理过程的认识,是目前所有其他方法做不到的。单色激光照射晶状体,由于分子振动导致激光波长改变,收集散射光经放大处理,可得到激光拉曼光谱。根据光谱中各谱带的位置和强度,可判断分子或基团的组成和含量。它所提供的结构方面的信息包括-SH、S-S、H_2O、Trp 等,以及蛋白质二级结构。研究可以在完整的活体晶状体上进行,并能避免蛋白组分破坏或巯基自动氧化。用这种光切技术,可以对来自视轴(或任何轴)任何部分蛋白成分的拉曼散射光进行分析。因此,这项技术可以成功监控晶状体内老化性改变,很容易将较老的晶状体蛋白同皮质内新合成的蛋白进行比较。与光学显微镜相匹配,激光拉曼设备已被改装成具有良好空间分辨力的唯一成像装置。应用这种装置,已可对整个晶状体或微小区域光切面进行拉曼光成像,并获得人晶状体代谢上与氟磷酸有关的两种成分准确分布资料。

(3)准弹性光散射(quasi-elastic light scattering,QELS):传统的光学技术,如裂隙灯或 Scheimpflug 照相是通过测量散射光密度的变化来衡量晶状体改变,这些方法只能当晶状体已经发生明显混浊时才能应用。准弹性光散射则是将激光散射技术、显微分光广谱技术及生物医学图像处理技术结合,用以观察活体细胞内分子的各种动态特性、细胞器细胞膜结构等的特殊方法。QELS 检查可以检测晶状体内高分子量蛋白凝集的形成,因此可以监测晶状体混浊发展过程。QELS 分析的理论基础是胶体颗粒的布朗运动速度与颗粒直径成反比,当已知波长的激光束作用于作布朗运动的这种颗粒,散射光束闪烁,光束由光电倍增管收集,转变成电信号,根据所获得的弛豫时间和其他参数,如温度、晶状体液体黏滞系数、屈光指数、散射角和激光波长等,经计算机处理计算出颗粒大小。

毫无疑问,这些仪器设备的应用扩展了人们对白内障发生机制和形成规律的认识,使研究者能够更准确地揭示白内障的本质。但与任何新事物出现一样,这些新方法还存在一些不足,需要不懈努力进行完善。相信不远的将来,会有更多的新技术用于白内障研究。

二、视功能检查

对白内障进行详尽全面的检查和准确的评价是眼科检查中的重要部分。在白内障的评价中,不仅要考虑白内障的有无,还应考虑白内障在患者的视觉功能和行为能力中的整体影响。因此,白内障评价应包括仔细询问患者所从事的职业、个人兴趣、社会活动及在从事这些活动中是否存在相关视力损害的潜在因素。同时,还要对晶状体改变所致的功能性损害,用客观方法加以描述和评价。这将为制订白内障治疗方案和更准确判断预后提供重要依据。

临床上,不仅需要对已明显影响视力的白内障进行全面检查,还应对尚未或很少影响视力的晶状体轻度混浊进行评价。比如,随着年龄增长,晶状体老化会逐渐发生。判断这种老年晶状体的改变是否与其年龄相符,以及在一特定时间段内是否在发展,是确定这种变化是否与白内障有关的很重要证据。判定晶状体改变是否有进展的最为准确的方法,就是定期检测和监控,对晶状体混浊情况进行动态观察。目前,除常规检测方法外,一些定量半定量的检测方法的临床研究也已开展。白内障检测和监控的主要方法包括主观检查方法和客观检查方法,前者主要是视力/视功能检查,而后者则包括裂隙灯检查和裂隙灯照相(35mm)/录像及白内障混浊分级分类系统。

1.视力检查 目前,我国检查视力主要应用国际标准视力表和对数视力表。应分别检查双眼远、近视力,以大致估计白内障所致视力损害程度。对视力低下者,应例行光感、光定位、色觉检查。在暗室内,遮盖健眼,患眼 5m 前持一蜡烛光源,让患者辨别出烛光是否存在,以确定是否有光感,而后,从不同的九个方向,测定其各方向的光定位能力(患眼始终正视前方)。最后以红、绿玻片置于眼前,确定辨色能力是否正常。双点光源分辨试验,即辨别眼前相距很近的两个点光源的能力,对于判定视网膜功能也有很重要意义。一旦发现视力结果无法用白内障程度解释时,应做进一步特殊检查。视力检查一般是在高对比度下进行的,并不代表低对比度下和视近处物体的视力。比如,一个视力检查结果很满意的患者,有可能在夜间驾驶时视力显得力不从心。

对视力检查结果的评价,需结合患者的职业、受教育程度、经济条件,甚至社会人文环境来进行。欧美国家以 Snellen 视力表测试作为评价视功能的标准。大多数临床医师认为 Snellen 视力 20/40 或更好是好视力,美国大多数州允许视力 20/40 或更好的人驾驶机动车,而老年人最佳矫正视力低于 20/40 不允许驾驶。因此,在美国大多数矫正视力在 0.5 甚至0.5以上的白内障患者迫切要求手术。

对于轻度或中等程度的白内障,做准确的视野检查,必要时行 Amsle 屏检查,以确定是否有中心暗点或视物变形,对于提示可能同时存在的青光眼或其他眼底病是极有意义的。周边视野也可通过数指法大致确定一般说来,除非视力极度低下(如成熟期白内障),应能在固视点周围 45°范围内做准确数指。

2.对比敏感度试验 单纯 Snellen 视力表视力,只能反映黄斑对高对比度小目标的分辨力。而对比敏感度(contrast sensitivity,CS)是将视角识别与明暗对比度相结合,测定人眼感知不同空间频率图形可分辨的对比度,它更能全面反映人眼的视觉功能。因此,为了更好地客观评价白内障患者手术前、后视觉质量,进行 CS 检查是必要的。

(1)CS 检查方法

1)空间 CS 检查:屏幕显示按正弦分布的光栅条纹,如 Arden 光栅图表,还有视觉 CS 测试系统,低对比度字母表如 Sloan Letter、Pelli Robson Chart 等。Arden 光栅图表是最常用的一种。

2)眩光测试仪:杂散光在眼内的光线散射可以产生眩光,继而引起 CS 下降。目前眩光测试仪主要有 Miller-Nadler 眩光测试仪、多用视觉敏感度测试仪、Innorned Terry 视力分析仪等。

3)激光干涉条纹仪:长波长激光有比较好的穿透力,较少受屈光间质的影响,用于测量视网膜-大脑系统的空间频率特征。当白内障患者的视大于 0.1,用此方法预测术后矫正视力比较准确。

(2)临床应用

1)协助确定手术时机:因为视力表视力仅可反映黄斑对高对比度精细目标的分辨能力,不能反映整个视网膜对不同对比度物体的分辨力。早期白内障患者中心视力可能仅有轻度降低,但主观却感觉视物模糊。此时行 CS 检查常常表现为中频段 CS 下降,加之眩光的影响,可引起全频敏感度的下降。对比敏感度和眩光敏感度检查结果,可以部分解释主观症状与临床检查之间矛盾现象产生的原因,因此比单纯视力检查更准确全面地反映视功能状态。

对比敏感度和眩光敏感度检查,可以为有视觉干扰但视力表检测视力良好的白内障患者提供客观的评估,从而为是否需要提早进行白内障手术提供依据。

2)预测手术后视力:用激光干涉条纹仪检查白内障患者术前的 CS,该检查不受屈光间质的影响,通过 CS 函数来判断整个视觉系统的功能状态,并可预测术后视力结果。

3)人工晶状体眼检查:对植入单焦点、多焦点、蓝光阻断型及非球面人工晶状体眼术后 CS 研究,可以提供研究设计人员更多参数,以便进一步改进人工晶状体设计,提高质量。

3.黄斑视功能检查

(1)激光干涉条纹检查:又称视网膜视力检查法。它是利用激光的相干性,将两束 He-Na(波长为 633nm)激光,聚集于近眼的结点,这两束激光通过眼的屈光间质时,因有光程差的存在,到达视网膜上便形成红、黑相间的干涉条纹,当调节这两束激光束间的距离,干涉条纹的粗细及数量也发生变化。视网膜分辨力是指每度视角能分辨的条纹数,将视网膜分辨力转换成视网膜视力。激光干涉视力是测定视网膜视敏度的一种较新方法,其优点是基本不受屈光状态的影响,无论是近视或远视,激光束均能在视网膜上形成干涉条纹;对一定程度的屈光间质混浊,激光束仍能通过,可预测白内障、玻璃体、角膜移植术后视力;方法简便,患者易接受。但也发现激光视网膜视力和视力表之间存在着不一致的情况,如黄斑囊样水肿、黄斑浆液性脱离,视力表视力差,但激光视网膜视力不受影响。一般认为,激光视网膜视力在 0.3~0.5 时,评价黄斑功能准确性有限,因为此时即使黄斑区有活动性病变,其远离中心凹的光感受器也能产生 0.3~0.5 的视力结果。激光干涉条纹检查视网膜视力也易产生假阳性和假阴性,假阳性多由成熟期白内障、玻璃体积血、散瞳不充分引起;而假阴性则多与黄斑区神经上皮浆液性脱离、黄斑部囊样水肿、黄斑部裂孔等有关。

(2)潜在视力仪检查:是一种测定白内障患者潜在视力的方法。潜在视力仪必须安装在裂隙灯上进行检查。其原理是,视力仪投射 0.15mm 直径的点光源于瞳孔平面,内含 Snellen 视力表视标,从晶状体混浊的周围投射到视网膜,从而检测患者的潜在视力,其准确率可达 90%以上。

以上两种方法均属心理物理学检查方法,其结果有患者的主观成分。有试验研究表明,对于中等程度白内障,激光干涉条纹检查和潜在视力仪检查对于预测术后视力的准确率分别为 92%和 100%;对于重度白内障,其准确率分别为 79%和 52%。

(3)马氏杆检查:是一种简单测试并评估黄斑部视网膜功能的方法。将马氏杆平行放于眼前,点光源距离 35cm,患者如能看到一连续直线,说明黄斑功能良好。如光线弯曲或中断,则提示黄斑部病变。本方法有一定局限性,当晶状体混浊到一定程度时,则检查结果的准确性大受影响。

(4)内视镜检查:也是自我评价黄斑功能的简单方法之一,常用的有两种方法。

1)Purkinie 内视现象:利用视网膜光感受器可感受移动刺激光,产生移动血管影原理,来评估晶状体混浊后的视网膜功能,方法是嘱受试者闭眼,以快速震动的点光源置于眼前,如视网膜正常,则受试者可感觉到视网膜血管影的存在,正常视网膜血管影形似"叶脉"或"龟裂"。本方法有一定缺点,首先是正常人中仅 80%能见到视网膜血管影;其次是黄斑区无视网膜血管,因此不能检测较小的黄斑部病变。

2)蓝视野内视现象:以均匀的蓝色强光刺激患眼,由于蓝光被黄斑区周围毛细血管

57

内白细胞反射而出现阴影,如患者可在视野内看到迅速移动的小球,表明黄斑功能正常。受试者应注意小球的数目及小球运动速度是否一致。本方法的主要缺点是需要特殊的仪器和患者配合,此外,致密白内障易出现假阳性,而黄斑部病变易出现假阴性。

4.视觉电生理检查

(1)视网膜电图(electroretinogram,ERG):对于评价黄斑部视网膜功能有重要价值。致密混浊的晶状体由于对光的吸收和散射作用而影响检查效果,闪光 ERG 可用于低视力眼的检查。视网膜脱离,特别是视网膜遗传性变性性疾病的 ERG 检查具有肯定的临床意义此外,外伤眼的 ERG 检查对于判断视网膜脱离和铁质沉着征的存在也颇具临床意义。

研究表明,单纯白内障患者,闪光 ERG 反应相当于弱光刺激正常眼,白内障仅是减弱了达到视网膜的刺激光强度因此,非常致密的琥珀色核性白内障,可能因为阻隔光线,导致标准光刺激下记录不到 ERC 波形

(2)视觉诱发电位(visual evoked potential,VEP):是判断视功能好坏的重要指标,其中闪光 VEP(flash VEP,FVEP)反映视路传导和视皮质功能,视皮质外侧纤维主要来自黄斑区,因此 VEP 也是判断黄斑功能的一种方法。当黄斑部病变和视神经损害时,其振幅均可降低。一些学者还认为,FVEP 是屈光间质混浊时检查视功能的理想方法,即使术前因白内障影响视力低于 0.1,其 FVFP 预测术后视力的准确性也高达 80%。

值得注意,ERC 主要反映整个视网膜功能,FVEP 则主要反映黄斑和视神经功能,两者有互补性临床上,只有对两种检查结果结合起来一起分析,才能充分发挥电生理检查的优势,提高预测术后视力的准确性。

三、新型视功能相关检查设备

1.对比敏感度检查仪 对比敏感度是在视角和对比度结合的基础上测定人眼对不同空间频率的图形分辨能力。眩光敏感度可以检测散射光在眼内的光散射引起的对比敏感度下降效应。正常人对中空间频率区的对比敏感度较高,对低、高空间频率的对比敏感度较低,对比敏感度曲线为一倒"U"形曲线。对比敏感度比传统的视力表视力能提供更多的信息,其中低频区反映视觉对比度,中频区反映视觉对比度和中心视力,高频区反映视敏度。其检查结果可早期、灵敏、全面地反映患者的视功能。

临床上多应用对比敏感度联合眩光检查,对患者日常视功能进行综合评价。白内障手术前检查对比敏感度的价值和意义体现在以下几个方面。

(1)客观评价白内障患者的视功能:是确定白内障手术时机及评价手术疗效的有效指标之一。对比敏感度检查和眩光测试联合应用,可以根据不同空间频率区的对比敏感度下降来鉴别病因;通过眩光测试分辨是眼前节还是眼后节的异常,对于早期白内障患者能够发现在 Snellen 视力表视力下降之前出现的异常。

各种类型白内障患者的不同阶段对比敏感度曲线均有所降低。在白内障早期视力无明显变化时,主要是低、中频受损。当白内障发展到成熟期,视力受到损害,对比敏感度各个空间频率均降低,当眩光存在时下降更加明显。眩光测试能根据眩光情况的不同

来鉴别白内障的类型,皮质浑浊性白内障影响低频对比敏感度,且与视力无关。受眩光影响最大的是核浑浊性白内障及后囊下浑浊性白内障。皮质浑浊性和后囊下浑浊性白内障通常易致白天眩光;而核浑浊性白内障则以晚间眩光多见。

对白内障患者而言,对比敏感度比视力更准确地揭示患者的视功能状态,眩光敏感度检查比对比敏感度检查更具有特异度,可以将眩光敏感度检查作为白内障的一项辅助于术指征。对于轻度视力下降却有眩光失能的早期白内障患者,通过手术可以消除症状,因此对比敏感度检测有助于确定手术对患者视功能状态改善的程度,可以作为白内障术后重要的视觉质量评价指标,评估术后视功能的恢复情况。

(2)对比敏感度与人工晶状体个体化的选择:人工晶状体眼患者的眩光现象与人工晶状体材料的高折射率、扁平的前表面设计及光学区的边缘设计有关。不同材料、设计的人工晶状体会对白内障术后患者的对比敏感度产生不同的影响。光学区前缘圆滑、后缘方锐、侧边缘略斜的设计,能减少光线在晶状体内部折射,防止眩光。非球面设计的人工晶状体比球面人工晶状体产生的球面像差明显减小,各频段的对比敏感度及眩光敏感度也明显提高,改善了成像质量。由于多焦点人工晶状体植入时存在光线的损失与干扰,会造成对比敏感度的降低,出现夜间眩光等不良视觉现象。

(3)评估后发性白内障对视觉质量的影响:白内障术后晶状体后囊膜混浊早期,患者视力下降不明显,但会出现对比敏感度与眩光敏感度的降低,即对比敏感度下降先于视力下降,呈不平行状态。对比敏感度和眩光敏感度可以客观评价晶状体后囊膜混浊对人工晶状体眼视功能的影响,是确定激光晶状体后囊切开手术时机和评价手术疗效的有效方法。

2.散射光计量仪 由于人眼的光学系统缺陷,光线通过透明晶状体时,将造成40%的眼内散射,而强烈的光线在通过混浊的晶状体时,会产生更大散射,散射光也是形成失能眩光的直接原因,因此白内障患者散射光的检查是十分必要的。C-Quant散射光计量仪是基于"补偿比较"的方法进行计量,操作简单迅速,能够精确客观地测定受试者的眼内散射光,可广泛用于功能性视力检查,尤其是早期白内障、白内障术后视觉质量及人工晶状体性能的评估。

(1)散射光计量仪的测量原理:受试者可以看到的C-Quant散射光计量仪测试区由两个部分组成,即中央测试区和边缘散射光源环。边缘散射比源环闪烁时,这些闪烁光会在晶状体和眼内的其他介质发生散射。由于散射光的存在,受试者会觉得中央测试区也在发生闪烁,但事实上中央测试区是黑色的。"补偿比较"的方法把中央测试区分成左右两部分,左右两个测试区随机的接受补偿光,补偿光的闪烁时相与边缘散射光源环的闪烁时相相反。受试者比较左右两个测试区闪烁的强度,做出二进制的判断,并手动按下闪烁强烈侧的按键,对应两种被迫选择模式"0"或"1","0"代表受试者选择了没有补偿光一侧的按键,"1"代表受试者选择了有补偿光一侧的按键。C-Quant共进行25次测试,含7种"补偿对比"模式,每种补偿模式重复试验后受试者会给出介于0~1间的平均反应值,当平均反应值为0.5时,代表中心测试区左右两次闪烁强度相同,此时,中央测试区需要发出2倍的光强度来补偿周边散射光源发出的散射光,因此眼内散射光为中央测试区补偿光的1/2。同时,C-Quant散射光计量仪设置了可靠性参数和质量参数来评价个体测量的准确性,确保测量结果的可靠性和有效性。

(2)C-Quant散射光计量仪在白内障围术期的应用:视网膜散射光可为早期白内障患者眩光、光晕、夜间视力差提供客观依据。眼内散射光与LOCSⅢ评分的相关性大于对比敏感度和视力,因此眼内散射光是评价白内障患者晶状体混浊程度的有效附加指标。另外,它也是白内障术后视觉质量评价、后发性白内障早期发现及人工晶状体性能评估的定量指标。由于散射光在眼内形成光幕性视网膜照明,其叠加于视网膜的物像上,使视网膜对比敏感度下降,继而引起视觉质量的急剧下降有学者研究了后囊膜混浊(PCO)与眼内散射光和视力的相关性,结果显示眼内散射光与PCO分级相关性高,认为眼内散射光是评估PCO的有效辅助指标。

3.Pentacam HR三维眼前节分析系统 以Scheimpflug原理为基础,通过一个连续高速旋转的Scheimpflug照相机,通过分析整合获取到的不同角度的清晰Scheimpflug裂隙灯显微镜照片,得到三维眼前节立体图像及参数。该系统构建三维眼前节模型是基于138 000个数据点获得的数据。它所包含的数据信息包括眼前节形态三维、Scheimpflug成像、角膜厚度、角膜高度图、前房分析、角膜波前像差、圆锥角膜筛查数据等。Pentacam HR在白内障围术期的应用有如下几个方面。

(1)白内障晶状体密度、厚度及前房参数的测量:Pentacam HR可提供产生角膜前后表面、虹膜、晶状体前后表面的三维图像,定量的测量晶状体的位置、密度、厚度及前房参数,也可以评估更细微的改变,如后囊混浊和前皮质或前囊下白内障等情况,同时也可进行前房深度、宽度、容积及房角测量。利用Pentacam HR自动的PNS核分级功能,可以将白内障密度测量的结果输入超声乳化仪来确定更适合患者的能量和液流,从而有效减少超声乳化手术小能量的使用,使患者术中更安全,术后恢复效果更好

(2)人工晶状体植入术后的评估:Pentacam HR可用断层图像展示术后人工晶状体的形态,进而更好地观察和评估人工晶状体(IOL)的位置,包括倾斜及偏心情况。尤其是当患者没有得到预期的术后矫正效果、有术后闪光感或其他视觉异常等情况发生的时候,用来寻找视觉质量差的原因。

(3)个体化非球面人工晶状体的选择:如何利用Pentacam测量到的数据,将角膜球差、高阶像差和校正球差的IOL更好地结合起来?Pentacam HR提供了一个全角膜的Zernik P函数分析,它包含有角膜前表面像差、后表面像差和全角膜像差。使用Pentacam HR的角膜像差测量,可以得到一个考虑了全角膜波阵面像差的精确RMS,对于为患者个体化选择定制非球面IOL有重要价值。

(4)LASIK术后患者的人工晶状体计算:Pentacam HR跟Placido盘技术相比,既可以获得准确的中央角膜数据,也可以获得角膜前后表面的曲率和曲率比等。Pentacam HR中Holladay Report程序对于决定准分子激光原地角膜消除术(LASIK)或角膜屈光手术后患者的角膜曲率是必不可少的。对LASIK术后患者IOL度数计算,比角膜曲率计提供的数值更精准。

(5)矫正散光的白内障手术:在做LRIs手术及散光矫正人工晶状体植入术时,可以

充分利用 Penlacam 的角膜地形图和厚度图及角膜前后的曲率测量等功能。Pentacam HR 可完整描述从角膜缘到角膜缘的全角膜的前后表面,包括切线位和轴位的曲率地形图,更好地确保屈光手术的精确性。

4.OPD-SCAN 波前相差角膜地形图　OPD-SCAN 波前像差角膜地形图系统是结合了波前像差测量、Placido 成像和计算机的功能。OPD-SCAN 波前像差角膜地形图系统是基于 Scheiner 原理设计的一种主观像差仪,连续测量瞳孔区波前界面各点的棱镜度或斜率。屈光度或曲率,然后由这些参数计算像差,能测量全眼球像差与角膜像差,定位像差的来源是角膜还是眼内晶状体或视网膜。角膜地形图系统由 Placido 盘投射系统、实时图像监视系统、计算机图像处理系统三部分组成,不但可以测量不同直径的角膜前表面曲率,还可以对整个角膜表面进行分析,更快速、稳定地获取曲率值。OPD-SCAN 在白内障围术期的应用如下。

(1)白内障患者术前屈光状态检查:OPD-SCAN 对白内障患者进行角膜地形图检查及屈光检查,有助于白内障手术前患者屈光状态及角膜散光的判断,又助于精确地计算人工晶状体的屈光度及选择散光人工晶状体,指导白内障手术方案的制订。现在白内障手术已经进入微创手术时代,白内障手术切口本身对角膜散光的影响不大,如何处理原有的角膜散光显得尤为重要,因此,计算机角膜地形图系统对白内障手术的制订有很高的应用价值。

(2)评价不同人工晶状体植入术后的视觉质量:OPD-SCAN 可以测量术前、术后角膜地形图、波前像差、调制传递函数(MTF)值及斯特列尔比值(Strehl ratio),客观地评价视觉质量,对非球面人工晶状体的选择及效果评价具有重要意义。

通过术后测量角膜地形图及波前像差,明确术后视觉质量不良的原因。明确术后散光情况,评价患者术后的屈光状态。白内障患者术后的高度散光是引起视力不良的重要原因之一。角膜地形图检查可以避免常规电脑验光检查的局限性,准确地了解角膜前表面的曲率和屈光状态,查明术后散光的原因。通过角膜、眼内及全眼像差的测量,评估白内障手术及植入不同人工晶状体的视觉质量,从而更好地分析视觉质量下降的原因。通过点扩散函数(PSF)及 MTF 的测定,客观评价白内障术后视觉质量。

5.iTrace 视觉功能分析仪　是将全角膜检查的 Placido 角膜地形图系统与基于激光追踪原理的波前像差仪相结合的快速、综合检测视觉质量的新方法。iTrace 系统具有进行全角膜地形图和波前像差检查的双重功能,提供全面的角膜地形图,以及眼的总像差检查数据和结果分析。iTrace 在白内障围术期的应用如下。

(1)iTrace 视觉功能分析仪具有测量眼波前像差并明确像差来源的功能,可以协助制订手术方案,评估白内障术后视功能。iTrace 中晶状体像差分析的数据结合了波前数据和角膜地形图数据,可以提取出重要的晶状体信息,确定视觉路径上的散光发生区域,对手术方案的选择具有指导意义。尤其是通过测定术前角膜球面像差值,指导选择个体化的人工晶状体,提高白内障术后视觉质量。

(2)iTrace 可以测量点扩散函数(PSF)及调制传递函数(MTF)。iTrace 采用光束追踪技术,将许多平行光束通过瞳孔投射到视网膜上,通过对每束光在视网膜上投映点的位置及弥散程度的测量,得到整个眼球屈光系统波前像差值,通过计算机系统模拟患者的视觉质量,用 PSF 表示,并将 PSF 通过傅里叶变换得到 MTF 曲线。MTF 值可以客观反映患者屈光系统的成像质量,受患者的认知能力及配合程度的影响较小,提供术后视觉质量评价的客观指标。

(3)iTrace 可以测量自然晶状体和人工晶状体的调节力。iTrace 测得的调节力是患者在阅读距离时的屈光状态与视远调节放松时的屈光状态的差值。iTrace 可以检测当睫状肌收缩时,悬韧带的张力对晶状体的牵拉所引起的晶状体形状变化所产生的调节力的空间变化,对于调节晶状体的植入及术前术后视觉质量的评价具有重要意义。

(4)iTrace 拥有 Snellen"E"的模拟功能,这一功能是数字化的模拟人眼看视力表 20/20、20/40、20/100 和 20/200 等不同距离时的情况,能够便于临床医师体会患者所看,确定患者所述的视觉干扰并予以量化。模拟 Snellen"E"的功能对评价患者白内障术后出现夜间眩光、光晕、幻影等视觉质量下降症状有一定的应用价值。

6.LenStar 生物测量仪与 SMI 手术导航系统　LenStar 生物测量仪利用激光二极管发射出单束的 820nm 波长的激光沿视轴方向分别到达眼球各个结构的表面并反射回来,被探测器接收后,内置软件对其进行分析处理获得眼轴长、中央角膜厚度、前房深度、晶状体厚度、玻璃体腔厚度、视网膜厚度、脉络膜厚度,同时发射 32 束 950nm 波长激光投射到角膜的前后表面并测得相应距离,从而获得水平及垂直角膜曲率,并可推算出角膜屈光度。应用该原理可测量水平、垂直角膜曲率、平均角膜曲率、散光大小、散光轴位及角膜屈光度,并将其应用于 IOL 度数测量。LenStar 可应用图像分析原理测量虹膜水平直径(白到白)、瞳孔直径、视轴偏斜角度。此外,LenStar 内置的 IOL 计算公式可根据所测参数进行 IOL 的度数测算。

LenStar 测量指标之多是目前其他生物学测量仪无法比拟的,但仍有部分患者由于视轴方向屈光间质混浊及角膜疾病等原因而无法测量。

最近,LenStar 900 升级高端 IOL 手术导航系统(SMI 手术导航系统)为外科医师提供了一套完整的视觉导航系统,可以在白内障手术中实现持续的、自动的、实时的眼球定位导航。它可以为眼科医师在进行白内障手术中提供实时坐标定位。该设备主要由三部分构成:术前图像采集参考装置、手术导航及显微镜整合显示。术前采用 LenStar 900 测量轴长信息、角膜 K 值等,同时对眼表照片中角巩膜缘、结膜血管、虹膜、瞳孔进行识别匹配定位。使用可移动存储设备将采集到的图像传送到手术导航电脑中,该导航系统在手术巾通过对眼表特征的识别定位,提供实时的眼位跟踪。术中可以通过控制电脑进行手术导航。

高端 IOL 手术导航系统(SMI)在白内障手术中的应用:LenStar 900 升级高端 IOL 手术导航系统可能导手术切口的精确定位、辅助定位连续环形撕囊的位置和大小、确保人工晶状体和后囊袋的精确重叠、为 Kappa 角过大的患者非中心植入提供选择、Toric IOL 的轴位定位导航与旋转度精确校准、多焦 IOL 光学中心精确定位、指导 LRI 角巩膜缘切口的轴位定位等。利用手术导航系统,省略了白内障手术前的手动标记,提高了操作的可重复性和精确度,简化了工作流程。并利用实时的眼位追踪与导航指导手术,确保手术可以获得最佳视觉效果。

7.激光闪辉细胞测量仪　是在裂隙灯功能的基础上使用激光散射法,用非接触方法定量测定眼前房内的炎症程度的装置。通过激光扫描前房内的检测窗,产生散射光(其强度与房水中蛋白浓度成正比)到达光电倍增管,转换成电信号传入计算机。将得到的窗外有激光光源信号除去眼内周围组织的散射光(杂波成分)和窗内有激光光源信号(杂波成分),即得到眼前房蛋白散射光强度,单位用光子计数/毫秒表示。

激光闪辉细胞测量仪通过测量房水蛋白浓度来反映血-房水屏障的完整性和前房炎症,进一步评价各种眼内疾病、手术、治疗和药物对血-房水屏障功能的影响。与传统裂隙灯检查相比,可以定量检测并有助于轻、中度炎症和恢复期炎症的正确判断,指导临床用药。

激光闪辉细胞测量仪在白内障领域有广泛的应用,尤其是在白内障于术方面已有很多研究成果。研究发现术后炎症反应与手术切口大小、手术方式、不同材质的人工晶状体、人工晶状体植入方式、术后用药等多方面因素有关。对于合并其他眼科疾病的患者,房水闪辉值在评价眼内炎症是否稳定,以及选择手术时机方面有着重要的参考价值。

四、晶状体混浊及核硬度分级

晶状体透明度变化是白内障诊断的重要依据,但如何定义"白内障",却始终存在争议。广义上讲,晶状体内出现任何混浊均可称作白内障,然而,绝对透明的晶状体是不存在的。况且,周边部微小混浊对视力无影响,诊断白内障就毫无临床意义。在白内障发展过程中,定量监测其混浊变化规律,对揭示白内障病因及判断治疗效果均有重要意义。此外,对现代白内障手术而言,晶状体核硬度也是一个非常重要的概念。比如,在超声乳化手术中,晶状体核越硬,需要破碎的超声能量越大,操作时间越长,发生相关手术并发症的可能性也越大。对初学者来说,根据自己的技术水平,选择适当核硬度的白内障,以最大限度保证手术的安全性,是体现正确的学习曲线,由囊外白内障手术顺利过渡到超声乳化技术的重要保证。

1.LOCS Ⅰ和Ⅱ晶状体混浊分级记录法　随着白内障基础实验研究的发展,和开发白内障治疗药物的需要出发,迫切需要一个能够准确定量评价白内障程度的方法和标准。20世纪80年代,先后有 LOCS、OCCS、the Wilmer System、the Wisconsin System 等标准被加以介绍,其中 LOCS 标准应用最为广泛。LOCS 标准是 Chylack 等提出,由美国国家眼科研究所资助的一项流行病学研究所采用的分级方法。这一方法的原理是通过特殊照相方法摄取晶状体后反光和矢状切面裂隙图像,然后用同一套标准照片作比较,确定白内障类型和不同部位的混浊程度。或在裂隙灯下,对晶状体作标准条件下的裂隙光切面,直接对照标准照片进行比较。后者方法比较粗糙,影响因素也比较多,因此检查结果的参考价值有限。

3.LOCSⅢ晶状体混浊分级记录法　LOCSⅢ是 Chylack 等在 LOCSⅡ基础上补充修订的。LOCSⅢ仍使用一组标准彩色裂隙灯和后照明照片,将晶状体核混浊(N)、皮质混浊(C)、后囊膜下混浊(P)和晶状体核颜色(NC)分成标准等级,用患者白内障照片与其进行比较,以确定患者白内障程度。LOCS Ⅲ对检查结果提出如下分级。

(1)核混浊分级标准:将照片内核区同标准的6个裂隙灯照片上同一区域进行比较,这6个照片从轻度到重度混浊,依次冠以 NO1~NO6,代表不同混浊程度。如平均混浊程度介于两个标准之间,则用小数点表示。

(2)皮质混浊分级标准:将裂隙灯照片同标准照片 C1~C5 进行比较而分级。如果混浊程度介于两标准级之间,则用小数点表示。皮质混浊的范围从极微小皮质改变到完全的皮质混浊。但轻度的水隙、空泡、板层分离及孤立的点状混浊均可忽略不计。

(3)后囊下混浊分级标准:后囊下皮质混浊形态复杂,只有红光反射条件下可察觉的混浊方可分级。其混浊程度仍需对照标准照片 P1~P5 来确定,介于两标准之间者,用小数点表示。

应用 LOCS Ⅲ时,对患者晶状体照相有严格的条件要求,包括胶卷型号、闪光强度、光圈、裂隙灯照明与视轴夹角等,以最大限度减少操作误差。比较时,将患者照片和标准照片同时用幻灯放映,要求光线和大小相同。也可以直接在裂隙灯下,用裂隙光和后照明法显示晶状体混浊情况,并同标准照片进行比照,确定其混浊程度。

3.晶状体核硬度分级　一般来说,白内障形成过程中,晶状体核硬度不断发生变化,同时伴随颜色改变,而且两者存在一定的相关性。年龄与核硬度也有密切关系,特别是初发白内障的年龄与核硬度关系更大,有相同颜色的白内障,80 岁患者的白内障核硬度显然比 60 岁者要硬得多。

晶状体核硬度,则主要是参照 Emery 及 Little 晶状体核硬度分级标准,根据裂隙灯检查结果,对其核颜色进行判断而进行分级。

Ⅰ级(软核):裂隙灯下为透明或淡灰白色,一般为皮质型或后囊下混浊型白内障的特点;某些与代谢有关的白内障类型,其核硬度也为Ⅰ级。这种类型的白内障,因为核质特别软,比较容易被乳化。因此,只需很小的能量即可将其吸除。

Ⅱ级(软核):晶状体核呈灰白或灰黄色。主要出现在后囊下混浊型白内障中晚期及年龄较轻的皮质型老年性白内障中。因核硬度稍大,对乳化针头及辅助器械均有阻抗,便于刻出一定形状的沟槽。

Ⅲ级(中等硬度核):大多数老年性白内障的核硬度为Ⅲ级,核呈黄色或淡棕黄色。这种白内障以核混浊为主、裂隙灯下光学切面可清晰勾勒出核界线,中心部颜色最深,渐渐向较淡的皮质过渡。这种核硬度的白内障是超声乳化手术最主要的适应证。

Ⅳ级(硬核):晶状体核呈深黄色或淡琥珀色。多见于老年性白内障晚期或病史较长、视力极差的老年患者。这种白内障由于核较硬,往往要较高的超声能量,并需要较复杂的劈核手法相配合,因此不适合初学者。

Ⅴ级(极硬核):临床上比较少见。晶状体核呈深棕褐色或黑色,是典型的所谓“迁延性”白内障类型,整个晶状体呈现高密度团块外观。这类白内障,无论从操作难度方面,或是从安全性方面考虑,都不是超声乳化手术的最佳适应证。

晶状体核硬度分级标准及相关情况见表4-1。

表4-1 晶状体核硬度分级标准

分级	颜色	白内障类型举例	红光反射	乳化时间
I	透明或灰白	皮质浑浊性或后囊下混浊性	极明亮	极短或不用
II	灰或灰黄	后囊下混浊性	明亮	短
III	黄或淡棕	进展期老年性白内障	略暗	中等
IV	深黄或琥珀	核浑浊性老年性白内障	差	长
V	棕褐或黑	"迁延性"白内障	无	长或不适合

第四节 先天性白内障

先天性白内障是严重影响婴幼儿视力发育的常见眼病,国外文献报道,婴幼儿盲目中10%~38.8%与先天性白内障有关;每250个新生儿中即有一个(0.4%)是某种类型的白内障。一项流行病学调查结果显示,我国先天性白内障的患病率约为0.05%(1:1918),低于国外报道的0.4%。先天性白内障病例中约30%有遗传因素,还有30%与胎儿期母体罹患风疹或内分泌失调有关。先天性白内障常伴有中枢神经系统异常,如智力低下、惊厥或脑麻痹等。这些症状的出现很可能与妊娠最后3个月期间子宫缺氧或胎盘功能障碍有关。大约6%的先天性白内障合并眼部其他异常,如原始玻璃体增生症、无虹膜、脉络膜缺损等。先天性白内障在1岁以内出现,大多与代谢性或系统性疾病相伴随。35%~50%的先天性白内障为散发病例,一般病因不明。由于病因比较复杂,先天性白内障在形态、混浊部位、混浊程度及发病年龄方面有较大差异。

一、病因

各种原因造成的胎儿期晶状体纤维分化缺乏或晶状体发育异常。①遗传相关:染色体异常或突变,常与遗传代谢性疾病共存;②胚胎期晶状体发育异常:母亲妊娠期营养或代谢失调(维生素A缺乏、甲状旁腺功能障碍、钙质代谢异常),妊娠早期病毒感染(风疹、麻疹、水痘、腮腺炎、巨大病毒等),中毒、接受过量有害射线等。

风疹所致先天性白内障发病率较高。据统计如母体妊娠3个月时感染风疹病毒,其婴儿患先天性白内障的发病率是50%,而在妊娠2个月内感染风疹病毒,先天性白内障的发病率高达100%。目前,随着社会的发展,环境污染、电磁辐射、妊娠早期用药所引发的母婴疾病也日益引发人们的关注。

二、临床表现

1.白瞳征 成年白内障患者,常常因视为明显减退而就诊。而婴幼儿白内障患者,特别是单眼患者,一般并无症状,因此经常被耽误诊断。只有当瞳孔区出现白色反光,即所谓白瞳征时,方引起家长或医师的注意。白瞳征并非先天性白内障所特有,临床上应与其他病症加以鉴别。

2.眼球震颤 患双眼致密混浊性白内障的患儿,大多伴有眼球震颤,震颤多为游移性和搜寻性等类型。这种类型的眼球震颤往往提示视力极为低下,一般不会超过0.1。

3.斜视 由于视力低下或双眼视力不平衡,阻碍融合机制的形成,可迅速造成眼位偏斜。Hiles 等报告一组 432 例白内障手术前和手术后连续病例,发现有 46% 患儿伴有斜视。而 France 等报告的另一组先天性白内障和发育性白内障患儿的斜视发生率分别为86% 和 61%。

4.畏光 一方面因视力低下很少户外活动,而更多是由于晶状体不均匀混浊引起光散射,可使患儿产生畏光症状,这种情况在有绕核性白内障的患儿更易出现。

5.合并的其他眼部异常 先天性白内障合并先天性小眼球临床并不罕见,先天性小眼球的存在与白内障类型无关,且常合并其他眼组织发育异常,如脉络膜缺损。视力预后极差,即使手术也不能获得满意的视力结果。少数患儿可合并有近视性视网膜脉络膜病变、视网膜变性及黄斑部营养不良等。此外,还可合并晶状体脱位、晶状体缺损、虹膜和脉络膜缺损、永存瞳孔膜、圆锥角膜等异常情况。

三、临床类型

1.全白内障 临床上,先天性全白内障发病仅次于绕核性及核浑浊性白内障,约占总数的 20%。之所以产生整个晶状体混浊,可能与整个发育期间严重的平衡失调,或胎儿期遭受足以影响整个晶状体的有害因素有关。形态以出生后即存在的各层次混浊为特点,晶状体核呈致密白色混浊,有时呈现钙化变性,偶尔出现囊膜皱缩。比较少见的是所谓先天性 Morgagnian 白内障,包括极罕见的盘状白内障和环形白内障,晶状体核可被逐渐吸收,中心区被炸面圈样变性皮质环环绕,形似 Soemmering 环。在个别病例,随时间推移,最终导致前后囊膜相贴附,形成所谓膜性白内障,甚至发生晶状体脱位,此时患儿可突然获得无晶状体眼视力。组织学检查发现,中心部变性、坏死和少量残留细胞核。研究认为风疹是本病重要的致病因素。母体妊娠头 3 个月如罹患风疹,胎儿中约 50% 发生先天异常,其中一半表现在眼部。

2.核浑浊性白内障 是最常见的先天性白内障类型之一,约占先天性白内障的 1/4。病变累及胚胎核和胎儿核,呈致密的白色混浊。混浊区直径可达 4~5mm,位于晶状体核心部,完全遮挡瞳孔区,因此可严重影响视力。多为双眼发病,但双眼病变并非总是一致,混浊范围可以相差许多。一些病例还常常合并其他先天异常,如虹膜缺损等通常为常染色体显性遗传,极少数为隐性遗传,偶有散发。

3.绕核性白内障 又称板层白内障。绕核性白内障是先天性白内障中最常见类型,占先天性白内障种类的 40%~50%。男性多于女性,双眼发病。典型的绕核性白内障是在透明的皮质和相对来说比较透明的核之间,呈向心性排列的细点状混浊。在混浊区的外层,有时可见到两种附加的带状混浊特征,一种是极微细的混浊带,环绕板层混浊区之外,间隔以薄薄的透明皮质;另一种是辐条样“V”字形混浊骑跨于板层混浊带前后,称作“骑子”,形态颇为特殊。混浊是由于胎儿期某一阶段,新晶状体纤维形成过程中受到毒性因素影响的结果。毒性因素一旦终止,其后形成的纤维仍然是透明的。混浊区的部位、厚度和深度取决于致病因素发生的时间和持续作用的长短。病变部位越靠近核心,范围也越小;相反,病变发生越晚、病理因素作用时间越长,则混浊越靠近表面,范围也越广泛,视力影响也就越显著。

胎儿期形成的绕核性白内障,出生后即已存在,通常具有遗传性。而出生后发生的绕核性白内障可以出现在婴幼儿早期,甚至在青春期发病。由于病因的不确定性,确定了白内障形态的特殊性。有时混浊位于距晶状体核较远的浅皮质层,自中心区向周边作棒状延伸,形似菊花,颇为特殊。由于这种类型的混浊部位更接近于囊膜,因此影响视力更严重。

测定混浊范围的大小,有助于判断白内障产生的时间。如果混浊区直径小于5.75mm(新生儿晶状体前表面直径),应考虑是胎生期形成的绕核性白内障;反之为出生后形成。

还有一种散在发生的绕核性白内障病例,是由于母体妊娠后几个月钙代谢异常所致,这种白内障常同肌强直、甲状旁腺功能减退和手足搐搦相并存。也可能同时存在恒牙牙釉质发育不全,特别是门齿、犬齿和磨牙,因此常合并异形齿。根据晶状体混浊的密度不同,视力可以受到严重影响,或不受任何损害。

基于复杂的形态学背景,本病发生的原因可能是复杂的,双眼受累病例多为常染色体显性遗传已得到证实;而散发的所谓获得性绕核性白内障,其发病显然与低血钙症、低血糖等内生环境有关。

4.中央(板层)粉尘状白内障 也称胚胎核性白内障。中央(板层)粉尘状白内障一般在妊娠 3~6 个月时形成,仅原始晶状体纤维受累,且局限于胚胎核内,胎儿核不受影响。混浊呈粉尘样外观,裂隙灯下可见混浊区内密集的细小白点,位于 Y 字缝合线附近。

位于更表浅的混浊病变在起源上属于发育性,由于混浊区位于晶状体中轴区,因此也被称作轴性白内障。前轴胚胎核性白内障,可以在 20%~30% 的儿童中见到,病变静止,不影响视力,一般小具有临床意义。轴性白内障可以表现出错综复杂的形态学差异,如星形、珊瑚形、花簇形等不一而足。

中央(板层)粉尘状白内障与缝合白内障在临床上不易区分。双眼发病,病变多为静止,通常不影响视力。

5.囊膜性白内障 真正的囊膜性白内障比较少见。前囊膜混浊常合并永久性永存瞳孔膜或角膜混浊,混浊范围很小,一般直径为 0.1~1.0mm。裂隙灯检查可发现瞳孔正中相应部位囊膜呈灰白色混浊,可有星形色素沉着,如混浊范围很小,不会严重影响视力,则不需要治疗。另一种情况是,角膜溃疡穿孔或穿孔伤致晶状体前囊与角膜接触,形成粘连性角膜白斑,相对应的前囊膜和囊膜下皮质均可发生混浊、这种建立在角膜病变基础上的晶状体混浊,虽可长期保持静止,但往往严重影响视力,应与先天性白内障加以区别。尚有一种特殊情况,即白内障晶状体纤维在母体内发生退行性变,皮质逐渐被吸收而形成所谓膜性白内障。临床表现为致密的灰白色机化膜,表面不规则,间或有点彩样反光;有时可看到睫状突粘连于膜表面,或有血管长入。

6.极性白内障 以定义上讲,极性白内障是指晶状体前后极的混浊,由于解剖上的特殊关系,单纯极性白内障与囊膜性白内障常可同时发生。如果混浊是由于永存血管膜附着于晶状体而产生,其实并非真性白内障,应视为"假性"白内障。根据混浊位置的不同,可分为前极性、后极性和前后极性白内障。

前极性白内障临床比较多见,混浊形态怪异,可呈白色圆盘状,位于前囊膜下透明区;也可向前突入到前房,或向后突入到晶状体板层。一种特殊类型的前极性白内障,为胎生期晶状体泡自外胚叶未完全脱离所致,其结果自晶状体前极向前呈小的白色锥形隆起,称为前圆锥形白内障,隆起内含致密的透明质,不易被吸收。混浊范围可小到仅0.1mm,也可大到占据整个瞳孔区,有时可伴有永存瞳孔膜。混浊局限且境界很清楚,但裂隙灯下很难将混浊的皮质同囊膜相区分。除混浊区外,晶状体核和皮质均透明,表明混浊是由于胚胎后期囊膜受到损害所致。

后极性白内障虽然比较少见,但影响视力程度较之前极性白内障更为严重。其特点是后囊膜中央区的局限性混浊,边缘不整齐,形态不一。临床上可分为两种类型,即胎生期形成的静止型混浊和出生后发生的进行性混浊类型。前者常见,在解剖上与前极性白内障相似,常合并永存原始玻璃体增生症。有时后极部混浊纤维恰恰位于残存的玻璃体动脉附近,形态学上与前极性一致。后极部混浊也可以和玻璃体动脉无关,混浊形态具有多样性。出生后发生的进行性混浊,随年龄加重;混浊呈放射状楔形,自中心向赤道部伸展,但从不累及晶状体核。

后极性白内障与胚胎发育中永存玻璃体动脉有关,常伴有后囊膜发育异常,如缺损或变薄等。于解剖学上的异常,后极部混浊的皮质常与后囊膜粘连,而后囊膜极其菲薄:典型患者常于30~40岁发病,主要的主诉为不自主的闪光感。Daljit Singh 根据临床上后极性白内障的表现将其分为以下几种类型:①较大的后囊下的皮质混浊;②边缘比较清晰的圆形或椭圆形的混浊,有时呈环状(类似于洋葱环),伴有或不伴有周围的灰白色斑点混浊;③边缘比较清晰的圆形或椭圆形较浓厚的混浊,其边缘伴有较多的浓密的点状混浊;④以上三种类型混合存在,伴有核硬化、皮质混浊的未成熟、成熟或膨胀期等。

此外,后极性白内障由于后囊膜破裂或缺损,导致各种各样的晶状体皮质不同程度的吸收和皮质移行,在临床上有各种不同表现:①皮质几乎完全吸收;②因后皮质吸收,中央部分混浊呈现移位;③后囊膜下皮质或更大范围皮质脱垂;④中央部哑铃状皮质吸收;⑤皮质乳化;⑥皮质膨胀;⑦后囊膜缺损处可见来自后睫状突长出的新生血管生长;⑧位于后极白内障之后可见空白圆形缺损。

极性白内障一般具有遗传性。外伤,特别是微小的穿通性损伤,囊膜愈合后可形成瘢痕性混浊,当与此相区别。

7.缝合性白内障 Y 字缝合代表了原始晶状体纤维发育终止在不同部位的结合部,并形成了胚胎核的前后界限,缝合性白内障即在这一位点形成。由于混浊沿缝合线分布,故常呈现特殊的三叉外观,因此也被称为三叉状白内障。双眼发病,病变静止,一般影响视力不明显。混浊由白色或浅蓝色斑点组成,沿缝合线分布,排列也可稀疏,也可密集呈微细羽毛状。

8.珊瑚状白内障 因混浊形态而得名,临床比较少见。混浊位于晶状体中心部,多呈盘状,周围伸出很多伪足样、条索样混浊。病变静止,常因累及晶状体核而影响视力,大多数病例有家族史,常染色体显性或隐性遗传。姚克等报告一个特殊表型遗传性先天性白内障家系4代45人,特殊表型白内障患者13例,裂隙灯检查可见晶状体从中心向周边放射状排列细杆状、网丝样等特殊形态的簇状混浊,形态上与珊瑚状白内障极为相似。

9.发育性白内障 是指先天性与成人型白内障的过渡类型,一般在出生后形成。混浊多为一些沉积物的聚集,而并非晶状体纤维本身。因此,发育性白内障在形态上与晶状体纤维走行无关,多呈圆形或类圆形轮廓,混浊程度和数量可随年龄加重,但进展相当缓慢,一般不影响视力。根据混浊的形态学特点,发育性白内障可分为点状白内障和花冠状白内障两种类型。

(1)点状白内障:典型的点状白内障的特点,是微细小圆点状混浊散在分布于晶状体周边部皮质区域,在强光照射下呈白色、棕色或蓝色。有时混浊可侵犯视轴区,在特殊情况下也可出现核性点状混浊。点状白内障一般为静止性,不影响视力,但须注意与花冠状白内障合并存在的类型。

(2)花冠状白内障:是一种常见的白内障类型。斑点状混浊分布在晶状体周边部前后皮质的不同层次,环绕中心视轴区向心排列,形似花冠,故名。靠近边缘的粗大混浊多呈扁盘状,灰白色、棕色或浅蓝色反光。越向中心,混浊斑块变得越小,所有混浊质地很薄,直接光照呈半透明灰白色,后照则为浅棕色。病变一般静止不变,且不影响视力,除非混浊侵犯视轴区或合并囊膜下混浊。花冠状白内障一般发生在青春期,遗传方式为显性遗传。

四、实验室诊断

先天性白内障病因复杂,在大多数情况下都合并眼部和其他系统异常,因此临床表现呈现多样性的特点。为明确诊断,有时需完成一些实验室检查,以提供更为准确的客观证据。

1.先天性白内障合并其他系统的畸形 这些患者有可能是染色体病,因此要完成染色体核型分析和分带检查。

2.糖尿病、新生儿低血糖症 应查血糖、尿糖和酮体。

3.肾病合并先天性白内障 应查尿常规和尿氨基酸,以确诊Lowe综合征、Alport综合征等。

4.苯丙酮尿症 尿苯丙酮酸检查阳性,尿的氯化铁试验阳性。

5.甲状旁腺功能减退 血清钙降低,血清磷升高,血清钙低于1.92mmol/L,有低钙性白内障发生。

6.半乳糖血症 除了进行半乳糖尿的筛选以外,应查半乳糖-1-磷酸尿苷转移酶和半乳糖激酶。

7.同型胱氨酸尿症 应做同型胱氨酸尿的定性检查,氢硼化钠试验阳性可以确诊本病。

8.氨基酸测定 应用氨基酸自动分析仪测定血氨基酸水平,可以诊断某些代谢病合并先天性白内障,如同型胱氨酸尿症、酪氨酸血症。

9.风疹综合征 母亲感染风疹病毒后,取急性期或恢复期血清,测血清抗体滴度,如果高于正常 4 倍,则为阳性结果。

因先天性白内障还可能合并其他眼病,所以除了完成上述必要的实验室检查以外,应做 B 超声、视网膜电流图、视觉诱发电位等项检查,可以预测白内障手术后视力恢复的情况。

五、鉴别诊断

新生儿白瞳征最常见的原因就是先天性白内障,临床诊断并不困难然而,许多其他眼部先天异常,也可表现为白瞳征,其临床表现、处理原则和预后均不相同。因此,及时做出准确的诊断与鉴别诊断是十分重要的。

1.早产儿视网膜病变(retinopathy ofprematurity,ROP) 又称未成熟儿视网膜病变,曾用名晶状体后纤维增生症。见于早产儿,吸入高浓度氧和低出生体重可能是其主要危险因素。早产儿视网膜血管尚未发育完全,在高氧环境下易形成视网膜新生血管和纤维组织增生。所谓晶状体后纤维增生,其实是严重 ROP 晚期瘢痕组织。1984 年,世界眼科学会正式定名为早产儿视网膜病变。

美国多中心 ROP 研究小组调查了 4099 例出生体重<1251g 的早产儿,发现有 65.8%发生 ROP,其中 2237 例出生体重<1000g 的早产儿此病的发生率为 81.6%。国内报道 149例极低出生体重儿中,40%发生 ROP,其中出生体重 500～750g 早产儿中 ROP 发生率高达 86%。文献报告结果总体表明,出生体重越低、胎龄越小,ROP 发生率就越高。

根据 ROP 国际分类法,按病情轻重将本病分为 5 期,最终以广泛结缔组织增生和机化膜形成为其主要表现。在晶状体后面形成纤维血管组织,并向心性牵拉睫状体,可同时发生白内障和视网膜脱离。如晶状体透明,检查眼底可以发现视网膜血管扩张迂曲,周边部视网膜新生血管形成,伴视网膜水肿

2.永存原始玻璃体增生症 见于足月顺产的婴幼儿,90%为单眼发病。患侧眼球小,前房浅,晶状体小而扁平,瞳孔不易散大。晶状体后面可见坚硬的纤维膜,中心部位最厚,其上血管丰富。散大瞳孔常可发现睫状突因牵拉而聚向晶状体后极部,形成放射状条纹。

3.视网膜母细胞瘤(retinoblastoma,RB) 是儿童期最常见的原发性眼内恶性肿瘤,总体发生率约为 1/15 000,多发生于 2～3 岁以前,但也有出生后数月乃至数日发病者。双眼发病占 60%,单眼发病为 40%;前者多有生殖细胞 *RB*1 基因突变,有遗传性。早期,由于肿瘤在眼内有限范围内生长,不易被发现,特别是单眼患儿。仅当肿瘤长到一定大小,合并继发性视网膜脱离时,在玻璃体内可以见到黄白色肿瘤团块。由于肿瘤本身呈现乳白色或黄白色,此时瞳孔区即可出现黄白色反光,即白瞳征,俗称"猫眼"。此外,常见的临床表现还包括斜视、眼红、前房积脓、青光眼、葡萄膜炎等。

4.外层渗出性视网膜病变 由 George Coats 于 1912 年首次报道,故又称作 Coats 病。本病大多数见于男性儿童,女性比较少见。90%单眼罹患,偶为双眼。发病隐匿,进展缓慢,早期很难被发现,直到视力明显减退、斜视,或出现"白瞳"时,才会引起家长注意到医院检查。

典型改变为视网膜血管异常及视网膜渗出病变,病变可位于眼底任何象限,多位于赤道部和周边部,以颞侧最为常见。眼底可见单个或多发性病灶,病变部位视网膜呈黄白色隆起,间或类脂样渗出。视网膜动脉和静脉均受累,尤以动脉为著。血管扩张、迂曲,管径粗细不均,囊样、梭形扩张可排列呈串珠样,伴有新生血管和血管瘤形成。FFA检查显示典型"灯泡"样强荧光,为毛细血管扩张所致。同时也可以观察到毛细血管阻塞和无灌注,晚期可见弥漫性荧光素渗漏。

六、治疗

治疗先天性白内障,一定要结合患儿的视力发育尚未完成的特点,考虑选择安全、有效、远期疗效好的医疗干预方式。并要向患儿家长或监护人做详尽的说明、解释,以求得他们的理解和合作、帮助。

首先,要明确先天性白内障的诊断,注意鉴别其他造成白瞳征的疾病,同时,全面地了解其他的伴随性发育障碍性疾病,以便医师制订最切合患儿的治疗方案。先天性白内障的治疗除考虑疾病外,还一定要针对患儿的个体情况,包括:①患儿就诊时年龄;②是否合并其他身心发育障碍;③患儿的居住地医疗条件和随诊能力;④患儿家长对治疗的支持能力(包括理解、配合程度)。

同时,接诊医师一定也要充分地评估自身医疗环境、医疗设备和技术所能提供的医疗干预质量。综合评估后,选择最有利手术/矫正视力方案,并同时提供长期追踪观察及视力训练的方案。

原则上,完全性先天性白内障和位于视轴上的白内障应在明确诊断后选择白内障摘除手术治疗。手术中尽量维持解剖结构的完整,并提供接近生理的屈光状态,如同期植入人工晶状体。

对需要白内障摘除的患儿,应尽早手术。不少文献报道眼球震颤是白内障术后视力恢复好坏程度的标志。眼球震颤出现以前术后视力恢复满意,出现眼球震颤以后,术后视力一般难以恢复至正常甚至在 0.1 以下。单眼白内障弱视程度更严重。目前许多学者主张 2 个月以前做白内障手术,因为这个时期是注视反射发育的时期,延缓手术将导致眼球震颤。

在治疗先天性白内障的同时,要考虑其伴随疾病对治疗效果的影响,如斜视、眼球震颤、屈光参差、弱视等。有些患儿的眼部伴随疾病在治疗白内障,恢复正常注视功能后,经过视力训练可以矫正;但也有些患儿需要摘除白内障外的其他手术治疗,如斜视矫正术、眼球震颤矫正术。

随访是治疗先天性白内障的重要环节,随访时限应至少延续到患儿视力发育完成后。

第五章　青光眼

青光眼是指眼压超过眼内组织特别是视神经所能承受的限度,引起视盘凹陷、视神经萎缩及视野缺损的一组眼病。青光眼是一种严重的不可逆性致盲眼病。流行病学调查表明,青光眼盲人约占盲人总数的10%,是我国目前主要致盲眼病之一。

眼压是指眼球内容物作用于眼球内壁的压力。正常眼压为10~21mmHg,双眼眼压差不应>5mmHg,24小时眼压波动范围不应>8mmHg。眼压与青光眼的发病关系密切,但并非眼压高于正常值就是青光眼。临床上部分患者眼压高于正常,但经长期观察并未出现视神经损害和视野缺损,这种情况称为高眼压症。部分患者眼压在正常范围,却有典型的青光眼视神经萎缩和视野缺损,称为正常眼压性青光眼。

青光眼分为原发性青光眼、继发性青光眼和先天性青光眼三大类,其中以原发性青光眼最为多见。原发性青光眼是指病因机制没有完全阐明的一类青光眼。根据眼压升高时前房角是开放还是关闭,又可以分为原发性闭角型青光眼和原发性开角型青光眼。原发性青光眼可发生于各年龄组,原发性闭角型青光眼尤多见于老年人,且年龄越大患病率越高。

第一节　原发性闭角型青光眼

一、原发性急性闭角型青光眼

原发性急性闭角型青光眼多见于40岁以上女性,男女比例约为1∶4。常双眼先后或同时发病,一眼曾有过急性发作的患者另一眼多在5年内发病。

(一)病因与发病机制

1.解剖特征　眼轴较短;前房深度浅,平均比正常人浅1.0mm;前房角窄而浅,上方和鼻侧象限尤为窄、浅;角膜曲率半径小,晶状体曲率半径小,晶状体厚,晶状体相对位置靠前。

2.诱发因素　情绪波动、过度疲劳、异常精神刺激、暗室停留过长、局部或全身应用抗胆碱药物等。此外,与气候变化也有明显关系,台风前后或季节转换期间患者发病明显增加。

3.瞳孔阻滞　是其主要发病机制,瞳孔中度散大,加重生理瞳孔阻滞力,后房压力升高,周边虹膜向前膨隆或堆积阻塞前房角,导致眼压升高。

(二)临床表现

根据原发性急性闭角型青光眼的临床经过及疾病转归将其分为6期。

1.临床前期　指具有闭角型青光眼眼前段拥挤、房角狭窄等的解剖结构特征,但尚未发生青光眼的患眼。可有两种情况:一种是具有明确的另一眼急性闭角型青光眼发作的病史,而该眼却从未发作过。临床资料表明两眼发作间隔最长者可达数十年。另一类是没有急性闭角型青光眼发作史,但有明确的急性闭角型青光眼的家族史,眼部检查显示具备一定的急性闭角型青光眼的解剖特征,暗室激发实验呈阳性表现,这些眼均被认为处于临床前期,存在着急性发作的潜在危险。

2.先兆期　约1/3的急性闭角型青光眼在急性发作前可出现间歇性的发作,因此也有称之为不典型发作或小发作。患者劳累或较长时间在暗环境中工作或近距离阅读后出现轻到中度眼球胀痛、一过性黑矇,经休息或睡眠后自行缓解。临床特点是症状轻微,仅有轻度眼部酸胀、头痛,视力影响不明显,但有雾视、虹视现象。眼部没有明显的充血,角膜透明度稍减退。在裂隙灯显微镜下才可能看到轻度角膜上皮水肿。瞳孔形态正常,反应略显迟钝,虹膜呈膨隆现象,前房较浅。眼底可见视盘正常,偶可见视网膜中央动脉搏动。每次发作时眼压达中度升高(30~50mmHg)。开始时每次发作间隔时间较长,如数周到数月,以后逐渐转向频繁,最后可导致急性大发作。

3.急性发作期　是急性闭角型青光眼的危重阶段。起病急和明显的眼部体征是其特征。多为一眼,也可双眼同时发作。由于房角突然大部分或全部关闭,眼压急剧上升,患者觉剧烈眼痛及同侧头痛。常合并恶心、呕吐、发热、寒战、便秘、腹泻等症状。常见的眼部症状和体征如下。

(1)视力急骤下降:急性发作期的视力多急剧下降,严重者仅见眼前指数,甚至只留光感。原因一方面是由于角膜水肿,另一方面也是较重要的是由于高眼压引起视神经、视网膜缺血。如果持续高眼压不能缓解,时间不长即可造成失明。如获得及时治疗,眼压迅速下降,视力可以明显提高,有的甚至可以恢复致发作前的视力。个别失明数周的病例,手术降压之后,还可以恢复部分视力。

(2)疼痛:患眼剧烈胀痛伴患侧头痛,疼痛的严重程度因人而异,常合并恶心、呕吐、发热、寒战等症状。疼痛可以放射到前额、耳部、牙齿等处。眼局部充血越明显,疼痛越严重。

(3)眼压:急性发作期眼压升高是突然发生的。一般在5.20kPa(40mmHg)以上,个别严重病例可达13.48kPa(100mmHg)以上。对于这类病例,如不及时治疗,往往于24~48小时内即可造成失明,因此有人称它为暴发性青光眼。大多数患者需全身和局部应用抗青光眼药物眼压才能控制;一些病情较轻的患者,由于高眼压致瞳孔散大,可使瞳孔阻滞部分解除,未经治疗眼压可以恢复至正常或接近正常范围;少数患者虽经积极的药物治疗仍不能降低眼压,需急诊行前房穿刺手术,才能降低眼压。

(4)混合充血:开始眼压升高时,不一定合并眼球表层充血。如果眼压持续升高,并超过眼内静脉压时,即发生静脉充血。开始为轻度的睫状充血,继而出现混合充血。有时可出现轻度结膜水肿,甚至眼睑水肿。虹膜血管也会出现充盈,当出现眼前段充血后,血-房水屏障发生破坏,可出现房水闪辉,使眼部疼痛加剧。

(5)角膜水肿:眼压突然升高引起角膜水肿,表现为角膜雾状混浊、厚度增加、后弹力层皱折,引起患者视力下降和虹视。

（6）前房浅，房角闭塞。

（7）瞳孔散大：由于眼压升高超过动脉灌注压水平时可导致瞳孔括约肌麻痹或部分括约肌萎缩，结果出现瞳孔散大，这是青光眼与虹膜睫状体炎的重要鉴别体征之一。瞳孔中度散大呈垂直椭圆形、常呈固定状态，对光反射消失。一些病情较轻的患者发作时间短，积极降压后瞳孔可恢复正常。一些眼压特别高且合并明显周边虹膜前粘连者，虽经手术或药物治疗使眼压降至正常范围，但终生保持瞳孔散大状态。

（8）虹膜后粘连及周边虹膜前粘连：由于急性发作期瞳孔散大，晶状体前囊同虹膜面接触比较密切，再加上虹膜充血及蛋白渗出，可能会出现轻度虹膜后粘连，但不似虹膜睫状体炎严重。持久的周边虹膜前粘连一般不会在发病后数小时内发生，但也有持不同意见者，认为时间因素不是主要的，其发生主要由于急性高眼压导致严重的充血、明显的纤维性渗出，虹膜水肿及角膜水肿等有助于周边虹膜前粘连的形成。特别是充血越严重，纤维素性渗出越明显，持久性粘连的机会就越大。这一类患者在眼压下降后，房角仍然闭塞不再开放。

（9）晶状体改变：严重的急性闭角型青光眼可以引起晶状体改变，在瞳孔区内的晶状体前囊下可见瓷白色或乳白色混浊斑点，称为青光眼斑。在发病早期可表现为大片状，随着眼压下降，这种片状混浊可以部分出现再透明，结果呈点状、絮状、半环状等。典型的变化是长圆形或点状混浊，位于晶状体纤维末端。它倾向于沿晶状体纤维缝分布，因此常呈放射状。一些病变较轻者，只出现少数散在小点。呈不规则的排列。青光眼斑的发生被认为是高眼压下造成的晶状体营养障碍的结果。随着年龄增加，青光眼斑可被透明皮质推向深层。这些斑点混浊不出现于晶状体后皮质及被虹膜遮盖的晶状体前面。青光眼斑对急性闭角型青光眼的诊断特别是回顾性诊断有一定价值。

（10）眼底：高眼压引起视盘充血、水肿、周围血管出血等。高眼压持续时间过长导致视神经不可逆性损害。

4.缓解期　急性闭角型青光眼经治疗或自然缓解后，眼压可恢复至正常范围。眼部充血，角膜水肿消退，中心视力恢复至发作前水平或略有降低，房角重新开放。部分患者房角可无明显的粘连闭合，部分患者房角可遗留不同程度粘连性关闭，粘连闭合范围一般<1/2圆周。小梁网可有较大量色素，尤其以下方房角处为甚。这时除有少部分患者由于瞳孔括约肌麻痹，或虹膜节段性萎缩穿孔解除瞳孔阻滞之外，大部分患者激发试验仍可诱发眼压升高。急性闭角型青光眼缓解期是暂时的，如在此期及时行周边虹膜切除术，可解除瞳孔阻滞，达到预防再次急性发作的目的。

5.慢性期　患者在急性发作期未得到及时、恰当治疗或由于房角广泛粘连，未能缓解，眼压中度升高，一般为30~50mmHg，角膜基本恢复透明，房角广泛粘连关闭。继续发展可引起眼底、视力和视野的严重损害。

6.绝对期　由于急性发作期治疗延误或其他期未能得到恰当治疗，最终视力丧失，此为绝对期。绝对期临床表现主要是高眼压。眼部检查除可见急性发作后的眼部体征外，尚可合并角膜钙化、虹膜及小梁网纤维血管膜形成及白内障等。

(三)诊断

1. 具有原发性闭角型青光眼的眼部解剖特征。
2. 眼压突然升高,房角关闭。
3. 单眼发病患者,对侧眼具有原发性闭角型青光眼的眼部解剖特征。
4. 眼部检查可见上述各种急性高眼压造成的眼部损害体征。

(四)鉴别诊断

1. 消化内科或神经内科疾病 有剧烈头痛、恶心、呕吐的患者应请眼科医师会诊排除急性闭角型青光眼的可能性,以免延误治疗,造成不可逆性视功能损害。

2. 急性虹膜睫状体炎 本病前房极浅、瞳孔散大、眼压极高;而急性虹膜睫状体炎患者前房不浅、瞳孔缩小、眼压偏低。

3. 急性结膜炎 急性结膜炎一般视力正常,结膜分泌物多,眼压正常,无角膜、房角、瞳孔、虹膜、晶状体及眼底的改变。

(五)治疗

急性闭角型青光眼属眼科急症范围,治疗原则是争分夺秒降低眼压、解除症状及保护视功能。药物迅速降低眼压后应及时选择适当的手术方式,以防疾病复发。

1. 药物治疗 目的是迅速降低眼压。

(1)高渗剂:短期内提高血浆渗透压,使眼组织,特别是玻璃体内的液体进入血液,从而减少眼内容量,降低眼压。①20%甘露醇注射液:每次 250mL,快速静脉滴注,30 分钟内滴完。合并糖尿病者可选用等量异山梨醇;②50%甘油盐水:口服降眼压剂,剂量 1.0~1.5g/kg,一般用量为 100~150mL,口服。服后 2 小时内不饮或少饮水。用药后因颅压降低,部分患者可出现头痛、恶心等症状,宜平卧休息。对年龄较高的患者,应在确保心、肾功能正常的情况下应用。

(2)碳酸酐酶抑制剂:通过抑制房水生成降低眼压。常用乙酰唑胺片,首次口服 500mg,以后每次 250mg,每天 2~3 次。该药可以引起手足、口唇发麻,食欲缺乏,尿路结石,肾绞痛等不良反应,不宜长期服用。为减轻不良反应,可同时口服等量小苏打片(碳酸氢钠)。急性发作缓解后应逐渐减量停药。

(3)β-肾上腺素受体阻滞药:通过抑制房水生成降低眼压。常用 0.25%~0.5%噻吗洛尔滴眼液,每天 2 次。

(4)缩瞳剂:瞳孔缩小可增加虹膜张力,解除周边虹膜对小梁网的堵塞,使房角重新开放。但在高眼压状态下(眼压高于 50mmHg 以上),瞳孔括约肌对药物反应差,频繁滴眼不但达不到治疗目的,反而引起严重不良反应,如胆碱能危象。在应用联合降眼压药物后,眼压降至中等水平后再局部应用缩瞳剂,缩瞳效果较好。常用 1%~2%毛果芸香碱滴眼液,开始剂量为每半小时 1 次,应用 3~4 次后改为每天 4 次。

全身情况严重,可给予镇痛、镇静等药物辅助治疗。疼痛剧烈者,可注射 0.5mL 吗啡,既可镇痛又可缩瞳;烦躁不安者给予苯巴比妥或氯丙嗪;便秘者给予硫酸镁 30g 溶于 60mL 水中口服,起通便和降压的作用。

2.激光治疗 近几年激光技术的发展为原发性闭角型青光眼的治疗提供了新的选择。凡是具有行周边虹膜切除术指征的急性闭角型青光眼均可选择激光周边虹膜切除术。常用的激光为 Nd-YAG 激光,但中国人虹膜色泽深、组织结构不同于欧美人,行激光虹膜切除术时最好采用氩激光联合 Nd-YAG 激光。另外,当周边前房极浅,不易行激光周边虹膜切除术,先采用氩激光行虹膜成形术加深周边前房,再行激光周边虹膜切除术;当行激光周边虹膜切除术后发现周边前房无加深,房角无增宽,可再施激光虹膜成形术,加深周边前房。

对于急性闭角型青光眼发作眼的对侧眼,通常都要进行激光虹膜切开术,以预防其发作。

3.手术治疗 发病不同时期选用的手术方式不同。

(1)周边虹膜切除术:适用于急性闭角型青光眼的临床前期、先兆期和缓解期。采用氩激光、Nd-YAG 激光或手术行周边虹膜切除术,从而保持前后房畅通,解除瞳孔阻滞所致的房角关闭,防止周边部虹膜再与小梁网接触。目前,激光周边虹膜切除有取代手术周边虹膜切除的趋势。

(2)滤过性手术:房角粘连关闭超过 1/2 以上或处于慢性期的患者,可采用小梁切除术。为避免滤过性手术后可能发生的浅前房、滤过泡纤维化等并发症,目前常采用复合式小梁切除术,即术中巩膜瓣密闭缝合,巩膜可拆除缝线技术,并联合应用抗纤维抑制剂。对于急性闭角型青光眼合并白内障的患者,可考虑手术摘除白内障,植入人工晶体,是目前治疗闭角型青光眼的一种新方法,术后前房加深、房角开放、眼压下降,是治疗闭角型青光眼的一种新方法。

(3)白内障超声乳化人工晶状体植入术:原则上所有急性闭角青光眼发作后房角关闭≤1/2,有晶状体混浊,视力<0.5 者均可行白内障超声乳化人工晶状体植入术,术后可有效控制眼压,提高视力;如果房角关闭达 3/4 者则术中可在行白内障超声乳化人工晶状体植入术,同时行房角粘连分离术,但术后要长期追踪,眼压升高者加用局部降眼压药物。当药物不能控制眼压时及时行滤过手术。

在急性闭角型青光眼急性发作期后早期,前房炎症反应明显,不宜过早施行白内障超声乳化人工晶状体植入术,应在前房炎症减轻或消退后才手术。如果在炎症期施行手术,手术会加重前房炎症反应,如炎症控制不佳可在人工晶状体前形成渗出膜,从而影响视功能。

(4)小梁切除联合白内障超声乳化人工晶状体植入术:急性闭角型青光眼急性发作期眼压下降后房角关闭>1/2 或慢性期者,晶状体明显混浊,视力<0.5 者可考虑选择小梁切除联合白内障超声乳化人工晶状体植入术,可以同时解除青光眼和白内障。但联合手术的手术滤过量会比单纯小梁切除术小,术中应设计好滤过量;术后炎症反应也比单纯小梁切除术重,因此术后应加强全身和局部抗炎药。

二、原发性慢性闭角型青光眼

原发性慢性闭角型青光眼是我国最常见的不可逆性致盲眼病,占原发性闭角型青光眼总数的一半以上,发病年龄早,男女比例1:1,双眼发病者占85.2%。

(一)病因与发病机制

原发性慢性闭角型青光眼的发病机制复杂,目前尚未完全明了。目前研究认为,原发性慢性闭角型青光眼与原发性急性闭角型青光眼存在共同的眼解剖特征,但房角关闭的机制不同,除瞳孔阻滞外,尚存在其他非瞳孔阻滞因素,如周边虹膜堆积、睫状体前移、晶状体阻滞等。所以,原发性慢性闭角型青光眼是由临床经过相同而发病机制不同的一些亚型组成。

(二)临床表现

1.病史 约2/3以上的原发性慢性闭角型青光眼者有反复小发作的病史。发作时表现为或多或少的眼部酸胀感、发作性黑矇及虹视,部分患者可有头昏或头痛。这种发作冬季比夏季要多见一些。情绪紧张、过度疲劳、长时间阅读或近距离工作、看电影、失眠及下象棋等因素可影响发作。有些妇女在月经期前后或月经期显示有规律性的发病。初期大部分患者经过睡眠和充分休息可以使眼压恢复正常,自觉症状消失,但也有极少数患者主诉早晨出现症状。至原发性慢性闭角青光眼的晚期,症状不能完全缓解,病程越长,睡眠对治疗的作用越小。在病程的早期,发作性眼压升高及其伴随症状,间隔数月才发作一次。到疾病进展期,间隔时间越来越短,发作时间越来越长;有些患者直至几乎每晚发作才到医院就诊。

另外不到1/3的原发性慢性闭角型青光眼患者却无任何自觉症状,与原发性开角型青光眼相似,偶尔遮盖健眼时才发现患眼已失明或视力有严重障碍。对于这类患者若不详细检查前房角,往往误诊为原发性开角型青光眼。

2.眼前段改变 与急性闭角型青光眼不同,慢性闭角型青光眼由于房角缓慢关闭,眼压逐渐升高,所以眼前段改变不甚明显,即使在高眼压状态下也很少出现结膜充血、角膜雾状水肿。一般角膜是透明的,少数表现为或多或少的上皮性水肿,这种情况取决于眼压的高低。如果为虹膜膨隆型者中央和周边前房变浅;如果是高褶虹膜型者则中央前房可以正常,但周边前房仍然是变浅的。高眼压状态通常瞳孔轻度散大,瞳孔对光反射大部分正常,少数病例迟钝。

3.眼底改变 早期病例视盘可以是正常的,当病程进展时,则表现为不同程度的视盘凹陷及视神经萎缩,视网膜神经纤维层变薄。视盘与视网膜神经纤维层的变化取决于疾病发展的不同阶段,其改变与原发性开角型青光眼相似。

4.眼压变化 慢性闭角型青光眼的眼压升高是发作性的。开始的发作具有明显的间隔时间,一般在晚上发作,仅持续数小时,在睡前达到最高峰,充分睡眠和休息后即可自然缓解。随着疾病的发展,高眼压持续时间要长一些,几天才可以缓解,或不用药不能缓解。早期的慢性闭角型青光眼患者,在两次发作之间,测量眼压是正常的,24小时眼压差也在正常范围内,但是发展期病例由于反复发作,虹膜根部同小梁面接触造成小梁组织损害;另一方面,前房角的持续闭塞,发作时间长了往往引起不同程度的周边虹膜前粘连,因而它的基压渐渐升高,在间歇期也不能恢复至正常眼压水平。

5.前房角变化　慢性闭角型青光眼房角形态不是千篇一律的。瞳孔阻滞型慢性闭角型青光眼房角形态和急性闭角型青光眼类似,虹膜根部附着点靠后,房角隐窝深,周边虹膜中度到高度膨隆,房角狭窄,但房角在各象限宽度有明显差异,一般上方象限房角最窄,依次为下方、鼻侧、颞侧。这类房角发生关闭总是先发生于上方房角,由上向下进行,颞侧象限房角最后受累,房角关闭区和开放区分界清楚,粘连关闭,可超过功能小梁网甚至达到 Schwalbe 线。这类青光眼的房角也可表现为反复发作性功能关闭,功能关闭时由于周边虹膜和小梁网反复接触而造成小梁网功能损害,房水流畅系数下降,造成眼压升高,甚至出现视神经及视野损害,但不发生房角粘连性关闭。另外,有些患者房角表现为多个象限内不同程度的房角关闭,关闭区和开放区分界清楚。少部分患者粘连关闭区相对应的周边虹膜不同程度局限性膨隆,房角镜检查加压后,膨隆区很少减轻,如果行超声生物镜检查多可发现该区域虹膜及睫状体有多发性囊肿存在,房角关闭和这些囊肿有关。

另外,有相当部分慢性闭角型青光眼,房角形态不同上述,虹膜根部附着点靠前,房角隐窝较浅,周边虹膜轻度或中度膨隆,周边虹膜厚并向房角处堆积,房角关闭表现为爬行性粘连,即开始粘连发生于房角最深处,以后逐渐向上达巩膜嵴、小梁网,甚至 Schwalbe 线,所以房角开放区和关闭区之间呈逐渐过渡性分界。这种房角形态的慢性闭角型青光眼多表现为无任何症状,房角关闭的机制除瞳孔阻滞外可能尚有非瞳孔阻滞因素的参与。

6.视野改变　慢性闭角型青光眼早期视野表现为正常,如果未能得到及时有效的治疗,房角关闭进行性增加,眼压持续性增高,则可造成类似原发性开角型青光眼视神经损害,出现视杯扩大、加深,盘沿变窄,视网膜神经纤维层缺损,并出现相应的视野损害。其视野损害的程度和眼压升高发作的次数及高眼压持续时间有关,视野损害形式与原发性开角型青光眼相似。

(三)诊断

1.具有闭角型青光眼的眼部解剖特征。

2.有反复轻、中度眼压升高的症状或无症状。

3.眼前段无急性高眼压引起的各种体征。

4.房角狭窄,高眼压下房角关闭。

5.进展期或晚期可见类似原发性开角型青光眼视盘特点及视野损害。

(四)鉴别诊断

1.急性闭角型青光眼慢性期　慢性闭角型青光眼发病机制多为瞳孔阻滞和虹膜根部肥厚及睫状体位置异常等混合因素,房角关闭为逐渐发展,随之出现眼压逐渐升高,眼底出现原发性开角型青光眼样视神经损害。通常不会出现青光眼急性发作三联征表现。

2.继发性闭角型青光眼　对年轻的闭角型青光眼患者,特别要注意是否有眼部其他疾病继发青光眼,如周边部葡萄膜炎、脉络膜病变、黄斑部病变等,必要时行眼底荧光素血管造影或小瞳下 OCT 检查,明确病因后再选择治疗方法。如果病因不明,行滤过手术术后浅前房等并发症发生率可能会较高。

(五)治疗

随着对慢性闭角型青光眼发病机制认识的加深,对慢性闭角型青光眼的处理也发生了相应的变化,可根据不同的亚型、病变过程、对视力的要求等采取针对性的处理。

1.药物治疗　对慢性闭角型青光眼而言,激光或手术治疗是首选,但术前应尽量降低眼压在正常范围,因此也需要药物治疗。所选择的药物与急性闭角型青光眼相似。

2.周边虹膜切除或激光虹膜切开　近几年,超声生物显微镜技术的应用为慢性闭角型青光眼根据发病机制分类提供了手段,可对不同亚型做出分型诊断。在无超声生物显微镜的医院也可根据前房深度、房角镜检查对慢性闭角型青光眼进行分型,如果治疗前不能进行确切的分型,可根据患者对治疗前后的反应,以及治疗前后的前房形态、房角变化做出分型诊断。

早期瞳孔阻滞性慢性闭角型青光眼可施行周边虹膜切除术或激光虹膜切开术,术后周边前房加深、房角增宽,散瞳条件下无虹膜向房角方向堆积,对周边虹膜切除治疗反应良好,不需做进一步处理。

3.激光虹膜成形术　如术前已诊断为非瞳孔阻滞性或混合机制性所致慢性闭角型青光眼,可同时施行激光虹膜切开联合虹膜成形术;如已施行周边虹膜切除或激光虹膜切开术,术后周边前房变化不明显,甚至无变化,房角仍狭窄,散瞳条件下周边虹膜向房角方向堆积,阻塞房角,对这类病例,应再做氩激光周边虹膜成形术,使周边虹膜离开房角,增加房角宽度,避免房角进行性的关闭,并需长期定期随访及房角检查。如果无设备行激光虹膜成形术,而对缩瞳剂治疗反应良好,可加用缩瞳剂(低浓度毛果芸香碱)使房角增宽,以预防房角进行性关闭。对于这类用缩瞳剂预防房角进行性关闭的患者的追踪随访更为重要,毛果芸香碱可增加眼前段充血,长期使用本身有导致房角进行性关闭或损害的可能,如果一旦出现这些体征应停用上述治疗,选择氩激光虹膜成形术。

另外,有一部分早期病例在行周边虹膜切除术后周边虹膜仍膨隆,并表现和晶状体前表面一致性膨隆,则应考虑有晶状体阻滞的参与,这类患者使用缩瞳剂后有诱发恶性青光眼的可能,应禁用缩瞳剂。对于随访条件差的患者,一般更不主张长期使用缩瞳剂预防房角进行性关闭。

4.小梁切除术　对于进展期病例的处理可分两种情况选择不同的治疗方法。

(1)房角关闭在1/2~3/4者:眼压在2.67~4.03kPa(20~30mmHg),眼局部加用抗青光眼药物后,眼压可控制在正常范围,视野损害呈早期可选择:①周边虹膜切除术,可根据前述原则联合或不联合虹膜成形,阻止房角进行性关闭,但可能遗留一定的永久性眼压水平偏高的残余青光眼。对于残余性青光眼可长期眼局部使用β-肾上腺素受体阻滞剂或碳酸酐酶抑制剂等降眼压药物控制眼压,并作长期随访,如果用药后眼压仍不能完全控制,视功能进行性损害,可考虑施行滤过性手术;②晶状体摘除联合人工晶状体植入术,对于患者视力≤0.5的非独眼患者可进行超声乳化白内障吸出联合人工晶状体植入术,术后应定期测量眼压和视野、检查房角,如眼压高于正常可先用局部降眼压药控制眼压,若用药眼压不能控制或房角粘连范围扩大、视野进一步损害,可行小梁切除术。

(2)房角关闭 1/2 以上,眼压在 30mmHg 以上,眼局部加用各类抗青光眼药物后眼压不能控制在正常范围,视野损害呈进展期者可选择小梁切除术治疗。对于视神经明显损害,C/D≥0.9,视野呈晚期改变的晚期慢性闭角型青光眼患者,一般选择小梁切除术。如患者晶状体混浊,视力较低,可行小梁切除联合超声乳化白内障吸出人工晶状体植入术。

第二节 原发性开角型青光眼

原发性开角型青光眼(primary open-angle glaucoma,POAG)指由于病理性高眼压引起视盘损害和视野缺损,而眼压升高时房角保持开放状态的一种青光眼。原发性开角型青光眼居欧美国家青光眼首位,而在我国其患病率仅为 0.11%。

一、病因与发病机制

本病确切病因尚不完全明了,目前倾向于小梁细胞的形态和功能异常导致房水流出受阻,眼压升高。研究发现年龄是患病的危险因素,40 岁以上人群患病率明显增加;此外,原发性开角型青光眼具有遗传倾向,13%~47%患者有阳性家族史,患者亲属的发病率高于正常人群;而近视尤其是高度近视及心血管系统异常患者的发病率也高于正常人群。

二、临床表现

多数患者无自觉症状,晚期视功能遭受严重损害时才发觉;部分患者有轻度眼胀、头痛、视物不清、虹视等症状出现。

1.视力 中心视力多不受损,甚至仅存管状视野的患者仍可保持正常的中心视力;而合并近视的患者却表现为近视度数逐渐加深。

2.视野 视野缺损是其最主要、早期最易发现的客观体征。典型的视野缺损是以旁中心暗点开始,逐渐发展为鼻侧阶梯、弓形暗点和环形暗点,损害继续向周边扩展,晚期视野大部分丧失,仅留下 5°~10°。中心管状视野和颞侧视岛,最终视力完全丧失。

3.眼压 早期眼压改变不稳定,多在昼夜某一时刻眼压升高,24 小时眼压波动 ≥8mmHg。因此,必须进行 24 小时眼压测定。此外,为排除巩膜硬度对眼压的影响,应提倡进行压平式眼压计测量。随着病情进展而逐渐发展为持续性高眼压。

4.眼前节 前房深度正常,高眼压下前房角开放。眼前节多无明显异常。

5.眼底 视盘盘沿面积减少,视盘陷凹扩大,即杯盘比扩大。正常人杯盘比多在 0.3 以下,若比值大于 0.6 或双眼杯盘比的差值大于 0.2,则要高度怀疑青光眼。视盘盘沿面积减少多发生在上、下极,尤其以颞下极最为常见,且盘沿多有切迹出现。视网膜血管向鼻侧移位,屈曲爬行出视盘。在视盘发生改变之前,视网膜神经纤维层已经出现局限性或弥漫性萎缩缺损,萎缩首先发生在颞上、下方弓形纤维,其中颞下方弓形纤维受损最为常见。

6.其他视功能损害 色觉、对比敏感度、运动感觉、图像视觉诱发电位(PVEP)、图像视网膜电图(P-ERG)等指标异常。

三、诊断

1.眼压升高。

2.具有青光眼视盘改变和视网膜神经纤维层缺损　杯盘比>0.6或双眼杯盘比差值>0.2,定期随访,杯盘比进行性扩大者,应视作重要的诊断依据之一。盘沿宽窄不一,尤其是颞侧上、下方盘沿变窄或视网膜神经纤维层局限性缺损。

3.具有青光眼视野缺损　可重复性旁中心暗点或鼻侧阶梯暗点等征象。

4.前房角开放　近年来,在原发性开角型青光眼的早期诊断上进展迅速,高眼压已不再是原发性开角型青光眼的必需条件,如何尽早发现青光眼造成的视神经结构和视功能损害才是早期诊断的重点。计算机图像分析技术和激光断层扫描术的发展和应用为视网膜神经纤维层检查提供了新的手段,计算机自动视野检查技术、视觉电生理和其他心理物理检查手段的应用也为青光眼视功能损害机制研究和损害表现的评价提供了灵敏度更高的手段。

四、治疗

原发性开角型青光眼主要的治疗方法包括药物治疗、激光治疗和手术治疗,其中药物治疗为首选。一般先局部用药控制眼压,如药物无法控制,再考虑使用激光或手术来控制眼压。最佳的治疗方案是根据患者的眼压和视功能损害,衡量治疗的风险与收益后,制订个体化的治疗方案。

1.药物治疗　用药原则是先用低浓度滴眼液,眼压控制不理想时,再增加药物浓度或联合用药。

(1)缩瞳剂:常用的药物为毛果芸香碱,其他缩瞳药如依可碘酯(碘依可酯)由于不良反应较大,临床上已很少使用。毛果芸香碱的常用药物浓度为0.5%~2%,药物降低眼压的有效维持时间为4~6小时,用药次数为每天4~6次。毛果芸香碱降低眼压的机制主要是通过直接兴奋睫状肌的纵行肌,牵拉巩膜嵴,开大小梁网间隙,增加房水外流;直接兴奋虹膜括约肌,引起缩瞳,减少虹膜在前房角的堆积,开放前房角,恢复房水的正常循环。不良反应最常见的为睫状肌调节痉挛,表现为暂时性近视、头痛和眼眶痛。

(2)β-肾上腺素受体阻滞剂:减少房水生成。常用药物有0.25%~0.5%噻吗洛尔、0.25%~0.5%盐酸左旋布诺洛尔、0.25%~0.5%倍他洛尔等滴眼液,每天1~2次。噻吗洛尔和盐酸左旋布诺洛尔是非选择性β-肾上腺素受体阻滞剂,对支气管哮喘、窦房结病变和房室传导阻滞者禁用。倍他洛尔是选择性β_1-肾上腺素受体阻滞剂,对呼吸道的影响较小。

(3)前列腺素衍生物:通过增加房水经葡萄膜巩膜外流通道排出。每晚1次,可降低眼压20%~40%。对心肺功能无影响,长期应用可导致虹膜色素增加、睫毛增长和眼周皮肤色素沉着。常用的有0.005%拉坦前列素和0.004%曲伏前列素。

(4)α_2-肾上腺素受体激动剂:药物有阿可乐定和0.2%酒石酸溴莫尼定滴眼液,前者由于不良反应较大,临床上已较少用。除了直接抑制房水生成外,还可能与增强了葡萄膜巩膜途径房水外流、作用于球结膜和表层巩膜血流、静脉压有关。主要不良反应有疲倦乏力、口干、眼部不适感等。

(5)碳酸酐酶抑制剂:减少房水生成。常用药物有口服乙酰唑胺片,每次 0.125g,每天 2 次。久服可引起口唇面部及指(趾)端麻木、血尿及肾绞痛等。局部用药 1%布林佐胺滴眼液,全身不良反应很少见。

2.激光治疗　氩激光小梁成形术通过激光的热凝固作用使激光治疗区小梁网收缩,进而增大小梁网内在空隙,从而提高房水外流,降低眼压。氩激光对小梁网组织存在热损伤,瘢痕化,中远期降压效果较差,目前临床上已经较为少用。选择性激光小梁成形术应用倍频 Q 开关 Nd-YAG 激光选择性地作用于含色素的小梁网细胞,通过光化学反应作用改变小梁细胞功能,小梁网收缩,增大小梁细胞间隙,同时提高了小梁网细胞外基质金属蛋白酶的活力,促进了细胞外基质的转化,降低房水流出阻力和促进房水外流,降低眼压。

3.手术治疗　对于药物无法控制的原发性开角型青光眼,可采用滤过性手术治疗,小梁切除术是最常用的术式。近年来,应用非穿透性小梁切除术治疗原发性开角型青光眼,其术后并发症较少,但远期疗效有待观察。

第三节　继发性青光眼

继发性青光眼是由其他眼病所引起的,占全部青光眼的 20%~40%,多为单眼。由于原发眼病的不同,临床表现也各异。应针对原发病进行治疗,同时用药物控制眼压,必要时进行手术治疗。

一、继发于角膜病

角膜溃疡或角膜炎有时并发急性虹膜睫状体炎而继发青光眼。角膜粘连性白斑、虹膜周边前粘连及瞳孔后粘连等都能影响房水的排出而引起继发性青光眼。

二、继发于虹膜睫状体炎

1.急性虹膜睫状体炎(见葡萄膜病)。

2.虹膜异色性睫状体炎　青光眼常在色素少的眼发生,有并发白内障时更易发生。其病理改变为小梁硬化及小梁间隙阻塞。临床过程则与单纯性青光眼相似。皮质激素治疗本病无效,可用药物控制眼压,必要时作滤过手术。并发白内障时,摘除晶状体可能控制眼压。

3.青光眼睫状体炎综合征　又名 Posner-Schlossmann 综合征,为常见的继发性青光眼。

(一)临床表现

本病多发生于青壮年,常为单眼反复发作,偶有双眼者。发病急,多有闭角型青光眼症状,但前房不浅,房角开放,结膜有轻微睫状充血,角膜上皮水肿,有少量大小不等的灰白色沉着物,大的常呈油脂状,房水中偶见浮游物,闪光弱阳性,瞳孔轻度开大、对光反射仍存在,眼压中度升高。每次发作一般持续 3~5 天,偶有延续数月者。常可自行缓解。由于每次发作持续时间不长,对视功能影响不大,视盘及视野一般不受侵犯。但有些病例长期反复发作后,也会产生视盘和视野损害。

(二)病因

目前尚不十分明了。近年来实验研究证明本病是由于房水生成增多和房水流畅系数下降所致。发作时房水中前列腺素的含量显著增加,使葡萄膜血管扩张,血-房水屏障的通透性增加,导致房水生成增加;同时由于前列腺素增加还可抑制交感神经末梢释放去甲肾上腺素或直接拮抗去甲肾上腺素的生物效应,而去甲肾上腺素是调节房水排出的重要介质,小梁失去正常的调节而导致房水流畅系数下降和眼压升高。

本病可同时合并双侧单纯性青光眼。在急性发作后,高眼压持续时间较长,药物治疗不易缓解。对于反复发作者,应于发作间歇期作排除原发性青光眼的检查,以免延误治疗。

(三)治疗

局部滴用或结膜下注射地塞米松或泼尼松龙,可抑制前列腺素的释放,降低血-房水屏障的通透性。滴 1%肾上腺素液、0.25~0.5%噻吗洛尔、0.5%贝他根、0.25%倍他舒或1%普萘洛尔液可降低眼压。因缩瞳剂可使血管扩张,增加血-房水屏障的通透性,应尽量少用或不用。

口服吲哚美辛(25~50mg,每天 3 次),或氟芬那酸(200~400mg,每天 3 次),可以抑制前列腺素的生物合成,后者能直接拮抗前列腺素的生物效应。还可服用碳酸酐酶抑制剂降低眼压。

如合并原发性开角型青光眼,在急性发作时可集中使用皮质激素或非甾体抗炎药氟比洛芬钠以控制炎症,但用药时间不宜过长,前者可能引起眼压升高;病情缓解后,可用降压药物控制原发性青光眼。此病不宜手术,因术后仍有复发;但在药物不能控制并存的单纯性青光眼时,于发作缓解期行抗青光眼手术则可控制原发性青光眼。

三、继发于晶状体改变

1.晶状体脱位 晶状体半脱位压迫房角或刺激睫状体而使眼压升高。本病常伴有房角后退,眼压升高可能与此有关。一般可用药物治疗,必要时可摘出晶状体。晶状体完全脱入前房可使眼压骤升,应立即将其摘出。晶状体脱入玻璃状体很少引起青光眼,可暂不处理,但有可能引起晶状体溶解或过敏性葡萄膜炎。

2.晶状体肿胀 白内障的肿胀期,晶状体肿胀、变厚可引起瞳孔阻滞而继发青光眼,尤其是易发生于小眼球浅前房的患者。摘除晶状体可解除瞳孔阻滞治愈青光眼。如果已有周边前粘连,则应做白内障和抗青光眼联合手术。

3.晶状体溶解性青光眼 发生于过熟期白内障,由于晶状体囊皮变薄或自发破裂,液化的晶状体皮质漏到前房,被噬细胞吞噬,这些细胞和晶状体皮质堵塞小梁间隙而引起急性或亚急性青光眼。其特征为前房深,房角开敞,在角膜后壁、房水、房角、虹膜及晶状体表面有多量灰白色具有彩色反光的碎片,是含有蛋白颗粒的肿胀的噬细胞及晶状体皮质。最有效的疗法是用药物控制眼压后立即做晶状体摘除术。术后眼压一般可恢复正常,甚至术前光功能不确者,术后也可获得较好视力。

4.晶状体颗粒性青光眼 又称晶状体皮质残留性青光眼 见于白内障囊外摘出或偶尔见于白内障肿胀期囊膜自发破裂后。前房内有松软或颗粒样晶状体皮质。常伴有不同程度虹膜炎症,故常有相应的虹膜后粘连或前粘连,房角开放有较多晶状体皮质或有周边前粘连。可用皮质激素和抗青光眼药物,不用缩瞳剂;如眼压不能控制,可做手术冲吸前房内晶状体皮质。

5.晶状体过敏性眼内膜炎继发青光眼 这是由于对晶状体物质过敏而引起的眼内膜炎,可发生于晶状体囊皮完整或自发破裂,以及囊外摘出后有晶状体皮质残留者。前房炎性反应明显,有多量白细胞渗出,角膜后壁有成团的沉着物。在急性反应时眼压多偏低,当小梁和房角发生损害后则产生青光眼。其治疗措施是摘除晶状体或取出残留皮质。

四、外伤性青光眼

1.钝挫伤 引起前房积血或房角后退时可导致继发性青光眼。前房少量积血,一般在数天内即可吸收;当出血量多,尤其是反复继发出血时,常引起继发性青光眼,可并发角膜血染。房角后退继发青光眼早期发生者多在伤后数周内发病,由于小梁受损伤,使房水流出受阻,但伤后同时伴有房水分泌减少,所以眼压可不升高。当房水分泌正常后眼压即升高,常可持续数月至数年,但多在1年内外流管道修复,眼压也恢复正常。晚期发生者可发生在伤后10年或更晚,是由于外伤后角膜内皮细胞形成玻璃样膜覆盖了房角,或继发了虹膜周边前粘连。这种晚期青光眼是顽固的。

房角后退或称前房角劈裂是睫状体表面的外伤性撕裂,为睫状体的环行肌和纵行肌之间发生撕裂和分离,因环行肌与虹膜相连,环行肌挛缩将引起虹膜根部后移,而纵行肌仍附着在原位的巩膜突,因而房角变深。Howard将房角后退分为浅、中、深三度:①浅层撕裂:为葡萄膜网部的破裂,睫状体带及巩膜突暴露,睫状体带较健眼明显加宽,巩膜突色较白,有时可有色素沉着。睫状体表面没有真正的外伤裂隙;②中层撕裂:睫状肌纤维间出现裂隙,虹膜根部与睫状体前面后移,较健眼房角加宽而深,睫状体带的宽度可为正常眼的数倍,后退的范围常超过180°;③深层撕裂:睫状体有深层裂隙,而裂隙的尖端前房角镜检查看不见,有时可有广泛的睫状体解离(睫状体解离是睫状体与巩膜突分离,使前房与睫状体上腔相通,眼压为降低)。

房角后退的患者于局部激素试验多表现高度反应,说明具有青光眼遗传基因的人,在外伤后更容易发生继发性青光眼。治疗与开角型青光眼相同。

2.穿通伤后由于眼内组织嵌入伤口,或由于晶状体囊膜破裂,皮质肿胀而引起。如眼内有异物存留,可由于炎症、铁锈或铜锈沉着使小梁发生改变而致眼压升高。

对眼球穿通伤,应妥善做好初步处理,使伤口内不嵌顿眼内组织。白内障所致的青光眼应摘出晶状体。总之应根据引起青光眼的病因酌情处理。

五、继发于血液异常、眼内出血和血管疾患

1.血液异常继发性青光眼　巨球蛋白血症、高蛋白血症和红细胞增多症等由于血清中有大分子量的球蛋白或增多的红细胞而使血液黏稠度增加、血流缓慢，容易形成血栓。视网膜中央静脉血栓形成患者中，有 10%~20%可发生继发性青光眼。有时 Schlemm 管内也可有血栓形成而引起急性青光眼。房角是开放的，可用药物治疗，但效果差。

患急性白血病时，葡萄膜有白细胞浸润，常并发眼压升高。虹膜明显充血，纹理消失，表面有新生血管，常伴有前房积脓或积血。眼局部对放射治疗敏感。

2.前房积血　眼压升高与出血量有关，出血超过前房 1/2 者易引起继发性青光眼。并发症为角膜血染和视神经损害，其发生与眼压升高有关，角膜血染是在前房积血持续时间较长，前房积血量大，眼压升高及直接附着在角膜内皮上的血液毒素，使角膜内皮功能失代偿，角膜内皮的渗透性发生改变，红细胞渗入角膜实质，引起角膜血染。早期血染在后部角膜基质中，表现为黄色颗粒状改变，或呈半透明红色，角膜透明度下降，此过程可迅速发展，有时在 24 小时内整个角膜被血细胞浸润，随着血小板的降解作用，角膜逐渐显得发亮，呈不透明的绿色，可持续数年。角膜血染的消退过程是从角膜周边部开始逐渐向中央部变透明。在角膜内皮有损害时，眼压正常情况下也可致角膜血染。

无并发症的前房积血可采用非手术治疗，一般所有减少再出血或促进血液吸收的药物治疗效果不肯定。减少房水生成药物和高渗剂可预防角膜血染和视神经损害。如药物治疗不能控制眼压，可手术冲洗前房积血或取出血块。

3.溶血性青光眼　眼内出血，尤其是玻璃体积血后，红细胞的破坏产物和含有血红蛋白的巨噬细胞，有时可阻塞小梁引起急性眼压升高。其治疗与单纯性青光眼相同，但也可将红细胞碎屑冲出，使眼压下降。

4.血影细胞性青光眼　各种原因所致玻璃体积血，红细胞发生变性，从红色、双凹、柔韧的细胞变为土黄色、圆形不柔韧的血影细胞，通过破损的玻璃体前界膜进入前房，进入前房的血影细胞可机械性阻塞小梁网，可引起急性眼压升高的开角型青光眼。患者症状取决于眼压的高度。角膜后壁可有土黄色细胞沉着，房水中有棕黄色细胞浮游，可有假性前房积脓，如有新鲜红细胞则位于土黄色血影细胞下方。前房角为开角，覆以薄层土黄色细胞，使小梁网呈棕黄色或完全遮盖房角结构，下方尤为明显。玻璃体呈典型土黄色，在前玻璃体中可见多数细小黄褐色颗粒。抽取房水或玻璃体用相差显微镜可直接查到血影细胞，或染色后用普通显微镜检查。

李志辉等认为用普通光学显微镜，能清晰准确地识别血影细胞。当血红蛋白发生不可逆性变性，形成变性株蛋白小体而沉淀时，可用结晶紫将其细胞染色后进行观察。钟国庆报道用 1%甲紫染色，在光学显微镜下检查血影细胞的胞膜呈紫红色斑点状，而正常红细胞不被甲紫染色。因甲紫是一种碱性染料，沉积在血影细胞膜上的变性株蛋白为酸性物质，故能使血影细胞着色。检查时如轻击载玻片，可见染色的不能变形的血影细胞在悬浮的标本内漂动。

血影细胞性青光眼为一过性；可持续数月，未有报告引起小梁永久性损害者。开始

用抗青光眼药物治疗;如不能控制眼压则彻底冲洗前房,必要时可重复做,很少需做玻璃体切除。

5.血铁质沉着性青光眼　为一种慢性继发性开角型青光眼,多有长期反复眼内出血史。小梁内皮细胞吞噬溶解变性的血红蛋白,血红蛋白的铁离子氧化成氧化铁,它与组织蛋白或含疏基类蛋白质结合成铁蛋白质化合物沉着于角膜、视网膜、小梁网等眼内组织,可使小梁变性、硬化和间隙闭塞而致眼压升高。可根据出血病史、眼组织的铁锈样沉着物、小梁网呈棕红色、房水中查不出血影细胞等做出诊断。治疗用抗青光眼药物控制眼压。

6.新生血管性青光眼　是指虹膜和小梁表面有新生的纤维血管膜,使虹膜与小梁和角膜后壁粘连所造成的青光眼。虹膜上的新生血管形成典型的虹膜新生血管丛或称虹膜红变,使虹膜组织模糊不清,呈暗红色,瞳孔开大,对光反射消失,由于血管膜收缩而使瞳孔缘色素上皮外翻。因虹膜新生血管丛容易破裂,反复发生前房积血,故又名出血性青光眼。本病极顽固,患者异常疼痛,常导致失明。

虹膜新生血管丛易发生于一些引起视网膜缺氧的疾病,如视网膜中央静脉阻塞、糖尿病性视网膜病变、视网膜中央动脉阻塞、恶性黑色素瘤和视网膜脱离等,尤以前两种病比较多见。由糖尿病引起者常发生于有增生性视网膜病变及反复出血者。由于视网膜缺氧而产生血管形成因子,引起虹膜表面和小梁网的纤维血管膜增生。初期它们覆盖开敞的房角,后期纤维血管膜收缩形成房角周边前粘连,均可导致顽固的眼压升高。其临床过程可分为二期。

(1)青光眼前期:瞳孔缘周围虹膜有毛细血管丛扩张和细小新生血管,逐渐向虹膜根部进展。前房角正常或有少量新生血管。此期眼压正常。

(2)开角型青光眼期:虹膜新生血管融合,前房有炎症反应。房角开放但有多量新生血管,眼压突然升高。

(3)闭角型青光眼期:纤维血管膜收缩,虹膜变平,瞳孔开大,瞳孔缘色素层外翻,虹膜与晶状体间距离加大,房角广泛周边前粘连或完全关闭。眼压升高。

完全性视网膜中央静脉阻塞在发病后3个月内约有20%发生继发性青光眼,而单纯性青光眼又常容易发生视网膜中央静脉阻塞。这两种疾病常相继发生的机制目前尚不清楚。

视网膜中央动脉阻塞后发生继发性青光眼者仅占1%,眼压升高大多发生在动脉阻塞后5~9周,较静脉阻塞继发青光眼所间隔的时间要短得多。

对本病的治疗,分泌抑制剂或手术治疗效果均不满意。用缩瞳剂可使充血及疼痛加重。局部应用皮质激素和阿托品能缓解症状,但不能降低眼压。由于视网膜血管病变及继发性青光眼而已失明者,为解除痛苦可摘除眼球。如尚残存有用视力,可做引流阀置入术,效果较其他引流手术好,术前应降低眼压,术中穿刺前房时动作要慢,以尽可能减少前房积血。也可试行小梁切除术。强化的冷凝治疗可使虹膜血管暂时消退。

近年来应用全视网膜激光凝固治疗新生血管性青光眼取得了一定的疗效。全视网膜光凝可使视网膜萎缩,使其不至于缺氧,消除了产生血管新生的因素,并可使虹膜和房角的新生血管萎缩。此疗法适用于早期病例,在房角被纤维血管膜封闭以前,可使房角的血管消退,并能使部分粘连拉开。如同时加用药物,眼压可能被控制。

青光眼前期做全视网膜光凝是预防虹膜红变和新生血管性青光眼最有效的治疗方法。视网膜中央静脉阻塞,在虹膜红变前期,即视网膜有广泛毛细血管非灌注区或虹膜有异常血管荧光渗漏,也适于做预防性全视网膜光凝。屈光间质混浊时可做全视网膜冷凝或房角新生血管直接光凝。所有新生血管性青光眼病例,除做降眼压手术外,均应做全视网膜光凝或冷凝术,以解除其产生视网膜或虹膜新生血管的病因,可根据具体情况,选择在降眼压手术之前或手术后做。

7.上巩膜静脉压升高引起的继发性青光眼　上腔静脉阻塞、纵隔肿物、颈动脉-海绵窦瘘、球后占位性病变和内分泌性眼球突出等可使上巩膜静脉压升高,房水排出因而受阻而导致眼压升高。此时 C 值正常,房角也无异常,但 Schlemm 管内可有血液,常伴有球结膜水肿和血管迂曲扩张、眼球突出及视盘水肿。卧位时眼压明显升高。在动静脉瘘的患者,偶尔合并新生血管性青光眼。应针对原发病治疗。

六、继发于眼部退行性变

1.虹膜角膜内皮综合征　为一组原发性角膜内皮异常疾病,其特点是单侧角膜、虹膜、房角异常和继发性青光眼。多见于年轻成人和女性。临床改变可分以下三种类型。

(1)原发性进行性虹膜萎缩:本病是虹膜的慢性进行性萎缩,常可形成虹膜穿孔房角粘连,房角有内皮细胞增生,从而导致青光眼。随着病程的进展,房角粘连范围也逐渐扩入,严重时可累及房角全周;当房角粘连达一定程度时即可引起眼压升高。在病变过程中并无炎症现象,不发生后粘连。病变进展缓慢,继发青光眼也较晚,最后常导致失明。

其治疗措施是用缩瞳剂、肾上腺素和碳酸酐酶抑制剂控制眼压。如前粘连有所发展,则应及早手术,但手术效果并不肯定。

(2)Chandler 综合征:本病是上述疾病的一种变异,也是单侧发病。虹膜萎缩较轻且小形成穿孔,但伴有角膜内皮营养不良。继发青光眼时,其程度也较轻。当眼压轻度升高甚至正常时,即可引起角膜实质和上皮的水肿,甚至发生大泡性角膜病变。随着时间的进展,角膜内皮的耐受性下降,更易产生角膜水肿。角膜后壁无沉着物,前房闪光阴性。

治疗措施是用药物将眼压降至最低水平,以防止角膜发生永久性损害。必要时可做滤过手术,也可试用软接触镜治疗大泡性角膜病变。

(3)虹膜痣综合征或 Cogan-Reese 综合征:病因不明,其临床表现与 Chandler 综合征相似,有持续性角膜水肿,虹膜很少穿孔,但虹膜上有弥漫性结节,最初为细小黄色隆起,晚期形成暗棕色有蒂的结节。瞳孔缘色素外翻,眼压正常或稍高。

治疗与前者相同。

2.剥脱综合征　是由于脱屑阻塞房角而引起的一种继发性青光眼,见于老年人。在瞳孔缘、虹膜两面、房角、晶状体囊膜及其悬韧带上均有蓝白色或灰色脱屑及少量色素沉着。在开大瞳孔时,可见云雾状的色素微粒经瞳孔流向前房,晶状体前碎屑的沉着分布成三个区域,中央为半透明的圆盘,周边部有散在的疏密不等的沉着物,二者之间为透明区。

关于这些碎屑的来源,目前的看法还不一致,以往误认为是由晶状体的囊膜剥脱而来,故称为剥脱综合征;有人认为是碎屑沉着于晶状体之上,而不是由囊膜脱下来的,所以称为假性剥脱。近年来用电镜观察,发现在晶状体囊内和囊下也有类似的沉着物,证明后一种看法是正确的。最近还发现在虹膜、结膜血管周围和小梁的基膜上均有一种原纤维性物质,因而认为这是一种广泛的眼基膜疾患。因为剥脱物质广泛分布于眼的不同部位故称为剥脱综合征。

在有脱屑的患者中 30%~80%继发青光眼。剥脱综合征患者的对侧眼的青光眼发生率为 15%,较原发性青光眼者明显少,这种病例的皮质激素高度反应者,也较原发性开角型青光眼者为少,这都说明此病是继发性的。既往认为我国此类患者较少,近年来随着对该病的认识,临床仔细观察及我国人口的老龄化,本病并不少见。

本病的临床过程及治疗原则与单纯性青光眼相同。晶状体摘出并不能使病变减轻或停止进展。

3.色素播散综合征　是虹膜中周边部后面的色素脱失沉着在眼内各部分,如角膜后面、晶状体表面、晶状体韧带和小梁等处。色素播散综合征可合并或不合并色素性青光眼,而色素性青光眼几乎均有色素播散综合征的表现。

(1)临床表现

1)角膜后壁纺锤形色素沉着:Krukenberg 于 1899 年首先描述。中央部角膜后壁有垂直的呈纺锤样的色素沉着,宽 0.5~3.0mm,长 2~6mm,中央部色素致密,周边部较稀疏,不典型者可偏于一侧或呈斜行。有些病例为散在性不规则色素沉着。

2)虹膜中周边部色素脱失:Campbell 认为是周边部虹膜与晶状体前小带经常摩擦而使虹膜色素脱失。用后部反光照射法检查可见斑片状虹膜色素缺失,病情重者可呈车辐状,该处可透见从眼底反射出的红光。

3)虹膜和晶状体表面、晶状体韧带、玻璃体前面及小梁网有色素沉着。前房角有大量色素沉着,自 Schwalbe 线至睫状体带全房角有色素沉着,对应 Schlemm 管处小梁网内色素量浓厚,呈环形色素带。房角处常有中胚叶组织残存。

4)色素性青光眼:多发生于年轻男性,常伴有近视,我国少见。房角为开角,症状与开角型青光眼相似,病因尚不清楚。有人认为是虹膜色素上皮层的色素不断脱落,阻塞房角而引起房角排出障碍。因小梁内皮有吞噬作用,可以吞噬及运走色素,所以本病有时可自发缓解;但有时色素突然增多,而使眼压骤然升高。有人发现原发性青光眼家族中有黄色素性青光眼者;有纺锤状色素沉着者其皮质类固醇试验呈高度反应者也较多,这些似乎说明色素性青光眼与开角型青光眼之间有某种基因关系,可能是开角型青光眼的一种变异。

(2)治疗:与开角型青光眼相同,用药物控制眼压,但治疗较困难。如药物不能控制则做滤过手术。

4.视网膜色素变性合并青光眼　本病少见。在视网膜色素变性中约3%合并青光眼,常发生于晚期。因视网膜色素变性患者的视野有环形暗点或向心性收缩,故不易由视野改变发现青光眼。治疗与单纯性青光眼相同,因并发白内障,缩瞳剂可使视力明显减退。

七、继发于眼内肿瘤

由于眼内肿瘤使眼内容量增加,或压迫、阻塞房角而引起青光眼。但是眼压升高的程度和青光眼发病的早晚,并不一定与肿瘤的大小和增长的速度一致,而是与肿瘤的部位有密切的关系。房角附近的肿物因直接侵犯房角,或肿物反复出血、机化而破坏了房角结构,可在早期就并发青光眼;眼球赤道部的肿物容易压迫涡静脉,影响脉络膜血液的回流,因此比位于后极部的肿物容易引起青光眼。有时肿物虽然很大,但伴有继发性视网膜脱离,眼压反可正常或较低,而不并发青光眼。

治疗时应针对肿物的不同性质选择手术方式。

八、医源性青光眼

1.糖皮质激素性青光眼(简称激素性青光眼)　局部或全身长期应用糖皮质激素可引起眼压升高。正常人局部滴糖皮质激素后可引起低度、中度及高度眼压反应(其升高幅度分别为≤5mmHg、6~15mmHg 和≥16mmHg。正常人的子女中三种不同反应百分比的分布情况与遗传规律所应出现的百分比完全一致,说明糖皮质激素所引起的眼压升高幅度是由遗传基因决定的。开角型青光眼患者局部滴糖皮质激素后所引起的高度及中度眼压反应较正常人明显增多。

糖皮质激素引起的眼压升高是可逆的,停药后可恢复正常,约20%可出现青光眼性视野改变,停药后可消失。地塞米松、倍他米松、泼尼松龙局部应用较易引起眼压升高,而可的松则较少发生。四氢氟羟泼尼松龙和羟甲基孕酮等较少引起眼压升高。局部用药较全身用药引起反应的多见。单眼用药眼压升高明显者,其不用药的对侧眼也可有轻度眼压升高。开角型青光眼患者在用降眼压药物的同时如果应用糖皮质激素仍可引起眼压升高,其幅度与是否应用降压药物无关。

糖皮质激素试验呈明显高眼压反应者,将来发展为开角型青光眼的可能性较大,可利用糖皮质激素试验作为一种激发试验。

糖皮质激素引起的高眼压如被忽视而造成永久性的视盘和视野损害,则称为糖皮质激素性青光眼。其临床表现与开角型青光眼相似,但有自愈倾向。

糖皮质激素性青光眼的诊断要点:有明确的眼局部或全身使用糖皮质激素的历史;眼压升高时间、幅度及视功能损害程度和糖皮质激素用量一致;停用糖皮质激素后数天或数周眼压恢复正常;眼局部可出现糖皮质激素所致的其他损害,如后囊下浑浊性白内障;排除了其他继发性开角型青光眼,如葡萄膜炎性继发性青光眼等。

糖皮质激素性青光眼停用糖皮质激素后,眼压可恢复正常,有些眼压下降但未达正常水平,有些眼压不下降,应进一步鉴别是否合并有原发性开角型青光眼,并对其进行治疗。

防治:首先应注意勿滥用糖皮质激素。必要时应密切观察眼压,如眼压升高,应及时停药或改用仅有抗感染作用而引起眼压升高作用轻的糖皮质激素(如 hydroxymesterone)。

经药物控制满意的开角型青光眼,在使用糖皮质激素的过程中而眼压升高时,切勿轻易决定手术,应考虑到糖皮质激素的作用,首先停用糖皮质激素,调整和增加抗青光眼药物,一般多能控制眼压。

2.α 糜蛋白酶引起的青光眼 有些患者在用 α 糜蛋白酶做白内障摘出术后 1 周内发生一过性急性眼压升高。电镜扫描检查发现是由于晶状体韧带的碎屑阻塞了小梁间隙。动物试验也可产生同样改变。若仅用 1mL 低浓度的 α 糜蛋白酶(1∶10 000),只注射到后房,并在 1 分钟后冲洗,可不产生继发性青光眼。

3.散瞳剂诱发的青光眼 窄房角眼或高褶虹膜者,周身或局部应用阿托品类药物后,可能引起青光眼。可用毒扁豆碱液缩瞳,同时用碳酸酐酶抑制剂及高渗剂治疗。

4.缩瞳剂所致青光眼 有些病例在用强缩瞳剂(如碘依可酯)一段时间后,前房进行性变浅,房角变窄,眼压升高。这是由于晶状体韧带松弛、瞳孔阻滞增加及睫状体充血水肿使虹膜根部与小梁相贴而引起的。这种情况易发生于晶状体较厚,尤其足球形晶状体的患者。用散瞳剂可使眼压下降,故又称为逆药性青光眼。

九、继发于视网膜脱离

视网膜脱离合并青光眼的发生率为 12%~17%,可由于以下几种情况引起:巩膜缩短术后眼球容积变小,使虹膜晶状体隔前移,或因巩膜缩短部位太靠前而引起房角闭塞。视网膜长期脱离患者的巩膜和睫状体发生水肿,使房角关闭。此病常伴有慢性睫状体炎,其炎性产物可阻塞小梁间隙,但由于房水分泌减少而眼压偏低,当视网膜复位后,房水分泌恢复正常,遂发生急性青光眼。有破孔的视网膜脱离,视网膜色素上皮脱落下来的色素经破孔沉积于小梁网上而引起眼压升高,封闭破孔有助于控制眼压。

第六章　玻璃体疾病

第一节　玻璃体退行变性

一、老年性变性

随着年龄增长,玻璃体逐渐发生一些变化,主要是胶样玻璃体的逐渐减少与液化玻璃体的增加。临床与尸检均发现玻璃体液化有随年龄增加的趋势,如超声检查发现年龄在 21~40 岁,5%玻璃体有液化,60 岁时增至 80%以上,尸检材料发现 40~49 岁年龄组,25%的病例有超过一半的玻璃体出现液化,80~90 岁组高达 62%。实际上玻璃体液化远早于临床及超声波所见,有报道 4 岁以后就开始出现。

年龄增长后玻璃体内透明质酸发生解聚,析出结合的水分,产生一个个小液化腔。随着解聚过程的持续发展,更多的水分被析出,液化腔逐渐扩大并与相邻的合并而成大腔。与此同时,组成支架的胶原细纤维也发生变性,浓缩聚集而形成混浊体。当这些混浊体移近视轴,被外界光线投影到视网膜黄斑区,患者眼前出现漂浮的细点、发丝或蛛网,称飞蚊现象或飞蚊症。除变性聚集的胶原纤维外,原始玻璃体中玻璃体动脉壁的残留细胞也能在液化玻璃体中形成浮动的混浊体。飞蚊现象并不一直存在或永久不变。当混浊体被投射到无视网膜结构的视盘上或者不在视网膜上产生清晰的影像时,可完全消失或变得模糊不清而不被患者注意。

老年玻璃体变性产生飞蚊症的特点是起病隐蔽,患者不能明确告知起病时日。症状轻微,变化少,一般不影响视力。患者虽觉有飞蚊现象,但客观检查除有玻璃体液化外,往往不能发现玻璃体中的混浊点。这是一种无害的玻璃体混浊,不产生严重后果,因而也无须治疗。若因玻璃体周围组织的炎症、出血或玻璃体后脱离引起玻璃体混浊导致的飞蚊现象,起病大多骤急,症状重,变化大,并常有明显的视力减退。客观检查常能看到玻璃体内的混浊物,多数为红、白细胞,并能发现周围组织的原发病变,需积极处理。

产生老年玻璃体液化的真正原因不甚明了,可能与多种因素有关,如长年的眼球运动使透明质酸与胶原细纤维相互分离,胶原细纤维与透明质酸随年龄而发生的生化改变;长期光照及视网膜代谢产生的自由基,以及内分泌等因素都可导致玻璃体液化。

伴随玻璃体的液化的另一老年改变为玻璃体周围的晶状体、睫状体、视网膜的基膜层的变性与增厚,其结果是视网膜内界膜与玻璃体皮质间的联系减弱,容易导致玻璃体后脱离的发生,这在部分人群中可诱发视网膜裂孔与视网膜脱离。

二、近视性变性

近视性玻璃体变性,主要发生在轴性近视眼中。其变化为玻璃体中央部的胶原细纤维减少,中央与皮质部透明质酸的浓度也降低,出现类似老年性玻璃体液化的改变。近视眼玻璃体液化发生的年龄要比正视及远视眼者早;玻璃体后脱离也可比正视眼提早10~20年发生。这种现象在高度近视眼中尤为突出。

由于玻璃体液化,近视尤其是高度近视者常有飞蚊症状。患者感到眼前有漂浮的细点或发丝样混浊物,持续一段时间后隐没消失,但又可重现或持续存在,其数量及形态很少变化。如患者眼前突然出现大量混浊物或伴有闪光时,提示玻璃体可能发生后脱离。后脱离发生的过程中,可能撕破视网膜而产生裂孔。裂孔好发在锯齿缘齿后缘的狭窄处与视网膜格状变性区,格状变性的后缘或两端及锯齿缘后缘玻璃体与视网膜紧密粘连处,易撕裂成孔。裂孔一旦发生,液化的玻璃体就可经裂孔进入视网膜下,引起视网膜脱离。因此对有突发飞蚊症状或闪光的病例,必须扩大瞳孔,用间接检眼镜或三面镜详查眼底,尤其周边部。发现了裂孔,及时的激光或冷凝治疗,可能预防视网膜脱离的发生。

高度近视导致玻璃体液化的原因不甚明了。有可能是增大的眼球使玻璃体单位体积中的胶原细纤维及透明质酸的含量相对减少,因而容易液化。玻璃体与巩膜一样,作为胶原组织也受全身胶原病变的影响,一些胶原纤维疾病如Stickler、马方综合征、Ehlers-Danlos等常伴有高度近视,这些异常在巩膜表现为全面和局部的扩张,出现轴性近视与巩膜后葡萄肿,在玻璃体则出现液化变性。

三、玻璃体后脱离

1.玻璃体液化与玻璃体后脱离　玻璃体后脱离是指基底部以后的玻璃体皮质与视网膜的内界膜相互分离。它属于老年改变,多发生在45岁后,且随年龄增长,发病率增加。但在高度近视或一些眼疾,如眼后节的炎症、出血或外伤均可加速玻璃体液化的过程与后脱离的发生,高度近视眼中可提前10~20年。发生玻璃体后脱离要具备两个条件,即玻璃体液化和后皮质与视网膜内界膜间的生物联系减弱。这两种情况的发生均与年龄相关,这就是后脱离好发老年人的原因。随年龄增长中央部及黄斑前方玻璃体出现小液化腔,小液化腔数量逐渐增多并扩大,最后相互融合成大腔。大腔中的液体经视盘前方皮质缺损处或黄斑前方的皮质薄弱处,涌入视网膜前使局部玻璃体与视网膜分离,经常的眼球运动使脱离范围迅速扩大,至除玻璃体基底部外的所有玻璃体都与视网膜分离,即全部后脱离。视网膜内界膜也随年龄增长逐渐变厚,增厚的内界膜与玻璃体皮质间的联系减弱,有利于玻璃体与视网膜发生分离。与此同时,玻璃体内的胶原细纤维变性并聚集成束。随着玻璃体内液体向后方流失,聚集成束的胶原纤维向前收缩,玻璃体出现塌陷与萎陷,这是对玻璃体后脱离的传统认识。由于学科的发展,对疾病了解更深入,特别是OCT在临床的应用,使我们对玻璃体视网膜界面与玻璃体后脱离的知识增加。过去认为玻璃体后脱离是一急性突发事件,通过OCT对正常老年人群的观察,发现它是一个慢性渐进的过程,可延续数月至数年,而且起始阶段可毫无症状。最初,黄斑前玻璃体出现局部液化,黄斑旁有局部的玻璃体后脱离,围绕黄斑缓慢进展成为黄斑周玻璃体后脱离,中心凹处玻璃体仍与视网膜紧密粘连。这一特殊改变导致许多黄斑疾病的发生。它们取决于中心凹处粘连面积的大小及后脱离的玻璃体皮质对视网膜牵拉的强度。当粘连区域的直径在500μm或以下时,玻璃体的牵拉可能产生黄斑裂孔或板层孔;直径在

1500μm 或以上时则引起玻璃体黄斑牵拉综合征、黄斑前膜、病理性近视中心凹劈裂等。后极的玻璃体后脱离继续进行,发展到视盘周围,导致视盘处玻璃体发生后脱离,此时出现急性玻璃体后脱离的症状,即飞蚊与闪光感。造成飞蚊现象有后脱离发生时,视盘周围的胶质组织随同后皮质一起被撕脱,但仍附在其上,即 Weiss 环。除 Weiss 环外,如撕破了视网膜血管,血液进入玻璃体,入眼的光线将其投影于视网膜上也产生飞蚊症,开始为大量漂浮的黑点,不久由于血液的凝集而成丝网状。视盘出血也有发生。如果视网膜因过去的炎症、外伤,特别是格状变性,使玻璃体在局部与视网膜产生粘连,后脱离发生时,就可撕破粘连处的视网膜而产生裂孔。这种裂孔多为马蹄或箭头形,尖端朝向视盘,底部对着玻璃体基底部。玻璃体后脱离的另一主要症状为闪光。发生闪光的原因可能是脱离的玻璃体后皮质,牵拉刺激了与它有联系的视网膜;也可能是脱离的后皮质在眼球运动时,碰击视网膜而产生。

玻璃体后脱离依其范围的大小,分完全后脱离与部分后脱离。完全后脱离是指玻璃体从基底部后缘开始与视网膜全部分离。完全性后脱离对玻璃体手术十分有利,术时不致伤及视网膜,是初学手术者的最佳选择。部分后脱离则是指玻璃体除基底部外在他处与视网膜仍有粘连,粘连可能是点状、带状、大片甚至是桌面样。部分后脱离最常见于增生性糖尿病视网膜病变,以及其他一些增生性视网膜病变中,如视网膜静脉阻塞、静脉周围炎等,也常发生在巩膜穿通性外伤眼中。对有玻璃体视网膜粘连,玻璃体手术应尽可能将粘连分离,使视网膜充分游离并完全复位。

诊断玻璃体后脱离,除根据患者年龄和典型的飞蚊症、闪光症状外,直接检眼镜下见到视盘前方环形混浊物(Weiss 环),即在后脱离发生时从视盘撕下漂浮于玻璃体中胶质组织。混浊物开始为环形,以后可成椭圆状,或中间合并而成"∞"形。有时胶质组织纤细,检眼镜不能看清时,可用前置镜或三面镜在裂隙灯下观察。同时嘱患者眼球上下运动,然后突然停止,可看到由于惯性继续升降的后皮质及其后方无结构的光学空间。检查时应注意与假性后脱离相鉴别,后者实为后段玻璃体中的大液化腔,误将其前壁认为脱离的后皮质。自有了 B 超及 OCT 检查仪器后,更能直观且客观地诊断玻璃体后脱离。

12%病例在玻璃体后脱离时发生视网膜裂孔,此外它又是引起玻璃体积血的重要原因。因此对中、老年人,如无糖尿病、高血压、外伤史,单眼发生不明原因的玻璃体积血时,都要考虑玻璃体后脱离因素,应放大瞳孔用间接检眼镜或三面镜详细检查眼底,尤其是周边部,了解有无视网膜裂孔形成,以便及时用激光封闭,避免发展成视网膜脱离。如因出血量多,不能看到眼底时,宜包扎双眼并取半坐卧位休息数天,让血液沉积于下方,以显示上方眼底。由后脱离导致的牵拉性裂孔好发于上方视网膜,尽管下方有积血,但是上方的裂孔仍能发现。眼底无法看到时,应做 B 超检查并定期随访。一旦 B 超显示有视网膜脱离,即应做玻璃体切除手术,去除积血并复位视网膜。中间质混浊时,B 超是最佳的检查工具,它不仅能显示玻璃体积血混浊,玻璃体后脱离与视网膜脱离,还能显示玻璃体与视网膜间的粘连,作为玻璃体手术前的重要参考。

2.药物诱导玻璃体后脱离 上节叙述了玻璃体后脱离可引发一些疾病,如玻璃体积血、视网膜裂孔、视网膜脱离等。但在另一些情况下,又需要玻璃体发生后脱离。过去的经验提示玻璃体手术中,如玻璃体已发生了后脱离,手术变得很简易,避免了手术时用吸引或机械剥除后皮质带来的视网膜出血、裂孔及视网膜脱离等并发症。增生性糖尿病视网膜病变及其他增生性视网膜病变,术中如能将后皮质去除干净,术后发生玻璃体再出血及视网膜脱离的机会大为减少。儿童视网膜脱离手术预后较差,一个重要原因是不易完全去除玻璃体后皮质,残留皮质作为细胞依附的支架,细胞的增生与收缩发展成增生性视网膜玻璃体病变使手术最终归于失败。从内科处理角度讲,玻璃体后脱离有利于一些疾病的防治,玻璃体后脱离对糖尿病视网膜病变与年龄相关性黄斑病变可起到保护作用。糖尿病眼如已有完全性玻璃体后脱离,不致发生增生性视网膜病变;年龄相关性黄斑变性也是如此,文献报道36%湿性老年黄斑变性(wAMD)有玻璃体黄斑粘连牵引,而对照组仅10%,指出玻璃体牵引可能是发生老年黄斑变性的危险因素。此外,目前盛行玻璃体内注入药物治疗一些眼底疾病。Stalmans等报道玻璃体内注射Ocriplasmin治疗Ⅱ期黄斑孔使裂孔闭合,为药物替代手术疗法开辟了道路。

诱导玻璃体发生后脱离的药物分酶类与非酶类两大种,以酶类药物研究较多。药物诱导玻璃体发生后脱离需满足两个条件,一是使玻璃体产生液化,二是松解玻璃体后皮质与视网膜内界膜间的分子联系,主要是纤维连接蛋白与层连蛋白。如仅使玻璃体产生液化而无分解视网膜与玻璃体间联系的作用,就像Stickler综合征、马方综合征,可能反会导致视网膜脱离。研究较多的酶制剂有透明质酸钠酶、硫酸软骨素酶、血纤维蛋白溶酶及最新的微小血纤维蛋白溶酶。透明质酸钠酶仅有液化玻璃体的作用,可能促进玻璃体内积血的吸收,但对玻璃体后脱离作用少。硫酸软骨素酶不能诱发玻璃体后脱离。分散酶在一些研究中显示它能诱发后脱离,但可致增生性玻璃体视网膜病变、白内障与晶状体半脱位等不良反应。血纤维蛋白溶酶虽曾在外伤性黄斑裂孔、糖尿病视网膜病变及早产儿视网膜病变的玻璃体手术中使用,并证明能使玻璃体发生后离,提高手术效率,对视网膜无害等优越性,但因其分子量大、不稳定,市场上尚无供应。Ocriplasmin是用基因重组技术获得的蛋白酶,它仅仅保留了酶的功能部分,故分子量小(28kD)且稳定,能特异性地溶解纤维连接蛋白、层连蛋白与胶原。已通过Ⅲ期临床试验,并获得美国FDA批准用于玻璃体黄斑粘连性疾病。诱导玻璃体后脱离的药物,将玻璃体的大分子分解成小分子,易被切割器切除,提高工作效率,对23G、25G切割器尤其见长,可弥补它管径细的弱点。酶溶解后的视网膜面光滑,几无玻璃体残留,减少了疾病复发与由于玻璃体皮质残留导致黄斑前膜的可能性。

四、原发性家族性淀粉样变性

原发性家族性淀粉样变性为常染色体显性遗传病,偶尔也有非家族性的病例报道。临床表现为双侧玻璃体进行性混浊,不过两眼病变的程度可不一致。结膜的淀粉样变性,常为局部病变,视网膜玻璃体淀粉样变性都伴有全身,尤其是中枢神经系统病变,如上肢或下肢的多发性神经炎,中枢神经或自主神经系统的异常等。

玻璃体的混浊来源于视网膜血管。病变开始,视网膜小动脉或小静脉的管壁上出现颗粒状有纤细边缘的白色小点,逐步扩大成羽毛状,并向玻璃体内浸润。先影响后皮质,继续向前累及前部玻璃体,最后玻璃体呈现玻璃绒样外观。混浊也可呈带状,与视网膜或晶状体后囊相接。与晶状体后囊相接处的脚板状混浊为本病的典型表现之一。除玻璃体混浊外,眼底可能有血管异常,如血管壁白斑、白鞘,血管呈节段状阻塞及新生血管形成等。荧光血管造影片可显示血管渗漏,无灌注及周边视网膜血管增生。玻璃体与视网膜的上述表现与玻璃体炎、陈旧玻璃体积血、视网膜血管炎等有相似之处,可以从遗传方式、全身症状、玻璃体内的淀粉形态,特别是特异的染色反应来进行鉴别。

切除的玻璃体经病理学检查,显示含有致密纤维中心的星状结构。刚果红淀粉样染色呈阳性反应。免疫化学研究淀粉样物质主要由类似前白蛋白的蛋白质所组成。

五、玻璃体星状变性

玻璃体星状变性好发于中、老年人,80%单眼发病。男女性别比无差异。玻璃体虽有明显混浊,但患者通常并不感到有视力障碍,多数在体检或因其他眼病做眼底检查时偶然发现。放大瞳孔后裂隙灯下检查,玻璃体中有无数乳白色圆球或盘状的混浊体,大小为 0.01~0.1mm 不等。混浊体依附于邻近玻璃体胶原纤维上,玻璃体并无明显液化。当患者转动眼球时,混浊物在原位稍有抖动。用直接检眼镜检查,将光线聚焦于玻璃体中时,见红色眼底背景上出现许多黑色圆形混浊点。进一步将焦点集中于眼底上,视网膜结构仍能看清。只有当混浊十分密集时,才能阻碍对眼底的观察。B 超检查与球壁形态一致的玻璃体混浊是它的特点。

Voerheoff 认为混浊体由钙皂组成。组织染色与组织化学也显示球形混浊体含钙、磷的脂质而不含蛋白质。玻璃体手术中发现混浊物与玻璃体纤维密切联系;偏振光及扫描电镜也证实了这一观察,故可能为玻璃体纤维变性的结果。

有人认为本病与糖尿病有关,但也有不同意见者。在一些糖尿病引起的玻璃体积血患者眼中发现同时伴有星状混浊,但与糖尿病的关系尚待进一步证实。

本病通常不影响视力,一般无须治疗。只在混浊十分浓密并伴有视力下降时,或混浊妨碍了其他需要治疗的眼底病变的观察和治疗时才考虑玻璃体手术切除。

六、眼胆固醇沉着症

眼胆固醇沉着症与玻璃体星状变性不同,本病多见于因严重眼外伤或其他原因所致的大量或反复出血的无功能眼球。玻璃体内充有胆固醇结晶的彩色结晶体。因玻璃体已高度液化,结晶体平时因重力关系沉积于玻璃体底部,当眼球运动时纷纷从底部升起,裂隙灯下呈现奇特的五彩缤纷如节日焰火的景观,待眼球静止后,它们又逐渐沉落到玻璃体底部。无晶状体或晶状体半脱位眼中,胆固醇结晶可从玻璃体进入前房,沉积于前房底部,量多时可能阻塞房角而致继发性青光眼。

因患眼多已失明,一般不考虑手术去除混浊物。但对伴有继发性青光眼,又不愿摘除眼球者,可试行前房冲洗。

第二节　玻璃体先天异常

一、先天性玻璃体残留

（一）Mittendorf 斑与 Bergmeister 视盘

Mittendorf 斑和 Bergmeister 视盘均属于先天性玻璃体异常的表现,是永存玻璃体动脉的两种表现形式。胚胎 6~7 周时,玻璃体动脉从视盘经原始玻璃体到达晶状体,11 周时开始退化,胚胎 8 个月时玻璃体动脉萎缩,蜷缩于玻璃体管中。若玻璃体动脉不退化或退化不完全则形成永存玻璃体动脉。玻璃体动脉退化过程受到不同程度影响,可形成玻璃体动脉完全或不完全残留。Mittendorf 斑和 Bergmeister 视盘则属于玻璃体动脉不完全残留。

Mittendorf 斑是附着于晶状体后的永存玻璃体动脉,在晶状体后极鼻侧下方形成一个白色致密小圆点,是玻璃体动脉的附着处。Mittendorf 斑多数不会造成视力下降,一般不需治疗。

Bergmeister 视盘是视盘前下方一团伸向玻璃体内的胶质纤维束,或为小片状纱膜状结构,其根部与视盘边缘相连。眼底检查可见视盘表面厚薄不一的胶质残留。有时可合并其他先天异常,如原始玻璃体增生症、牵牛花综合征等。该先天异常需与牵牛花综合征相鉴别,后者是一种视盘的先天异常,表现为大视盘、底部凹陷,其上覆盖绒毛状或不透明白色组织、边缘不规则隆起,血管分支较多。Bergmeister 视盘一般不影响视力,无须治疗。

（二）玻璃体囊肿

玻璃体囊肿是玻璃体的囊性病变,由 J.Oscroft Tansley 在 1899 年首次报道。玻璃体囊肿多是先天发育性的,多见于 10~20 岁人群,无性别差异,多单眼发病,也可见双眼发病。本病属于罕见病,到目前为止文献报道不到 60 例。

1.病因与发病机制　本病病因与发病机制尚不明确。本病分为先天性和获得性两种,先天性玻璃体囊肿多被认为是原始玻璃体残留扩张形成的。组织病理学检查发现囊肿中包含有不成熟黑色素小体(该型黑色素小体在出生后的色素上皮中不可见)的色素上皮组织。电镜检查发现囊肿中有大量成熟的黑色素小体,其间掺杂有不成熟黑色素小体。因此,玻璃体囊肿被认为起源于色素上皮。另外玻璃体囊肿患者中还可见 Mittendorf 斑和 Bergmeister 视盘,因此玻璃体囊肿又被认为是来源于原始玻璃体系统的一种迷芽瘤。先天性玻璃体囊肿有时合并其他先天性异常如视网膜色素变性、先天性白内障、视网膜劈裂、常染色体显性玻璃体视网膜病变等。目前,多数学者倾向于非色素性玻璃体囊肿来源于原始玻璃体残留组织,色素性玻璃体囊肿来源于虹膜睫状体或视网膜色素上皮。

获得性玻璃体囊肿与眼外伤、葡萄膜炎、眼部手术(视网膜手术或冷冻术)和眼部寄生虫感染如囊尾蚴病、线虫病和弓形虫病等有关。该类型玻璃体囊肿是否是继发尚无定论,也可能是先天就存在玻璃体囊肿。偶尔可见虹膜睫状体囊肿脱落迁移进入玻璃体腔。

2.临床表现　玻璃体囊肿患者需询问有无眼病家族史、眼外伤史。

(1)症状:玻璃体囊肿患者多数没有明显症状,视力一般也不受影响。活动性囊肿随眼球运动时会造成飞蚊症或黑影飘动。色素性或非色素性、固定性囊肿若位于视轴可造成不同程度视力下降。若患者合并其他眼部疾病如视网膜色素变性、先天性白内障时可出现不同程度视力下降。大的致密色素性囊肿可造成部分视野遮挡。

(2)体征:玻璃体囊肿可单眼发生,也可双眼。一眼中仅单个囊肿,也可多个囊肿并存。玻璃体囊肿依据色泽分为两种,即色素性玻璃体囊肿和非色素性玻璃体囊肿。色素性玻璃体囊肿可呈棕色或棕黑色,而非色素性囊肿为透明或半透明的浅灰黄色。囊肿大小为 0.15~12mm 不等,形状呈球形、卵圆形或分叶状。囊肿表面多数光滑,也可见表面有些小的圆钝锯齿状突起。活动性囊肿可随体位的变动而改变位置,固定性囊肿一般不发生位置变化。有的囊肿有纤细的胶原组织与视盘表面或晶状体后囊相连。囊肿的位置不定,多位于玻璃体中央部,也可位于视盘前、晶状体后的前部玻璃体,或视网膜血管弓附近等。有时还可见合并 Mittendorf 斑和 Bergmeister 视盘。

玻璃体囊肿可与其他眼部疾病或先天发育异常并存,如合并视网膜色素变性、视网膜劈裂、先天性白内障、葡萄膜炎等。

3.辅助检查　目的是进一步确诊、协助判断囊肿来源。

(1)B超检查:可在玻璃体腔发现圆形弱回声区,边缘整齐、清晰,缺乏内回声,后运动存在。B超检查可明确囊肿与周围组织的关系,同时可协助发现视网膜的其他病变如视网膜浅脱离等。

(2)超声生物显微镜:可明确患者是否合并虹膜囊肿或睫状体囊肿。

(3)眼底血管造影:荧光素或吲哚氰绿眼底血管造影可以明确是否有残存的玻璃体动脉与囊肿相连,可明确其来源。这一检查用于有纤维血管组织与囊肿相连的患者。

(4)实验室检查:血常规检查中嗜酸性粒细胞计数增加提示可能有寄生虫感染。同时行血清抗体检查,排除寄生虫感染。

4.鉴别诊断　本病需与玻璃体猪囊尾蚴、继发性囊肿相鉴别。

(1)玻璃体猪囊尾蚴:玻璃体囊虫在检眼镜下可见囊虫边缘部金黄色晕轮,囊虫体内可见白色的头节和吸盘,且可见囊壁的自发蠕动和伸缩的头节。B超检查发现低回声囊腔与腔内的高回声光斑——头节。

(2)继发性囊肿:与玻璃体内转移性肿瘤、外伤性玻璃体囊肿多无移动性,根据病史、眼部检查及囊肿形态不难鉴别。睫状体神经上皮瘤上的囊样肿物可掉入玻璃体内,在玻璃体内形成乳白色囊肿。通过 UBM 找到原发肿瘤即可诊断。

5.治疗及预后　本病一般不需治疗,密切随访即可。有部分患者因严重的黑影飘动干扰而要求治疗。治疗方法有 Nd-YAG 激光囊肿切开术和玻璃体切割术。激光囊肿切开术有一定的局限性,囊肿切开后囊肿变小,黑影飘动仍然存在,进一步击碎囊肿会有大量色素播散在玻璃体腔内。位于晶状体后和视网膜前的囊肿行激光切开时会伤及视网膜和晶状体。玻璃体切割术是最佳的治疗方法，但是早期玻璃体切割术创伤较大，有些得不偿失。目前微创玻璃体切割术，尤其是 25G 微创玻璃体切割术，是治疗症状明显的玻璃体囊肿的最佳选择。

如果不合并其他先天异常，玻璃体囊肿患者预后良好。随访期间尚未发现玻璃体囊肿进一步扩大及继发其他眼部并发症。文献报道一例玻璃体囊肿患者随访 17 年无任何变化。

二、永存性原始玻璃体增生症

1.前部永存性原始玻璃体增生症　1955 年 Resse 首次提出永存原始玻璃体增生症（persistent hyperplastic primary vitreous，PHPV），该病是胎儿期原始玻璃体及玻璃体血管没有正常退化，持续增生造成的玻璃体先天异常。1997 年 Goldberg 命名 PHPV 为永存性胚胎血管（persistent fetal vasculature，PFV），前部 PHPV 是由于永存玻璃体血管膜和（或）玻璃体后部胎儿纤维血管鞘未完全退化导致的一种眼前节异常，常累及晶状体，可引起白内障，继发性青光眼。单纯前部 PHPV 病变患者约占 PHPV 的 25%。常见的临床表现有 Mittendorf 斑（附于晶状体后部的残留斑点）、晶状体后纤维血管膜、睫状突拉长、白内障、浅前房、晶状体内出血、斜视等，晚期可出现白瞳症、青光眼、小眼球、眼球痨等。晶状体后纤维血管膜是前部 PHPV 的主要病理表现，组织病理学（HE 染色）显示晶状体后纤维血管膜由致密的纤维结缔组织，以及淋巴细胞、肥大细胞等炎症细胞组成；PAS 染色含大量黏多糖成分；免疫组织化学染色显示 I 型胶原、上皮、平滑肌，以及血管和神经组织；TUNEL 染色证实有凋亡细胞的存在，晶状体后囊膜下也存在凋亡的晶状体上皮细胞。组织病理学证实 PHPV 晶状体后纤维血管膜组织的构成与原始玻璃体细胞构成一致，其产生机制可能就是晶状体后纤维血管组织过度增生及退化不足，再加上炎症因素等综合而成。晶状体后纤维血管膜不仅覆盖于晶状体后表面，有时并可侵犯睫状突。晶状体后纤维血管膜增生纤维的收缩使眼前节的结构发生一系列的病理改变，最具特征的是将睫状突拉向晶状体后，临床检查在散瞳状态下可见到被拉长的睫状突。纤维血管膜覆盖晶状体后囊，可从后囊破口长入，引起晶状体内自发性出血，有时晶状体中可见血性机化块。随着增生膜的牵拉及张力的增加，大多数未及时治疗的 PHPV 晶状体后囊破裂，房水进入诱发急性白内障形成。晶状体的急剧膨胀，推挤晶状体虹膜隔向前，前房变浅甚至消失，导致继发性青光眼的产生。长期前房变浅，导致广泛虹膜后粘连及周边前粘连的形成。若侵犯角膜，引起角膜水肿、混浊及变性。UBM 检查可以显示睫状突拉长和晶状体肿胀及脱位，并清晰地显示玻璃体前表面与晶状体后囊紧密粘连。有时睫状上皮也受牵拉而脱离，这个发现可以解释部分 PHPV 患眼晶状体切除术后发生周边视网膜脱离的原因。Kanigowska 曾报道过一例 3 个月大的右眼小眼球、合并白内障的前部 PHPV 婴儿，晶状体突然脱位至前房，引起瞳孔阻滞性青光眼。成年 PHPV 患者也会出现青光眼。Sawada 报道一名 30 岁男性前部 PHPV 患者有急性闭角型青光眼发作，UBM 检查显示患眼虹膜高度隆起、浅前房、睫状突拉长明显，后房正常。尽管 PHPV 导致青光眼的因素复杂，但晶状体后纤维膜是造成瞳孔阻滞诱发青光眼的基础。活动性的 PHPV 患者如不进行手术干预,还会发生反复性眼内出血,继发性青光眼最后导致眼球痨、眼球摘除。

大量临床病例显示前部 PHPV 患者早期诊断、合理干预、积极治疗可以取得较好的视力预后。Roussat 提出对诊断为前部 PHPV 的患者,如果病情稳定,晶状体混浊不影响视路,可以保守以治疗弱视为主,但需密切随访,避免出现并发症。如晶状体混浊程度影响视力须考虑晶状体摘除手术,手术难度可能高于一般的先天性白内障摘除。对出生后诊断明确的前部 PHPV 患者,出现瞳孔区发白、浅前房、晶状体异常(混浊、肿胀、囊膜破裂、脱位等),伴有眼压升高时,预示病情可能迅速发展导致继发性青光眼或眼球痨,必须及时予以手术干预,行晶状体切除联合晶状体后纤维增生膜切除术,可能挽救眼球避免眼球摘除。不过术前需向家属交代病情及预后。随着晶状体与玻璃体手术设备和技术的完善,单纯前部 PHPV 早期手术,术后联合系统的弱视训练能使患儿获得尽可能多的有用视力。手术中巩膜穿刺口选择在睫状冠部,具体位置根据患者年龄及病变的位置进行调整,已出现浅前房或者前房消失的患者,可改巩膜切口为角巩缘切口。切割头插入穿刺口后,先切除晶状体,一般通过负压吸引即能完成。切除晶状体后,电凝异常血管止血。笔者在术中发现,少数病例的晶状体已部分或全部被吸收,这时切除瞳孔区机化膜应格外小心,只要沿睫状突顶端拉起机化膜并剪除即可,避免过度剪除和向周边延伸而伤及被拉起的睫状上皮。睫状上皮一旦受损则不得不行周边视网膜大范围切开。有报道称前部 PHPV 患者行晶状体联合晶状体后纤维增生膜切除及玻璃体部分切除,术后给予软性角膜接触镜矫正无晶状体状态并联合弱视训练,可获得 0.2 以上的视力。目前普遍认为前部 PHPV 的早期诊断有利于选择合适的手术时机,使患儿尽早地获得良好的中心视力,防止形觉剥夺性弱视的发生。还有研究发现 PHPV 患儿做晶状体、玻璃体切除联合人工晶状体(IOL)植入,术后视力恢复最好,术后高眼压、青光眼等并发症的发生率最低,因此提出单眼前部型 PHPV 适合术中联合 IOL 植入。未及时诊断、治疗的 PHPV 并发了青光眼、角膜混浊变性、眼球痨时,视力恢复已不可能,只能行抗青光眼手术尽可能保存眼球。晚期患者为减轻痛苦可行眼球摘除术。

2.后部 PHPV　单纯后部 PHPV 约占 12%。病变同时累及前和后部即前后混合型 PHPV 最常见,约占 63%。后部病变从轻到重有玻璃体残存膜或残留根蒂、视网膜皱襞及牵引性视网膜脱离等,常同时伴有视神经和视网膜的发育不良。双眼后部 PHPV 患者可合并全身先天性发育异常如唇、腭裂,多指(趾)畸形、小头畸形等,提示有严重的胚胎发育异常可能与染色体异常有关。Pollard 研究发现 70% 的后部 PHPV 患者伴有视网膜皱襞,推测原因可能是少量纤维增生沿着 Cloquet 管向后发展并与视网膜粘连产生皱襞,进一步可导致牵引性视网膜脱离。后极部其他异常还包括视盘前残留根蒂、视网膜前膜、黄斑及视盘发育不良等,这些异常直接导致视功能的低下和预后不良。

影像学检查在诊断后部 PHPV 中具有重要价值。PHPV 患者的 MRI 检查及增强 T_1、T_2 图像分析,前部 PHPV 的特征包括浅前房和前节异常,T_1 和 T_2 增强图像显示晶状体后血管膜呈高密度图像。后部 PHPV 的特征是小眼球、玻璃体血管、玻璃体积血、漏斗状视网膜脱离等,T_1 和 T_2 增强图像显示玻璃体血流及玻璃体内血管增多;高密度的视网膜下液图像。眼部 CT 图像的特征:玻璃体腔内有软组织浸润影、晶状体后软组织沿 Cloquet 管生长、小眼球、无眼内钙化。彩色多普勒检查可以明确显示玻璃体内血流情况。这些影像学特征有利于诊断与鉴别诊断。

后部 PHPV 施行手术的目的是去除遮挡视线的异常障碍并促进中心视力的发育,避免晚期并发症如青光眼和眼球痨从而挽救眼球。常规行晶状体和纤维增生膜切除联合玻璃体切除手术,尽量整复视网膜结构,重建视功能以获得有用的视力。对严重 PHPV 患眼,视觉诱发电位波形已消失、无光感或伴有重度传入性瞳孔障碍者不主张手术治疗。玻璃体切除手术时尽量切除玻璃体的残留蒂部,但应避免损伤大血管,以及损伤视盘和视网膜组织。对于合并有增生膜的复杂后部 PHPV 患者,还需剥除视网膜前的增生膜。不同的学者的手术结果可不相同,主要是入选标准和手术方法的不同,其中最关键的因素取决于 PHPV 的类型和后部组织受累的严重程度即视网膜和视神经的发育情况,它们决定了视力能否改善及改善的幅度。Pruett 发现 50.1% 的后部 PHPV 患者手术治疗后可获得 0.1~0.5 的有用视力,成功的关键在于切除了增生膜,为患眼创造了一个清亮的视觉通路及后期有效的弱视训练。后部 PHPV 情况复杂多变,多数手术效果不佳。即使首次玻璃体手术完成,但由于纤维增生膜的复发、青光眼、玻璃体积血、视网膜脱离、斜视等,32.3% 的病例需再次手术。并有部分患者术后视力完全丧失,因此建议术前检查特别是 VEP 检查,其结果可作为手术指征之一。后部 PHPV,尽管术后视力恢复有限,但是严格选择病例后,手术仍然具有两重作用:一是维持和恢复视力,二是防止青光眼和眼球痨等并发症的发生。

第三节 玻璃体视网膜遗传性疾病

一、Wagner 综合征

1938 年,Wagner 报道了一个瑞士家族共有 16 人患遗传性玻璃体视网膜病变。为常染色体显性遗传病。相关基因位于 5q13-q14 染色体。眼病的主要特点是玻璃体高度液化形成一个光学空腔,并有视网膜脉络膜的进行性萎缩变性。Wagner 综合征过去常与 Stickler 病混在一起而统称之为 Stickler-Wagner 综合征。两病的眼部症状几乎相同,但在全身表现方面,Wagner 综合征患者并无 Stickler 综合征常有的口、面及骨骼异常,听力通常也正常。至于视网膜脱离,过去认为 Wagner 综合征不发生视网膜脱离,但经对家族成员的长期随访,发现也有 14% 的病例最后发生了视网膜脱离。尽管两病存在许多相似之处,但多数作者并不认可它们是同一疾病,除上述的全身症状与较少发生视网膜脱离外,在基因与外显率方面,也不相同。

本病的主要表现为玻璃体与视网膜脉络膜变性。玻璃体高度液化,形成一个很大的光学空腔,在此空腔内漂浮着半透明无血管的纱膜状物,也有膜的一端游离于玻璃体中,另一端附着在赤道前的网膜上。浓缩的玻璃体也可环周边视网膜分几处附着在视网膜表面,其收缩可产生局部牵引性视网膜脱离。脉络膜视网膜变性包括脉络膜毛细血管萎缩,脉络膜与视网膜萎缩变薄;视网膜血管变细,可出现白鞘,沿动、静脉血管外可有骨细胞样色素沉着,或周边视网膜上有斑块状色素及格子样变性等。病变从幼年始,随年龄增长进行发展。早期患者有夜盲,但视力可能正常。至 30 岁左右,由于晶状体皮质的点状或后囊膜混浊,影响视力常需做白内障摘除手术。后期则因进行性的脉络膜视网膜萎缩而使视力极度下降,并可出现视神经萎缩。暗适应常显异常,视野可缩小。眼电生理检查早期 ERG 正常,以后降低,b 波先受累后波及 a 波。

因病变呈进行性,需要长期随访。治疗主要为对症,出现白内障并影响视力时做晶状体摘除人工晶状体植入。有视网膜脱离时手术复位视网膜。视网膜脱离的严重程度一般要比 Stickler 综合征者轻。

二、Stickler 综合征

Stickler 综合征或遗传性骨关节与眼病变,是一遗传性结缔组织病变。由于软骨与玻璃体的主要成分均为Ⅱ型胶原,因此可以同时累及眼与骨关节。COL2A1 位点的基因突变可能使Ⅱ型胶原发生病变,从而导致关节和眼及其他亚型病变的发生。本病为常染色体显性遗传病。完全外显,但有不同的表现度。

Stickler 综合征 1965 年由 Stickler 等人首先描述。他们报道了一个家系 5 代人有骨、关节、口、面及眼的发育异常。骨发育不全的表现有骨骺发育不良,关节过度伸张,其亚型有肢体细长类似 Marfan 综合征或矮胖如 Weil-Marchasani 综合征的体型。X 线显示骨骺扁平,骺端宽阔,尤其是脊柱骨骺的发育不全。口、面发育异常表现为面部中段平坦,腭裂及 Pierre Robin 综合征,包括下腭小、不发育,舌下垂,硬腭裂或腭垂分裂,口腔内出现新生牙或错牙而使咬𬌗功能受阻。听力可减退或出现神经性聋。眼部变化主要有高度近视与眼轴的增长。Hermann 在 1978 年统计得出,72% 的病例近视超过 10 屈光度。玻璃体改变与 Wagner 玻璃体视网膜变性相同。几乎所有病例都有玻璃体脱水浓缩与液化。裂隙灯显微镜观察下,玻璃体表现为一个大的光学空腔,腔内有白色带孔漂浮的膜状物及部分脱离的玻璃体后皮质。另一特征表现在视网膜上,几乎所有病例都先有血管旁的视网膜萎缩,以后逐渐发展成血管旁色素沉着,且随年龄的增长而加重。由于玻璃体与视网膜的改变,一半病例在青年期即发生视网膜脱离。导致视网膜脱离的裂孔可不止一个,不少为巨大裂孔且位置偏后,这不仅增加了手术难度,且术后易并发增生性玻璃体视网膜病变。出于这些不利的因素,外路巩膜手术治疗本病预后差,目前多数采用玻璃体手术。

其他眼部病变尚有早年发生的白内障,晶状体皮质中出现星状、半月形的混浊,以后进行发展,不到 50 岁即因晶状体严重混浊影响视力而需手术治疗。少数病例还可伴有开角型青光眼、弱视与斜视等。

对 Stickler 综合征患者需要早期检查并定期随访,以便及早期发现并及时治疗如视网膜脱离、青光眼等可致盲的严重并发症。

三、家族性渗出性玻璃体视网膜病变

家族性渗出性玻璃体视网膜病变(familial exudative vitreoretinopathy, FEVR)由

Criswick 和 Schepens 于 1969 年首次报道,是一种遗传性视网膜血管发育异常造成的玻璃体视网膜疾病,主要的病理机制是视网膜血管发育不完全,是儿童致盲性眼病之一,占 13%～16%。目前分子生物学研究发现 4 个相关致病基因,分别是 *FZD4*、*LRP5*、*NDP* 和 *TSPAN*12。疾病遗传方式包括常染色体显性遗传、常染色体隐性遗传和 X 性连锁遗传等。大部分患者双眼患病,病变可不对称且疾病晚期和其他疾病表现相似,临床上很难鉴别,易造成漏诊和误诊。55%的患者可能没有明确的家族史,但对家族成员的筛查可以发现无症状的携带者。因此全面认识 FEVR 的临床特征,早期诊断和及时合理治疗,对早期患者保护其视功能,晚期患者保存眼球都至关重要。

1.一般情况　FEVR 是一种好发于婴幼儿的遗传性眼病,亚洲地区高发。有报道台湾地区青少年视网膜脱离中 FEVR 发现率高达 20%。患者一般双眼发病,可不对称。临床表现多样化,可以表现为无症状的携带者,也可以是出生时视功能已明显受损。研究发现 1 岁以内的发病者,病变发展快,视力预后极差。FEVR 的特征性临床表现是周边视网膜存在无灌注区,正常视网膜和无灌注区交界处可以出现新生血管,部分纤维血管组织增生延伸至玻璃体,导致特征性的经过黄斑区的镰状视网膜皱襞,严重者引起牵引性视网膜脱离损害视力。病变轻微者只表现为视网膜血管分布和走行异常。黄斑未受累及者常不影响视力。FEVR 的病程可在某个发展时间点突然停止。疾病晚期发生全视网膜脱离时,很快出现浅前房、并发性白内障、角膜水肿,甚至眼球萎缩。如果 20 岁前病情没有恶化,通常病变能保持相对稳定状态并保留一定的视力。小于 10 岁的患者,视网膜脱离和镰状皱襞是视力损害的主要原因。大于 30 岁的患者视力恶化的原因主要是在无血管区发生了裂孔并引发了孔源性视网膜脱离。

本病的临床表现复杂多样,国际上的分期标准又不尽统一。曾有 Gow 和 Oliver 的 3 期法(表 6-1),其优点是简便,较经典,并对整个病程有一全面的认识。比较常用的还有 Pendergast 和 Trese 的 5 期分类法(表 6-2),它与国际早产儿视网膜病变的分期相似,能指导治疗判断预后。其他的各种分期方法,在此不一一赘述。

表 6-1　Gow 和 Oliver 的 3 期法

分期	眼底特征
第 1 期(轻度)	视网膜周边部有无血管区,无视力异常
第 2 期(中度)	周边视网膜无血管与有血管区交界处出现新生血管和纤维增生,伴视网膜内或网膜下渗出和玻璃体牵引,有视力损害
第 3 期(重度)	晚期病变,视网膜脱离并出现严重并发症

表 6-2　Pendergast 和 Trese 的 5 期法

分期	眼底特征
第 1 期	视网膜周边部有无血管区,无新生血管和渗出
第 2 期	周边部视网膜有无血管区,伴渗出和新生血管,可有渗出性视网膜脱离
第 3 期	视网膜脱离未累及黄斑

分期	眼底特征
第4期	视网膜脱离累及黄斑
第5期	视网膜全脱离

2.临床表现　婴幼儿FEVR常因眼球不能追随光线、视觉异常、眼球震颤或伴有斜视或白瞳症等行进一步检查时被发现。成人FEVR多数无症状，也无明显视力损害，因此患者并不自觉有眼疾，往往在常规检查眼底时意外发现；有些患者则因黄斑异位，表现外斜视，检查斜视时发现。如果出现了视网膜脱离，视力下降就成为主诉。

早期患者视网膜周边部有无血管区，大都在颞侧也可扩展到360°。通过间接检眼镜检查发现无血管区视网膜苍白无血管，在无赤光滤光片下更易将有血管和无血管区区别开来。两区病变交界处有毛细血管扩张或动静脉短路等；有些患者表现为视网膜血管分支异常增多，血管末梢如同柳树枝样，也可出现后极部血管向颞侧牵引等特征性表现。临床上这些患者因无视力损害而易漏诊和误诊。病变损害黄斑区时出现视力损害，这时眼底视网膜无血管区边界出现新生血管和纤维增生，可伴有视网膜内或视网膜下的渗出和玻璃体视网膜牵引，最常见的是玻璃体将黄斑牵拉向颞下方，有些则是视盘和视网膜血管均向颞侧牵引，出现特征性的自视盘延伸至颞侧周边部视网膜镰状皱襞。Dudgeon首先提出许多过去诊为特发性镰状视网膜皱襞的患者可能就是FEVR。其他病变还有视网膜内或视网膜下的渗出病灶，少数视网膜周边出现视网膜劈裂样改变，甚至发生牵引性或渗出性视网膜脱离的病例。发生视网膜脱离的眼中11%~20%有视网膜新生血管增生。儿童视网膜无血管区边界出现新生血管常常是病变恶化的标志，因为纤维血管增生更易发生玻璃体视网膜牵引，导致视网膜脱离且其手术预后差。但对成年患者新生血管增生的出现并不一定预示着病情的恶化，因有些患者经多年随访病情都非常稳定并无进展。疾病晚期主要是视网膜脱离和严重并发症的出现。FEVR儿童以非孔源性视网膜脱离常见，而孔源性视网膜脱离好发于10岁以上的患者。当病变发展为视网膜全脱离时往往视力丧失，并伴视网膜内和视网膜下大量渗出，并发白内障，虹膜红变，新生血管性青光眼，角膜带状变性等常接踵而至，最后导致眼球萎缩。

3.辅助检查

（1）荧光素眼底血管造影检查（FFA）：使我们认识并加深了解了FEVR。1976年Canny和Oliver研究了早期患者的FFA片，发现所有患者均表现为周边视网膜毛细血管的突然中断或发生纤维血管增生，造影后期末端血管出现荧光素渗漏。因此提出FEVR基础病变是视网膜周边小血管未完全发育到锯齿缘。目前的研究支持这一观点。对无症状的携带者，FFA是诊断FEVR的"金标准"。FFA的特征表现是周边视网膜血管中断，有无灌注区形成。FFA可清晰显示无血管区的范围，大多数在颞侧，也有累及360°的。靠近无血管区视网膜小血管呈网状或毛刷状，有动静脉短路或血管白鞘形成。部分患者黄斑周围毛细血管被拉向颞侧，有些表现为视网膜血管分支异常增多，周边部血管密集，呈柳树枝样，血管分支间角度变小，有些几乎平行。此外，还可发现视盘偏小，视盘至黄斑距离拉长,后极部血管向颞侧弯曲,黄斑向颞下移位等。早期患者的 FFA 具特征性表现,可作为临床诊断的依据。但渗出严重及晚期视网膜脱离者在 FFA 中就缺乏特异表现,不具诊断价值。

(2)其他眼科特殊检查:视网膜电图(ERG)、眼电图(EOG)、超声生物显微镜(UBM)、视野检查和色觉检查等在无症状的轻型患者中基本正常,晚期患者所有检查均显异常却无特殊诊断意义。

4.鉴别诊断

(1)早产儿视网膜病变(ROP):FEVR 和 ROP 在临床上都表现为视网膜血管发育不完全,且以后的发展演变也极相似。鉴别要点主要是 ROP 有明确的早产史和(或)出生时的低体重史,但无家族遗传史。FEVR 多是足月产、正常体重的患儿,可有家族遗传史。此外,ROP 少有视网膜下的渗出,FEVR 则很常见;FEVR 视网膜血管一般均有走行和分布的异常,而 ROP 少见。目前基因研究发现 FZD4 基因突变与严重 ROP 有关。

(2)Norrie 病:多见于男孩,可伴神经性聋、生长发育迟缓等神经系统和其他系统病变,预后差。眼部特征性表现是严重的视网膜血管发育不完全。目前基因研究发现部分患者可因 NDP 基因突变造成。全身情况特别是神经系统发育异常有助于鉴别诊断。

(3)Coats 病:FEVR 渗出严重时与 Coats 病的眼底表现难以区分。Coats 病多见于男孩,单眼发病,眼底见视网膜毛细血管扩张、微血管瘤或灯泡样血管,大量视网膜内或视网膜下黄白色渗出是其特征。有时可见视网膜下胆固醇结晶或出血。FEVR 多双眼发病,眼底周边视网膜有无血管区。对侧眼特别是 FFA 检查在鉴别上具有重要价值。

(4)PHPV:眼底视网膜皱襞与 FEVR 相似,但 80%单眼发病,无家族史。患眼常较小。前部型患者可见被拉长的睫状突;后部型和混合型可有眼底视盘发育异常。UBM 和 FFA 的特征性表现和家族遗传史等可帮助鉴别。目前基因研究显示 FEVR 致病基因 FZD4 在一些 PHPV 动物模型中有突变表现。玻璃体手术中发现 PHPV 患者的视网膜血管已发育到周边部,这是重要的鉴别点。

5.治疗 目前还不能治愈 FEVR,只能治疗其并发症,控制疾病的发展。多数学者认为需早期诊断并终身随访。原则是当视网膜有血管与无血管交界处出现新生血管时,对婴幼儿可能提示病情将迅速发展,适当的光凝或冷冻治疗可能缓解病情。出现视网膜脱离时巩膜环扎术或玻璃体切割术可以挽救部分视功能。疾病晚期只能对症处理挽救眼球。

(1)冷冻和光凝治疗:治疗目的是控制视网膜周边新生血管的发展。许多学者报道经光凝或冷冻无血管区后 FEVR 病情趋于稳定不再发展,但也有研究者报道治疗后病情仍然发展;且激光有引起视网膜裂孔并导致视网膜脱离的风险。因此对病情相对比较稳定的患者以密切观察为主,不急于过早干预。

(2)巩膜环扎术:适应证是并发孔源性视网膜脱离者:孔源性视网膜脱离最常见于 10~20 岁的 FEVR 患者,但也有发生在 50 岁时。手术效果一般较好。除玻璃体牵引严重者,不需行玻璃体切除手术。Criswick 和 Schepens 首次报道用环扎手术成功治疗孔源性视网膜脱离。对于非孔源性视网膜脱离的 FEVR 患者,Crock 是首个使用环扎术的医师,也取得满意效果,其他医师也有相似的报道。

(3)玻璃体切割术:Treister 和 Machemer 首次报道用玻璃体手术成功治疗了一名 16 岁儿童因 FEVR 并发的牵拉性视网膜脱离,视力从术前的 0.3 提高到 0.6。Pendergast 等报道 52 眼 FEVR 患者,32 眼视网膜脱离接受了玻璃体手术,术后随访 6 个月,62.1%患眼黄斑复位,视力提高。玻璃体手术失败的原因可能是无血管区存在的异常玻璃体视网膜粘连。众所周知,年轻患者常无玻璃体后脱离,玻璃体手术后发生增生性玻璃体视网膜病变的比率高,而且需要玻璃体手术处理的患者病情往往复杂,手术万一失败其预后比不手术更差,快速导致眼球萎缩,这是术前必须考量的。不过由于显微玻璃体手术技术的不断发展和对疾病的进一步深入了解,目前视网膜的复位率和视力预后均在改进中。

(4)抗血管内皮生长因子(VEGF)药物眼内注射:对于活动期新生血管和渗出严重者,可用抗 VEGF 药物来抑制新生血管,减少渗出,提高视力,如同时联合玻璃体手术可解除玻璃体对视网膜的牵拉缓解病情。据报道,4 例 FEVR 患者用 Macugen 玻璃体腔注射,其中 2 例联合玻璃体手术,随访近 1 年预后良好。作者尝试用 Avastin 或 Lucentis 眼内注射,取得一定的治疗作用。目前用抗 VEGF 药物治疗 FEVR 的报道还不多,因此还需要进一步观察和研究。

四、Goldmann-Favre 综合征

Goldmann-Favre 综合征又称 Goldmann-Favre 玻璃体视网膜变性(Goldmann-Favre vitreoretinal degeneration,GFS),属常染色体隐性遗传。1957 年首次报道。它累及视网膜、玻璃体和晶状体。典型表现为进行性视力损害、夜盲、玻璃体变性、不典型的周边色素发育不良和黄斑部劈裂。墨西哥的人群调查发现,36 300 名玻璃体视网膜变性患者中 Goldmann-Favre 综合征的患病率是 0.005%,低于 FEVR 的患病率 0.008%,而和性连锁青少年视网膜劈裂和 Wagner 病患病率相似。尽管 GFS 的患病率很低,但病变进展可致盲,早期诊断能为治疗提供时间和机会。

1.病因　目前分子生物学研究发现,GFS 致病基因定位于 15q23,是视网膜发育过程中抑制视网膜视锥细胞增生的核层受体亚族 2,E 组,膜 3(nuclear receptor subfamily 2,group E,member 3,NR2E3,OMIM 604485)发生突变引起的一种玻璃体视网膜变性疾病。NR2E3 被称为特殊的光感受器核受体,它的生理活性是促进视锥和视杆细胞的发育并维持它们的生理功能。研究显示 NR2E3 基因突变导致了 S-视锥细胞增加,M 和 L-视锥细胞减少,并伴视杆细胞发育减缓和视网膜结构紊乱,ERG 检查中具有典型的增强型 S-视锥细胞的表现,而整个视网膜视杆细胞的敏感性严重下降。周边视网膜(富含视杆细胞)在疾病早期即受累。目前已知因 NR2E3 基因突变而导致的常染色体隐性遗传视网膜变性病主要有三种:GFS、增强型 S-锥体细胞综合征及成簇性色素性视网膜变性。因为光感受器丧失,视网膜变性发展迅速。

2.临床表现　GFS 的主要症状是 10 岁以前有夜盲,双眼发病且病情对称。体征包括黄斑病变、视网膜劈裂、白内障和类似视网膜色素变性的周边脉络膜视网膜色素病变。视力下降呈进行性甚至完全丧失。视网膜劈裂可发生在中央或周边部,与先天性视网膜

劈裂相似,黄斑劈裂可以独立存在,也可与周边视网膜劈裂相连。典型的黄斑劈裂在检眼镜下表现为小囊肿样改变,但荧光素眼底血管造影无荧光素集聚现象。周边视网膜劈裂引起周边视网膜绝对暗点,常发生内层裂孔呈卵圆形。与典型的视网膜色素变性的骨细胞样色素沉着不同,GFS 的色素沉着为点状。患者有明显的玻璃体液化,表现为玻璃体腔有一大光学性空腔,如同 Wagner 病所见。空腔内含有细纤维丝并被半液化的纱膜样的凝胶包围,这种玻璃体纱膜没有明显的边界,其密度也随玻璃体的不同部位而异。玻璃体后皮质外层致密,检眼镜下表现类似视网膜前膜或视网膜嵴,玻璃体皮质通常在视网膜劈裂或脉络膜视网膜色素增生处有紧密粘连。本病可合并视网膜脱离,但罕见,如果发生,预后多数不佳。除眼部异常多数患者不伴全身系统性疾病。

3.辅助检查 MFS 患者 OCT 表现包括黄斑板层孔、黄斑劈裂、小囊肿、光感受器层 IS/OS 层异常、视网膜前膜、玻璃体黄斑牵引、中心凹增厚和中心凹轮廓线抬高。视野和暗适应检查:GFS 患者暗适应极差类似于视网膜色素变性。微视野显示中心凹视敏度下降伴盲点。患者视网膜劈裂、黄斑病变和微视野的盲点相对应,周边视野缺损区与周边视网膜劈裂、视网膜色素变性区吻合。色觉异常与中心凹功能受损有关。电生理检查:暗适应状态下对暗光没有反应,但在明适应条件下对亮光则有较大异常反应。特征性的 ERG 表现为视杆细胞反应熄灭,即 30 分钟暗适应后的弱蓝光或弱白光刺激产生的视杆细胞反应熄灭,暗适应后白色强光刺激产生的视杆细胞和视锥细胞混合反应降低,10 分钟明适应后,白色强光刺激产生的视锥细胞反应,以及 30Hz 白色闪烁光刺激产生的视锥细胞反应(明适应反应降低)。ERG 反应变异极大和病情程度相关。该病晚期 ERG 可表现为熄灭型。

4.鉴别诊断 GFS 与增强型 S-锥体细胞综合征及其他玻璃体视网膜变性和视网膜色素变性有一些相同的临床表现而需鉴别。GFS 和性连锁视网膜劈裂(X-linked retinoschisis,XLRS)的鉴别点:XLRS 是性连锁遗传,而 GFS 是常染色体隐性遗传,XLRS 没有夜盲、眼底一般没有大量视网膜色素沉着,并且没有 GFS 的典型 S-视锥细胞增强的 ERG 特征性表现。周边视网膜劈裂及成簇的色素聚集表明该病是与 NR2E3 基因相关的疾病。GFS 后极部的微囊样变化易与黄斑囊样水肿混淆,通过荧光素眼底血管造影可以将两者鉴别开来。至于与视网膜色素变性的鉴别,视网膜色素变性的特征是夜盲和视网膜上的色素改变,并伴有血管变细和熄灭型 ERG,眼底没有 GFS 患者中见到的中心凹和周边视网膜劈裂,临床电生理也没有 S-视锥细胞增强的波形。

5.治疗 目前已确定致病基因是染色体 15q23 位点 NR2E3 的突变,将来有望进行基因治疗。但目前尚无特殊治疗,只是对其并发症进行处理,如出现孔源性视网膜脱离时行视网膜复位手术治疗。有研究者用激光控制黄斑劈裂取得一定效果。一般不推荐对视网膜外层裂孔进行预防性治疗。

第四节 玻璃体积血

玻璃体积血是指血液进入玻璃体腔。它不是一种独立的疾病,而是眼外伤或眼底血管性疾病等多种病变造成视力损害的一种常见并发症。一方面,玻璃体内的积血使屈光介质混浊,妨碍光线达到视网膜,而且对玻璃体结构和邻近组织产生一定影响;另一方面,机体对玻璃体内血液的反应可使血液逐渐被清除。在不同的病例,由玻璃体积血导致的后果有很大不同,应根据原发疾病、玻璃体积血量的多少、出血吸收的情况及眼部反应的表现等,适时恰当进行临床处理。

一、原因

任何原因致使视网膜或葡萄膜血管或其新生血管破裂,血液流出并聚积于玻璃体腔内,都可形成玻璃体积血。正常成人的玻璃体无血管,但视网膜新生血管可长入玻璃体,或出现玻璃体纤维血管组织增生。眼外伤和眼底血管性疾病,是临床上引起玻璃体积血的常见原因。

1.眼外伤或手术引起的玻璃体积血

(1)眼球穿通伤或钝挫伤:都可造成外伤性玻璃体积血。在角巩膜穿通伤、巩膜穿通和眼后段的异物伤,玻璃体积血的发生率很高。眼球钝挫伤造成的眼球瞬间形变可致视网膜脉络膜破裂而出血;前部玻璃体积血可由虹膜、睫状体部位损伤所致。据一组病例观察,外伤性玻璃体积血可占主要累及眼后段挫伤病例的25%~45%。据 Juan 等对453例眼外伤住院患者的统计资料,其中玻璃体积血145例,占32%。

(2)间接性眼损伤:包括 Terson 综合征和 Valsalva 视网膜病变,都会发生玻璃体积血。

1)Terson 综合征:与任何类型的颅内出血相关的玻璃体积血综合征,称 Terson 综合征。Litten(1881)和 Terson(1900)分别描述了这种与蛛网膜下隙出血相关的眼内出血。占蛛网膜下隙出血患者的3%~8%。多双眼受累。有些病例曾有严重的胸部挤压伤史。但常见原因是颅内动脉瘤破裂引起的急性蛛网膜下隙出血。在急性期,玻璃体积血常遮蔽眼底观察,部分吸收后可见视网膜前、视网膜内或视网膜下的出血。可并发视网膜前膜。其发生机制不清。玻璃体积血可能持续较长时间,玻璃体手术干预是有效的。

2)Valsalva 视网膜病变:是以关闭声门时用力呼气导致的胸膜腔内压力骤然升高发生的、以视网膜前出血为特征的视网膜病变。一般认为,静脉回流减少、伴有颅内静脉压升高是发生的原因。举重、用力排便、咳嗽和呕吐,是发生的伴随事件。因内界膜下出血、视网膜前出血、视网膜出血或玻璃体积血引起视力丧失。血液吸收后视力可恢复。

(3)手术性玻璃体积血:可见于白内障手术、青光眼滤过手术、视网膜脱离修复手术、玻璃体手术等。例如,在白内障或青光眼手术中损伤或部分切除虹膜时,出血进入玻璃体内;手术中因眼压波动及脉络膜血管脆弱引起脉络膜出血;巩膜外垫压手术中,因视网膜下液引流时累及脉络膜或视网膜血管引起出血等。玻璃体手术中的出血可能会更常见,在眼内操作中触及或处理视网膜或新生血管,都可形成出血,需要术中彻底止血。但即使如此,在不同的疾病,如增生性糖尿病视网膜病变,手术后早期或晚期仍可能发生玻璃体积血。

2.自发性玻璃体积血 包括的疾病种类较多。主要有视网膜血管病,如糖尿病视网膜病变、视网膜静脉阻塞、Eales 病、视网膜大动脉瘤、早产儿视网膜病变、家族性渗出性视网膜病变、视网膜毛细血管扩张症及镰状细胞病等;玻璃体后脱离或视网膜裂孔形成;湿性年龄相关性黄斑变性,息肉样脉络膜血管病变;视网膜脉络膜的炎症(如视网膜血管炎、中间葡萄膜炎)、变性(如视网膜劈裂症)或肿瘤(如视网膜血管瘤)等。

据一组玻璃体积血的病例统计,糖尿病视网膜病变占34.1%、无脱离的视网膜裂孔占22.4%、孔源性视网膜脱离占14.9%、视网膜静脉阻塞占13.0%,以上四种疾患占84%。其他疾病如玻璃体后脱离、视网膜血管炎、视网膜静脉周围炎、年龄相关性黄斑变性、眼内肿瘤、早产儿视网膜病变,也占有相当的比例。新田安纪芳等对糖尿病、眼外伤等两种病因除外的151例单眼玻璃体积血病例进行临床分析,引起出血的主要原因:视网膜裂孔形成占42%;视网膜静脉分支阻塞占37%。一些血液系统疾病如白血病、视网膜劈裂症也可导致玻璃体积血,但较为少见。以下列举几种常见的玻璃体积血疾病。

(1)糖尿病视网膜病变:是玻璃体积血的最常见原因。我国糖尿病患者已有9700万。在1型糖尿病患者,发病15年后几乎全部出现视网膜病变,其中约一半发生增生性视网膜病变。在2型糖尿病患者,病史15年以上发生视网膜病变的比例可达到53%～84%,其中增生性病变可达25%。视网膜新生血管形成是增生性病变的标志,是玻璃体积血的原因。因出血引起的视力下降,不能靠血液自行吸收而恢复的患者占大多数,除非能及时、足量完成全视网膜激光光凝术,使视网膜新生血管消退,否则,都需要玻璃体手术干预。

(2)视网膜静脉阻塞:是第二位常见的视网膜血管疾病,中老年多发。据世界范围内的新近统计,在49～60岁年龄段的发病率约为0.7%;在80岁以上人群中为4.6%,无性别差异。视网膜分支静脉阻塞(BRVO)的发病率是视网膜中央静脉阻塞(CRVO)的2～3倍。目前估计每年新发病例为520/百万,其中每百万人群中BRVO为442例,CRVO为80例。在BRVO,当荧光素眼底血管造影显示无灌注区大于视盘面积(SDA)时,约40%的患眼发生视网膜新生血管,其中60%发生玻璃体积血,而且多发生在阻塞后6～12个月。因此,这类玻璃体积血也是玻璃体手术的较常见适应证。在CRVO眼的不同阶段,约10%发生视盘或视网膜新生血管,也会造成玻璃体积血。

(3)特发性视网膜血管炎(Eales病):是中青年男性发生玻璃体积血的常见原因。无系统性疾病;是原因尚未阐明的视网膜血管炎症引起广泛的视网膜缺血和新生血管形成导致玻璃体积血。出血可反复发作,引起牵拉性视网膜脱离。

(4)视网膜裂孔形成及孔源性视网膜脱离:因玻璃体液化、粘连和牵拉,引起急性玻璃体后脱离或视网膜裂孔形成时,由于视网膜血管的破裂,会发生玻璃体积血。尤其在马蹄形撕裂孔邻近或跨越血管时,可引起较大量的出血,完全掩盖眼底。因此,对40～60岁的中老年病例,无外伤,高血压或糖尿病,或高度近视眼发生单眼玻璃体积血,应警惕视网膜裂孔形成,以免延误治疗时机。

二、病理生理学

血液聚积在玻璃体腔内,会对玻璃体和视网膜产生损害;而机体的反应将逐渐清除血液及其分解产物。

1.血液对玻璃体的损害　根据临床观察和实验研究,一定量的血液进入玻璃体,可使玻璃体凝胶浓缩凝聚、液化和发生后脱离。玻璃体因失去正常的凝胶结构和对视网膜的支撑等功能,生化特性也随之改变。

(1)实验研究:给正常家兔的玻璃体内注入 0.1~0.2mL 自体全血,1 周内即可观察到玻璃体与视网膜之间发生分离,塌陷的玻璃体形成薄纱样膜,呈假囊状包绕血块。这种假膜与不完全脱离部位的玻璃体相附着。2 周后玻璃体几乎完全脱离,同时玻璃体变性、液化。

(2)血液引起玻璃体变性的机制:尚无统一的意见。①铁离子的作用:长期以来,人们认为血液降解后,血红蛋白释放出的铁离子对玻璃体液化起重要作用。为了验证这一假说,将氯化亚铁溶液加入离体牛眼玻璃体,结果相当于血液含铁 10mmol/L 浓度的亚铁溶液0.1mL,在 20 小时内能完全破坏玻璃体凝胶结构,使胶原纤维全部凝聚分离。相当于这一浓度的 1% 亚铁离子,也能使部分胶原凝聚。铁离子对玻璃体的特殊破坏作用,与产生氢氧根自由基有关。对家兔的活体实验证实,相当于 0.3~0.7mmol/L 浓度(16.8~39.2μg)的铁离子可使家兔玻璃体液化。理论上,0.1mL 血液含 50μg 以上的铁离子,但实际上,玻璃体积血时只释放出很少的游离铁离子;②巨噬细胞的作用:在玻璃体积血时,大量巨噬细胞侵入,实验证实玻璃体内超氧化物歧化酶的活性下降,间接证明巨噬细胞在吞噬时呼吸爆发释放出超氧化物阴离子自由基(O_2^-)。这种自由基对玻璃体基质和细胞成分都有很强的破坏作用;③酶反应:血液引起的炎症过程能激活溶酶体酶,它们能对玻璃体胶原和透明质酸发生水解作用。因此,玻璃体的变性液化可能是以上作用的共同结果。

(3)诱发玻璃体后脱离:许多临床观察提出,玻璃体与视网膜的粘连或不完全后脱离,与新生血管膜长入玻璃体及其诱发的牵拉性视网膜脱离有很大关系。与此设想,如果能用人工方法,在粘连形成前早期诱发玻璃体后脱离,这对避免上述并发症有益。由玻璃体积血的实验发现,后玻璃体的脱离与玻璃体凝缩和巨噬细胞作用有关。笔者将活化的巨噬细胞注入玻璃体内,透射电镜检查可见巨噬细胞附着于玻璃体视网膜界面,界面上的胶原疏松崩解,在 8 天后发生后部玻璃体与内界膜的分离,形成玻璃体后间隙,而内界膜完整,后间隙内有完整的巨噬细胞,此后玻璃体后皮质逐渐远离,分离范围扩大。这一观察说明,玻璃体后脱离可能与巨噬细胞分泌的弹力纤维酶、胶原酶的水解作用有关。近年来,利用一些蛋白水解酶诱发活体玻璃体后脱离的实验也得到了相似的结果。

2.玻璃体积血对视网膜的毒性　以往认为,血红蛋白释放的铁对视网膜有毒性作用。但近年的临床观察发现,玻璃体积血清除后视网膜功能恢复。视网膜是否受到毒性损害、损害的程度可能取决于出血量、视网膜的功能状态和已有的病变等因素。对这一问题尚有待进一步研究。

von Hippel 曾提出,玻璃体积血时视网膜的改变可能是血红蛋白释放出铁的毒性所致。Regnault 用[59]Fe 标记的红细胞注入动物玻璃体内,测定放射性强度,结果放射活性下降到25%需要 2 个月,此时玻璃体已半透明,而用[51]Cr 标记的红细胞在注射后 1 个月已下降到25%,这说明红细胞清除较快,铁在眼内存留时间较红细胞长。Doly 用[59]Fe 标记的红细胞0.3mL注入玻璃体内,结果证实血红蛋白释放出铁离子,铁能从玻璃体进入视网膜内,从视网膜的神经节细胞移向组织深层。视网膜电图检查有相应的下降。对离体鼠视网膜用含铁溶液灌注,当铁离子浓度达到 0.1mmol/L 时,ERG 无变化;在 0.5mmol/L 时,ERG 波幅明显降低;在 2mmol/L 时出现不可逆改变。向兔玻璃体内注入自体全血0.2mL,24 小时测定视网膜组织内的脂质过氧化产物丙二醛,发现丙二醛含量明显比对照组升高,提示自由基的产生可能在铁对视网膜损伤中起一定作用。

随着玻璃体切割术的开展,一些过去认为治疗无望的陈旧性玻璃体积血患者,在切除积血和混浊的玻璃体之后,视力得到恢复。甚至在术前 ERG 波幅消失的病例,术后视力也得到相当程度的提高,ERG 改善。Ehrenberg 等用家兔进行玻璃体积血实验研究,得出血液对视网膜无毒性的结论。他们向玻璃体注入自体全血 0.25~0.5mL,连续观察 4 个月,ERG 正常。X 线微电极分析,视网膜内未检出铁质,组织上未见形态改变。但血液能刺激视网膜内的细胞增生。Sanders 的实验表明,向兔的玻璃体内注射自体全血 0.3mL 或血红蛋白 22.4mg,共 3 次,每次相隔 1 个月,光镜和超微结构检查未见视网膜改变。

3.玻璃体积血刺激眼内细胞增生　实验证实,向玻璃体内注射全血或红细胞、白细胞、血小板及血红蛋白,都可形成玻璃体膜。超微结构检查发现膜中含有大量的巨噬细胞和玻璃体固有胶原,一般无成纤维细胞增生,对视网膜无牵拉作用。但近年研究表明,全血或红细胞可刺激视网膜表面的细胞增生。Ehrenberg 等向玻璃体注入 0.5mL 全血之后,观察到兔眼视盘和髓线上有纤维血管组织增生,对髓线造成局部的牵拉,但无严重的视网膜脱离。在下方周边部视网膜表面出现神经胶质性视网膜前膜。Miller 等向兔眼注入纯化的红细胞,也得到同样的结果。

在眼球穿通伤的条件下,玻璃体积血对预后有重要影响,能刺激伤口的成纤维细胞向玻璃体内生长,形成粗大的纤维血管组织条索,可造成牵拉性视网膜脱离。在无明显的玻璃体积血时,巩膜伤口在 1~2 周愈合成瘢痕,内面无纤维组织生长。

由于玻璃体积血主要引起巨噬细胞为主的慢性炎症,提示巨噬细胞可能在诱发眼内细胞增生中起主要作用。将活化的巨噬细胞注入兔玻璃体内,引起了髓线的纤维血管组织增生、局限性牵拉性脱离、玻璃体后脱离和神经胶质性视网膜前膜形成。由于巨噬细胞能产生和分泌多种生物活性物质,如生长因子、白介素、溶酶体酶等,这些物质在刺激细胞的游走、增生中起重要作用。此外,多种炎性介质和生长因子对视网膜色素上皮细胞、成纤维细胞和神经胶质细胞有趋化和促增生作用。

4.玻璃体积血对血-房水屏障和房水排出系统的影响

(1)对血-房水屏障的影响:向实验动物玻璃体内注射血液后,采用虹膜荧光造影、血管示踪剂等方法检测眼前段葡萄膜血管通透性的变化,结果在 1~40 天房水闪光阳性,虹膜血管出现荧光渗漏。反复注入血液后虹膜血管的渗漏可持续 3 个月之久。在临床研究中,玻璃体积血常伴有前房闪光,说明有血-房水屏障的损害。

(2)对房水排出系统的影响:进入玻璃体内的红细胞变性后可成为血影细胞,血影细胞进入前房,可机械性地阻塞小梁网,使房水排出阻力增加,眼压升高,形成血影细胞性青光眼。此病的特点:①有眼部外伤、穿通伤或其他原因引起的玻璃体积血;②玻璃体内的红细胞变为血影细胞;③血影细胞经破裂的玻璃体前界膜进入前房;④临床上,血影细胞性青光眼常在受伤后2周至3个月发生。

5.玻璃体对血液的吸收 血液进入正常的玻璃体后,玻璃体的反应表现为以巨噬细胞为主的低度慢性炎症。一般没有玻璃体感染时大量中性白细胞浸润的改变。在这一过程中,血液逐渐缓慢地被清除。

(1)实验观察:在家兔实验性玻璃体积血中,可以细致地观察血液的改变。自体全血0.2mL注入后5分钟,即可见血液发生凝固。24小时,形成边界清楚的血块,玻璃体纤维与纤维蛋白形成一个连续的膜,包绕血块。1周时,血块中的红细胞变性、溶血,释放出的血红蛋白使玻璃体变为暗红色混浊,玻璃体凝胶塌陷形成假膜,呈囊状包绕,并出现玻璃体后脱离。巨噬细胞于4~5天开始出现在玻璃体内,沿玻璃体胶原纤维聚集,接近红细胞。2~4周,大量红细胞从血块释出,血块变成灰白色,呈蜂窝状外观;玻璃体进一步液化、塌陷,包绕血块的假膜变致密,因玻璃体后脱离而形成的玻璃体后间隙变透明。组织学检查见巨噬细胞增多,吞噬红细胞碎片。5~12周,玻璃体逐渐变透明,6周后血块和溶解的细胞物质差不多都被清除,大部分纤维蛋白膜吸收,在玻璃体残膜内含有红细胞、巨噬细胞和残留的胶原纤维条索。13~16周以后,玻璃体完全透明,极少数眼在玻璃体基部残留吸收不完全的小血块,玻璃体仍有少量巨噬细胞。

(2)临床观察:临床上,玻璃体积血吸收的快慢不一。Freeman报告,外伤性玻璃体积血完全吸收需1~24个月,平均8个月。血液吸收的快慢与出血量、出血部位、玻璃体状态、视网膜脉络膜功能等因素有关。①少量出血,视网膜前出血,多能较快地吸收;②玻璃体液化或切除术后,能明显加速血液的吸收。由于正常玻璃体胶原能激活血小板使血液凝聚,玻璃体液化后,血液不能有效地凝集而向四周扩散,因此有利于血液的清除。实验证实,向玻璃体注射可膨胀的气体致玻璃体被压缩后,血液的吸收速度较对照组快一倍;③纤维蛋白的溶解:纤维蛋白的溶解能使血块溶解,促使红细胞弥散;同时,纤维蛋白降解产物可能增强白细胞吞噬功能。纤维蛋白溶酶原激活剂(tPA)曾用于治疗玻璃体积血;④溶血:玻璃体积血主要发生细胞外溶血,即红细胞先发生溶解,然后才被巨噬细胞吞噬、消化并移出眼外。溶血后,玻璃体积血的吸收速度加快;⑤眼部的血循环功能,血循环功能不良,血液吸收延迟。

三、临床表现

自发性出血常突然发作,可以是很少量的出血,多者形成浓密的血块。少量出血时,患者可能不自察觉,或仅有"飞蚊症":较多的出血发生时,患者发觉眼前暗影飘动,或似有红玻璃片遮挡,反复出血的患者可自觉"冒烟",视力明显下降。眼科检查,在出血较少、不致影响裂隙灯观察时,可以看到红细胞聚集于玻璃体凝胶的支架中,呈柠檬色尘状。中等量的新鲜出血可呈致密的黑色条状混浊。大量出血致眼底无红光反射,视力下降至光感。

随着时间的推移,玻璃体内的血液弥散,颜色变淡,玻璃体逐渐变得透明。较多血液吸收时间延长,需6个月甚至1年以上。在没有明显眼底病变时,视力可能完全或大部分恢复。在眼后段外伤合并大量玻璃体积血时,可能有半数的患者丧失有用视力。

四、诊断

如前所述,玻璃体积血不是一种独立的疾病,常常以并发症的形式出现。因此,应根据引起积血的原因和临床表现,做出原发性疾病(或外伤、手术)及出血程度的诊断或初步诊断。诊断应包括原发病,或为外伤性及并发症。这需要对引起玻璃体积血的疾病有全面的掌握,熟悉所有相关疾病的特征和鉴别的要点。致密的积血能完全遮盖眼底,对判断原发性疾病带来困难。如中老年患者致密的玻璃体积血,可能是视网膜分支静脉阻塞合并的视网膜新生血管引起,也不能排除视网膜裂孔造成的出血。检查对侧眼有重要价值。

根据疾病诊断的普通原则,如先考虑常见病,再考虑少见病;分析原发病出现的可能频度。在没有某种眼底病特征显现的情况,可列出多种可能的疾病。切忌先入为主,将诊断仅局限于常见病,造成误诊或漏诊。如糖尿病患者的玻璃体积血,最大可能是增生性糖尿病视网膜病变,但当另一只眼只表现出轻度背景性的视网膜病变时,也可能是合并视网膜静脉阻塞引起。年轻成人的反复性玻璃体积血,没有明显的系统性疾病,以Eales病的可能性为大。应强调的是,对视网膜裂孔形成、息肉状脉络膜血管病变等引起的致密玻璃体积血,要保持警惕性,因为这些疾病需要密切观察及处理。单纯等待积血吸收可能影响治疗时机及其预后。同时,应将玻璃体积血的可能原因与患者充分沟通。

超声检查有较大的诊断价值,尤其在不能直接看到眼底时。①少量弥散性的出血,用B超检查可能得到阴性结果,这是因为在玻璃体内缺乏足够的回声界面。而A型超声扫描对此可能显示出低基线的回声;②玻璃体积血较致密时,无论A超检查或B超检查都可看到低度到中度振幅的散在回声。当用高灵敏度扫描时,出血的致密度和分布显示得更清楚;降低灵敏度的扫描可以使回声振幅下降,多数回声点被清除掉,因此能确定是否同时存在视网膜脱离;③玻璃体积血引起的玻璃体后脱离,在超声图像诊断时应与视网膜脱离相鉴别。脱离的视网膜常呈高振幅的回声,在改变灵敏度时,视网膜回声变化不大。脱离的视网膜常可追踪到附着处或视盘,在牵拉性视网膜脱离会呈现出牵拉的形态。在单纯的玻璃体后脱离,玻璃体后界面在眼球转动时有明显的后运动,降低机器的敏感度时回声振幅减弱。因此,超声检查能够确定眼后段外伤与玻璃体积血的程度、是否合并有视网膜脱离等病变,判断视力预后,必要时可以重复检查。

对出血量的多少,建议按玻璃体混浊的程度分为四级,"±"或Ⅰ级,指极少量出血,不影响眼底观察;"+"或Ⅱ级,指眼底红光反射明显,或上方周边部可见视网膜血管;"++"或Ⅲ级,指部分眼底有红光反射,下半无红光反射;"+++"或Ⅳ级,指眼底无红光反射。

五、并发症

除玻璃体的改变之外,还包括血影细胞性青光眼、增生性视网膜病变、牵拉性视网膜脱离、虹膜红变、白内障等。

六、治疗

在大多数病例,玻璃体积血的自发吸收需要4~6个月时间,虽然视网膜前出血可在数天至数周之间弥散。以往曾经认为在开始治疗之前,应观察3~4个月,如果在这期间玻璃体混浊没有明显减轻,说明自发吸收缓慢或完全吸收的可能性较小。

但是问题在于,引起玻璃体积血的原发病是什么?能否允许等待 3 个月以上的时间?例如,在增生性糖尿病视网膜病变,在视网膜缺血的情况下,如果不能及时通过广泛的视网膜激光光凝控制,缺血会持续发展,引起牵拉性视网膜脱离,使预后变坏,因此,近年的许多研究证实,早期干预能改善这类疾病的预后。对于视网膜裂孔引起的积血也是如此,等待过程中会发生视网膜脱离。显然,考虑到原发病的进展及积极治疗原发病是重要的,而不是"消极"等待。

1.药物疗法 以往尝试了一些药物试图促进血液的吸收,但尚无一种药物经确认有肯定的疗效。临床上难以进行随机对照的临床试验来评价某一药物或非手术疗法的效果。文献中报告尿激酶或 tPA 玻璃体内注射,以激活血块中的纤溶酶原,使血块溶解破碎,还可能增加眼部毛细血管的通透性。其他药物,包括具有活血化瘀作用的复方中药制剂,疗效有待进一步评价。

2.物理疗法 曾有报告用超声波治疗玻璃体积血,但实验表明,超声波无加速血液吸收的作用。氩激光也曾试用于击射玻璃体内的凝血块,可使血块气化、松解。此外,尚有离子导入方法的尝试。这些方法,在临床上应用不多,其有效性难以判定。显然,这些针对积血吸收的疗法,不是对因的治疗,应该更多地考虑到原发病的治疗。

3.手术治疗 玻璃体切割术最适宜于眼外伤(如开放性外伤或闭合伤)引起的玻璃体积血,以及持久的自发性积血或合并视网膜病变的病例。

(1)外伤性玻璃体积血:①由眼球开放性外伤引起时,可实行早期玻璃体切割术。实验和临床研究表明,伤后 1~2 周手术较为适宜,此期切除眼内的血块和炎性产物,能避免血液对创伤修复过程的过度刺激,减少纤维组织增生和牵拉性视网膜脱离发生的机会。近年也有初期玻璃体手术用于开放性眼球外伤的报告;②钝挫伤所致的脉络膜视网膜破裂,若不伴有视网膜脱离,可以等待一段时间,不能自发吸收、影响视力恢复时再考虑手术。钝挫伤引起的周边视网膜水肿或伴有少量玻璃体积血,并无视网膜裂孔形成,也不急于进行手术;③手术中或术后出血的处理。少量术后玻璃体积血可不作特殊处理,一般能很快吸收;较多时,可再次手术处理。

(2)自发性玻璃体积血:应根据原发病的特征,决定手术时机。如上所述,增生性糖尿病视网膜病变发生玻璃体积血,即是手术适应证,早期手术效果较好。但如果能看到部分眼底,没有明显的牵拉性视网膜脱离,也可以先对可见的视网膜进行激光光凝治疗;遮盖黄斑的血块如果不吸收,应手术切除,因可导致黄斑前膜形成。总之,每种相关的原发病,有各自的手术适应证和手术时机。

第七章　视网膜血管炎

视网膜血管的炎症是视力受损的原因之一。常常侵犯视网膜静脉,动脉受累较少,有时动静脉均可受累,形成视网膜血管炎或视网膜血管周围炎。其病因和类型错综复杂,根据炎症来源可大致分为:①源于感染或继发于葡萄膜炎,如结核、梅毒或弓形虫病等;②源于全身性疾患,如巨细胞动脉炎、血栓闭塞性脉管炎、Behçet 病、结节病、全身性红斑狼疮等;③原因不明:这种血管炎可能是一种特发性自身免疫性疾病,有人将 Eales 病归为此类。视网膜血管炎的一般临床特征是视网膜血管周围有炎症细胞聚集,血管壁水肿,血-视网膜屏障受损,视网膜有出血和渗出,荧光血管造影见血管壁有染料漏出,血管有白鞘等。

第一节　视网膜静脉周围炎

视网膜静脉周围炎于 1882 年首次由 Eales 描述,故又称 Eales 病。由于常发生在青年,并有反复玻璃体积血的特征,故又称青年复发性玻璃体积血。

一、发病率

近年来国内外报告本病者较多。其发病率占住院患者的 0.66%。发病年龄一般在40 岁以下,以 20~30 岁者为多,平均年龄为 26.9 岁,15~25 岁占 64%。好发于男性,占80%~90%,男女比例为 3:1。约有 90%的患者为双眼发病,可以同时发病,也可一先一后。双眼发病间隔时间多在数月至 1 年,少数可在 10 年之后另眼才发病。双眼严重程度可不一致,常一眼较重,有大量玻璃体积血不能看见眼底,而另一眼视力尚正常,常在散瞳检查始发现视力正常眼周边部眼底有病变。

二、病因

20 世纪初期,Axenfeld 和 Stock 认为本病可能与结核有关,至 1935 年 Gilbert 称,在病变静脉旁发现了结核杆菌。有的人发现视网膜血管周围有肉芽肿性病变。虽然大多数患者有结核感染病史,但常无活动结核病,仅在肺部或纵隔,或身体其他部位有陈旧结核病灶。故对本病患者,应详细了解有无结核病史,或与结核患者长期接触的历史,这种患者结核菌素试验常为阳性。可疑者应做胸部 X 线检查以除外肺结核,聚合酶链反应(Polymerize chain reaction,PCR)试验呈结核阳性。除结核病病因外,有人认为与 Buerger 病有关,但后者影响视网膜血管发炎者少见。此外,也有人认为本病与局部病灶有关,如牙齿脓毒病灶、中耳炎、鼻窦炎或身体其他处有感染病灶等。有不少患者原因不明。

三、病理

主要病变在视网膜周边部小静脉,偶尔小动脉也受累。急性期视网膜静脉壁及其周围组织有多形核细胞浸润。在慢性和晚期病例,视网膜静脉壁及其周围组织有淋巴细胞、浆细胞、上皮样细胞,偶有巨细胞浸润。有时细胞浸润形成结节,可压迫血管壁使管腔变窄。炎症细胞也可侵犯管腔,使管腔部分或完全阻塞。仅少数作者在静脉管壁发现过结核杆菌。血管内皮细胞增生、突入管腔,加上血管壁玻璃样变增厚,使管腔逐渐变窄,最后完全阻塞。血管壁破坏后,最终完全为纤维结缔组织代替。

四、临床表现

早期由于病变在周边部,一般不影响视力,患者常无自觉症状。大多数患者在出血进入玻璃体时始来就诊。如出血不多,患者发现眼前有黑色点状或丝状漂浮物,视力正常或轻度下降;如大量出血进入玻璃体,患者可突然发现视力严重下降,仅见手动或仅有光感。眼底检查:早期视网膜周边部小静脉迂曲扩张、管径不规则,可扭曲呈螺旋形或环形,有的静脉旁有白鞘,偶尔小动脉也受累。受累血管附近的视网膜水肿,且有大小不同和数量不等的火焰状或点片状出血。静脉旁有白色片状渗出,或遮盖在静脉表面。随病情进展,病变可波及视网膜各象限周边部的小静脉,每支静脉及其附近均有相同病变,并渐向后部发展,波及更大的静脉。如同时合并有脉络膜炎,则在病变附近尚有黄白色或灰白色渗出斑位于视网膜血管深面。渗出斑陈旧以后,可留下色素斑块。出血从病变的血管漏出,可局限于视网膜,也可穿破内界膜进入玻璃体。少量的玻璃体积血,1~2周后逐渐吸收或沉积于玻璃体下方,能查见大部分眼底,视力可以较好甚至恢复正常,可维持一定时间不发生出血或出血很少。但有的患者多量出血反复发作,致视力严重下降。这种病例往往在半年至1年左右,眼底可无红光反射。反复玻璃体积血者,待出血吸收后,检查眼底受累静脉管径恢复正常,但粗细不匀,有白鞘伴随,其附近可有花圈状或海团扇状新生血管,这也是导致反复出血的原因。由于多次玻璃体积血,可产生玻璃体视网膜增生,有机化纤维索条产生,这些索条的收缩可牵拉视网膜形成裂孔和视网膜脱离。

本病主要侵犯视网膜周边部小静脉,发生在眼底后极部大静脉者比较少见,但可侵犯一支或数支大静脉,管壁扩张充盈,有较多出血和白色渗出,视盘常有水肿充血。颞侧支受累者常导致黄斑视网膜水肿和星芒状渗出致视力下降。如同时合并有视网膜静脉阻塞,则症状较重。少数患者还可同时有虹膜睫状体炎。

眼底荧光血管造影见受累静脉管壁有荧光素渗漏和组织染色,毛细血管扩张和微血管瘤形成。黄斑受累者可出现点状渗漏。晚期病例在视网膜周边部有无灌注区和动静脉短路,以及新生血管形成。

五、病程和预后

本病的特点是病程长、容易反复出血发作。部分患者经过几次反复发作,仍可恢复较好视力。有些患者则反复玻璃体积血可持续数年甚至一二十年尚有活动病变,终致一眼或双眼失明。视力预后根据病情轻重和反复发作频率而有不同。轻症者仅有静脉周围炎的改变,如静脉旁白鞘、色素紊乱而不发生新生血管和玻璃体积血,或玻璃体积血较少,数月后吸收,眼底和视力恢复正常。Elliot报告本病135例,病程持续0.5~51年,半数患者保持良好中心视力,仅一人双眼失明。有的患者反复玻璃体积血、长时间不能吸收,导致新生血管或牵拉性视网膜脱离,晚期病例尚可产生虹膜红变、并发性白内障和继发性青光眼等。

六、治疗

1.一般治疗　突然大量玻璃体积血患者应卧床休息,包扎双眼或戴针孔眼镜限制眼球活动,半坐位让血液沉于玻璃体下部。同时口服凉血止血中药如云南白药、三七片等。陈旧玻璃体积血可肌内注射碘制剂,或行离子透入以促进出血吸收。

2.病因治疗　增强全身抵抗力和抗结核治疗。无论是否发现活动或陈旧结核病灶,可试用一段时间的抗结核治疗,注射链霉素或口服异烟肼,或对氨基水杨酸钠3~6个月。也可行结核菌素脱敏疗法,以减轻复发程度,但有活动性肺结核者禁用。其他部位如耳、牙、鼻窦等有病灶者应当去除。

3.皮质激素　疗效不能确定,全身应用或眼部注射均可试行。

4.光凝治疗　可用氩激光或多波长激光封闭病变血管以预防出血,光凝无灌注区以预防新生血管。有作者报告光凝本病30例,除2例因黄斑水肿外,其余病例视力进步或保持正常。如果合并玻璃体积血可同时作玻璃体切除手术和激光光凝,大多数患者视力改善。

5.其他辅助药物　如口服止血活血中药,各种维生素特别是维生素C、维生素P等。对于光凝治疗后新生血管未能完全消退的患眼,玻璃体内注射抗VEGF药物可促使新生血管消退。

第二节　巨细胞动脉炎

巨细胞动脉炎又称颞动脉炎。1890年Huchinson首先描述,称为血栓性动脉炎。1932年Horton将其命名为颞动脉炎,因它同时侵犯脑动脉,故又称为颅动脉炎。又因颈动脉及其分支也有受累,故Scott称之为眼颈动脉炎。1941年Gilmour和1946年Cooke根据病理学发现,认为全身动脉均可受侵犯,故命名为巨细胞动脉炎。1938年Jennings首次报告本病可以致盲。这是一种原因不明可自限的全身病,广泛影响全身动脉系统,但常使颞动脉和颅动脉受累。其病理特征为动脉壁有炎症细胞,特别是巨细胞浸润,导致坏死和血栓形成。

一、发病率

本病主要发生在60岁以上的老人,55岁以下很少发病。本病随年龄增长而增多,有作者报告50~60岁老人其发病率仅1.7%,而80岁以上的老人可高达55.5%。临床上其发病率为0.2‰~0.29‰。尸检发病率更高,有报告在889个尸检中发现有颞动脉炎者占1.7%。女性发病率高于男性4倍。西方发病率高,黑种人和东方人中较少见,我国发病率也低。本病常使眼部受累,眼部发病率为本病的33%~57%。

二、病理

巨细胞动脉炎血管壁各层有大量炎症细胞浸润,尤以中膜受累最严重。炎症细胞包括巨细胞、淋巴细胞、组织细胞、上皮样细胞,偶有嗜伊红细胞或多形核白细胞浸润。弹力层有碎裂,肌细胞退行性变,中膜有斑状坏死,内膜增厚并有炎症细胞浸润,内膜下水肿和细胞增生。动脉管腔变窄,仅留一窄缝,甚至变成实心的索条,管腔堵塞,导致组织缺血。外膜也有多量炎症细胞浸润,围绕外膜的神经被炎症细胞包绕并纤维化,因神经受压引起该处动脉触痛的症状。

三、临床表现

眼部症状可出现在全身症状之前,也可在其后。

1.视力 通常为突然视力下降,也可以逐渐减退。表现为一过性黑矇者约占 12%。有的视力丧失可达数小时甚至数天后又慢慢恢复。可一眼先受累,1~10 天后另眼也受累。视力丧失多发生在发病后 3~12 周,也有报告长达 3 年者。视力突然丧失的原因可由于视网膜中央动脉阻塞,睫状动脉受损导致缺血性视神经病变所致。视网膜中央动脉阻塞的患者有 10% 是由于巨细胞动脉炎所致。Whitefield 报告巨细胞动脉炎 72 例,其中 49 人有眼部症状,而视力永久丧失者高达 40 人,其中 12 人双眼全盲、7 人为单眼盲目。

视野改变表现为扇形缺损,或周边缩窄,或仅留下小片岛状区,或全盲致视野完全缺如。

2.眼底表现 常见为缺血性视神经病变的症状,可有前部缺血或后部缺血。前部视神经缺血表现为视盘苍白、水肿和边界模糊,围绕视盘有浅层火焰状出血。视网膜有棉絮状斑。如同时有脉络膜梗死,则其浅面的视网膜有水肿。晚期视神经萎缩,视盘为苍白色。眼底荧光血管造影,在急性期可见围绕视盘的脉络膜无荧光充盈,视盘呈现弱荧光。有的病例可见视盘表层毛细血管代偿性扩张,视盘呈不均匀充盈。造影晚期视盘有染色并超过其边界。后部视神经即球后段视神经缺血,除有视力严重障碍,眼底变化很少。如果视网膜中央动脉受累,则可产生视网膜中央动脉阻塞的眼底改变。

3.其他眼部症状 复视和眼肌麻痹可为巨细胞动脉炎的早期体征,约占 12%,如果老年患者发生复视,应注意有巨细胞动脉炎的可能性。Whitefield 报告本病 72 例,产生复视者 12 人。复视症状多在数天或数周后消失,但也有长期复视不消退者。眼外肌中以外直肌受累最常见,也有报告全眼肌麻痹者,偶有上睑下垂和瞳孔缩小。眼肌麻痹的原因,经尸检发现不是由于动眼神经受累,而是眼外肌缺血性坏死所致。

本病不常见的症状为视幻觉,可能由于大脑颞叶缺血之故。其他还有结膜炎、角膜炎、虹膜炎和眼前节坏死。据报告,本病可产生急性眼压降低,角膜深层肿胀和后弹性层皱褶。眼压降低的原因可能是供应睫状体的血管暂时阻塞,使房水生成减少。

4.全身体征 由于本病广泛侵犯全身动脉系统,包括主动脉、颈动脉、无名动脉、锁骨下动脉炎、眼动脉和视网膜中央动脉等,故因不同动脉受累而有不同症状。最常见的症状为头痛和头皮触痛,占本病患者 60%~80%,这种疼痛并可放射至颈、面、颊、舌,以致患者不能梳头和靠枕。典型病例的颞浅动脉现突起怒张,迂曲增厚,触诊时有触痛但无搏动。患者可有低热、衰弱、体重下降、身体不适、耳疼眩晕、听力下降、牙关紧闭、吞咽困难、头发脱落或皮肤溃疡坏死、食欲缺乏、恶心、呕吐、腹痛和血沉明显增高等症状体征。

四、实验室检查

血沉增高为巨细胞动脉炎患者的一个特征,但患病早期血沉可为正常,Cohen 的一组患者 1/3 最初血沉低于 30mm/h。Norns 报告本病血沉范围为 47~118mm/h,Albert 报告的病例平均血沉为 85mm/h。Bottinger 测量 50 岁以上正常人的血沉,男性为 20mm/h,女性为 30mm/h,而巨细胞动脉炎患者血沉升高,可高达 89~100mm/h。除此以外,本病患者纤维蛋白原常增高,它的浓度越大,血沉也越快。另外尚可有 α 球蛋白增高、贫血及肝功能异常,如溴酚酞磺酸钠异常、凝血酶原时间延长、碱性磷酸酶增高等。

五、诊断与鉴别诊断

根据病史、体征和多次血沉检查不难诊断。必要时可做颞动脉活检,但少数患者临床可确诊为巨细胞动脉炎而活检为阴性,这种情况并不能完全排除本病。还可参照治疗反应进行判断,对疑为巨细胞动脉炎者给大量皮质激素治疗,全身症状可立即改善。此外,发生缺血性视神经病变者,如果是由于动脉硬化所致,则血沉多为正常,即使增高,其幅度也不如巨细胞动脉炎者大,且可伴有其他动脉硬化症状。

六、病程和预后

许多作者指出巨细胞动脉炎是自限性疾病,半年至 1 年后,症状自然减退,然而 Cullen 报告,在发病 3~26 个月后活检,巨细胞动脉仍有活动病变,甚至病程长达 7 年以后,眼部并发症仍可发生。本病未经治疗的患者病死率为 12%,半数死于冠状动脉或脑动脉意外,或死于肾衰竭。本病视力预后较差,接受治疗的患者,在视力严重减退者中仅有 15%恢复一些视力。据报告,有 25%~36%的患者单眼或双眼视力严重丧失或失明。

七、治疗

比较困难。应早期应用大量皮质激素治疗,静脉点滴和球后注射地塞米松或氢化可的松,可缓解疼痛和预防视力下降。在症状停止发展后,渐减少剂量,用药至少维持 9 个月,其他治疗,如抗凝剂、血管扩张剂等效果不大。

第三节　主动脉弓综合征的眼底改变

主动脉弓综合征是由于主动脉弓发出的大动脉,如无名动脉、颈总动脉或左锁骨下动脉的进行性阻塞,导致动脉血压降低,颈、臂血管搏动减弱或消失,身体上部血流减少,致脑和眼,以及肢体供血不足而产生的一系列症状和体征。由于阻塞部位、受累范围和程度,以及病因的不同,各作者对本病有许多命名。1839 年 Davy 首先描述了无名动脉和左颈总动脉阻塞产生的后遗症。1875 年 Broadbent 观察到类似患者的桡动脉无搏动。1901 年 Turk 记录了主动脉弓分支阻塞所表现的各种特征。1908 年 Takayasu 首先详细报告了本病的眼底改变,称为 Takayasu 病,同时 Ohnishi 也报告了类似病例,故又名 Takayasu-Ohnishi 综合征。此后报告日益增多,有人称为无脉症、慢性锁骨下颈动脉阻塞综合征、血栓闭塞性锁骨下颈动脉炎、低压性眼血管症、Martorell 综合征、多发性大动脉炎和缩窄性大动脉炎等。

一、发病率

日本报告多发生于女性,特别是 20~30 岁的青年妇女。但以后其他许多国家的报告认为本病性别和年龄分布很广,男女均可发病,有的报告平均年龄 40~50 岁。我国已报告的 40 多例中,以女性偏多,年龄最小者仅 4.5 岁。

二、病因

本病确定病因尚不清楚。任何引起血管阻塞的病因均可产生本病。以往认为梅毒性主动脉炎合并动脉瘤为其主要原因。但现在认为本病病因有多种因素,可能与许多炎症和变性疾病有关,如结核、链球菌感染、非特异性炎症、结节性动脉周围炎、颞动脉炎、Buerger 病、胶原病、风湿病及其他过敏性疾患等。老年患者可能与胆固醇增高症、全身动脉硬化和(或)粥样硬化及血栓形成等造成血管狭窄或阻塞有关。

三、病理

主要病变位于大动脉的外膜和中膜,为慢性炎症改变。血管壁有淋巴细胞和浆细胞浸润,偶有巨细胞浸润,类似结核改变,结缔组织增生,使血管壁增厚,有中膜弹力纤维断裂,肌细胞组织局限坏死,内膜纤维组织增生而形成血栓。眼部病理改变无特殊性,主要为缺血所致。视网膜节细胞减少,胶质增生,视杆细胞和视锥细胞凝聚成团。视网膜动脉内膜增生,视神经脱髓鞘。微血管瘤形成。睫状肌和睫状突萎缩。

四、临床表现

1.全身表现　根据血管受累部位和程度而有不同临床表现,主要由供血不足所致。患者可有头痛、头晕,甚至昏厥;言语和(或)听力障碍、吞咽困难、记忆力减退、情绪不稳;视力减退、鼻中隔坏死性穿孔;锁骨上区有血管性杂音;上肢无力,感觉异常如手臂阵发性麻木或发凉,一侧或两侧颈动脉和桡动脉搏动减弱或消失,血压不能测得;暂时性偏瘫,偶见发热;月经过少或无月经,皮肤柔弱,毛发纤细等。实验室检查可有白细胞增多、血沉增高等。

2.眼部表现　由于眼动脉供血不足致视网膜缺血。患者可有一过性黑矇,单眼或双眼视力减退直至黑矇。视野向心性缩窄或全盲。视网膜电图检查 b 波降低或熄灭。视物模糊随患者体位由卧位变为坐位而加重,特别是仰头或穿硬领或高领衣服时易诱发症状发作。视网膜动脉变细,中央动脉压下降不能测出。轻压眼球视网膜动脉即无血流,位置改变或视网膜中央动脉压降低至眼压水平时可见视网膜中央动脉搏动,血流呈节段状。视网膜静脉迂曲扩张,膨大呈豆状或梭形,静脉内血流呈念珠状或节段状,血流缓慢自视网膜周边部流向视盘。毛细血管迂曲扩张,特别是在视盘表面及其周围。视网膜周边部早期有微血管瘤形成,也有位于后极部者。视网膜中央动脉和静脉的吻合为本病最常见的体征,约占 81%,吻合可发生在眼底任何部位,但常见于视盘及其周围,呈环形及花圈状。随病情发展吻合增加。视盘表面也可有新生血管形成,可呈桑葚状或卷丝状。新生血管也可发生在其他部位,如中周部。视网膜可有斑点状或火焰状出血,以及视网膜渗出。晚期可产生视神经萎缩,视网膜脉络膜萎缩,色素沉着,动脉变细有白鞘,新生血管形成导致玻璃体积血,增生性视网膜病变和牵拉视网膜脱离。

除眼底改变外尚可见球结膜血管扩张迂曲,并有动静脉吻合。角膜后壁有棕色沉着物。虹膜有新生血管,常沿虹膜瞳孔缘和虹膜根部走行,虹膜萎缩。瞳孔开大,偶有调节麻痹,可能由于睫状体和虹膜慢性缺血所致。睫状体房水分泌减少而形成低眼压。晚期有并发白内障。

眼底荧光血管造影,臂至视网膜循环时间延长。视网膜动脉细,静脉扩张,晚期血管壁有荧光素渗漏,毛细血管扩张充盈,有微血管瘤形成,呈现点状强荧光。视盘表面新生血管呈花圈状强荧光并有渗漏。可见动静脉吻合支呈环状吻合。视网膜新生血管呈现强荧光,明显渗漏。视网膜周边部可见大片无灌注区,其附近可见动静脉短路。

五、治疗

比较困难。尽可能去除病因,可用抗结核、抗风湿药。如注射链霉素,注射和服用皮质激素,使用各种抗凝剂、纤溶剂和活血化瘀的中药仅能减轻症状。施行动脉内膜血栓切除术,循环可以再通,但血栓可再形成。动脉搭桥手术也可获一定效果。

六、预后

本病预后不良,病程 1.4 ~ 14 年。患者可由于血液循环突然阻塞而死于脑缺血,也可死于心力衰竭等。

第四节　Susac 综合征

Susac 综合征为少见疾病,又称特发性复发性视网膜分支动脉阻塞。其特点是发生在 20 ~ 40 岁的健康成年人。

一、病因

发病原因不明,可能为自身免疫性疾病,免疫复合物沉积在血管壁,造成血管阻塞。

二、临床表现

临床表现为双眼反复发作的视网膜分支或小分支动脉的阻塞。症状有突然发生的不规则闪光、地图样光斑,继而视野中出现暗点。中心视力常不受累。前房及玻璃体无炎症。眼底检查急性期见视网膜一个分支或几个小分支动脉变细,沿动脉管壁视网膜水肿或有白色斑块状渗出,偶有视网膜出血,但血管内不见栓子。慢性期则见动脉变细,血管外鞘膜,或影子样血管。荧光素眼底血管造影有小动脉阻塞,在动脉的中段或邻近阻塞处,血管有壁染及轻度渗漏。阻塞血管如发生在黄斑,可能有中心视力下降,一般中心视力保持良好,但视野检查总有暗点、神经束性损害或向心缩小等。后期,少数病例因周边视网膜动脉阻塞而有视盘、视网膜或虹膜新生血管形成,并发增生性视网膜病变及玻璃体积血,而需激光或玻璃体手术治疗。反复发作可延续数年甚至十多年。

三、诊断与鉴别诊断

50%的病例因内耳血管炎而有听力下降,神经性聋或耳鸣、眩晕与共济失调等症状。

20%的病例可有脑病如偏头痛、头痛与呕吐。反复发作的双眼视网膜分支动脉阻塞、伴内耳症状与脑病时称 Susac 三联征。本病病因不明,全身检查包括系统回顾、体检、实验室检查如血象、蛋白质电泳或血液凝结试验,影像学包括颈动脉、心、脑 CT 与 MRI 等检查均一无所获,故有作者认为第一次发作,进行了详尽的病因探讨后,如诊断本病,今后如再发作可不必重复全身详细检查。鉴别诊断主要与多发性硬化相鉴别。MRI 显示,Susac 综合征病变更多表现在中线的胼胝体,而多发性硬化的主要改变在围绕侧脑室的白质中。

四、治疗

目前主要是全身使用皮质激素,发生并发症时需加激光或玻璃体手术。视力预后较好,少有完全失明的。

第五节　Churg-Strauss 综合征

Churg-Strauss 综合征为侵犯全身中、小血管的血管炎,动、静脉均可受累。

一、病因

病因不明,可能是免疫系统过度活跃而产生自身免疫的疾病,严重者可致命。不具遗传性。1951 年 Churg 与 Strauss 报道 13 例成年哮喘患者,2~3 年后出现全身血管炎并伴外周血嗜酸性粒细胞增多。以后有人称病症为过敏性肉芽肿或过敏性血管炎或 Churg-Strauss 综合征。它以哮喘、外周嗜酸性粒细胞增加和全身血管炎为其特点。全身症状有发热、厌食、乏力、体重下降。局部症状视受累脏器而异。肺部血管炎表现为胸痛、气短、咳嗽,胸部 X 线片显示肺部炎症;皮肤受累时四肢皮肤出现紫癜或结节;消化道血管炎有腹泻、腹痛等现象;大脑血管炎可出现痉挛或意识障碍;累及周围神经则有肢体麻木、无力等。美国风湿协会认为下列 6 项中至少有 4 项即可诊断:①哮喘;②嗜酸性粒细胞增加 10%以上;③肺浸润;④单条或多条神经病变,其中以眼球运动神经障碍多见;⑤鼻道或鼻窦受累如鼻息肉等;⑥组织病理学检查中见到坏死性血管炎的改变,以及血管外肉芽肿和组织中的嗜酸性粒细胞浸润。

二、临床表现

眼部表现有视网膜中央或分支动脉炎症而表现为中央或分支动脉的阻塞,睫状后短动脉受累而有前段缺血性视神经病变。这些病例均属急性起病并伴典型的眼底改变。其他眼部病变有眼睑与结膜的嗜酸性肉芽肿、浅层巩膜炎、巩膜炎、葡萄膜炎、眼球运动神经障碍及眼眶假瘤等。

三、治疗

用大剂量糖皮质激素冲击,继以皮质激素口服,如不见效,考虑其他免疫抑制剂如环磷酰胺静脉注射或口服。文献报道的视网膜动脉阻塞或前段缺血型视神经病变,虽投以大剂量皮质激素静脉注射及免疫治疗,疗效甚差,少有视力恢复的。

第八章 视网膜黄斑病变

第一节 视网膜色素上皮浆液性脱离

视网膜色素上皮浆液性脱离是指视网膜色素上皮层(RPE)与 Bruch 膜脱离。本病可单独发病,也可合并中心性浆液性脉络膜视网膜病变,或为其先行病变。在老年黄斑变性中常有 RPE 浆液性脱离的存在。单独发病者称为特发性视网膜色素上皮浆液性脱离。

一、病因

RPE 脱离的原因,究竟是脉络膜毛细血管局限性病灶造成毛细血管渗透性改变,使液体渗出,还是 RPE 本身病变使脉络膜毛细血管的渗出液积存于 RPE 之下造成 RPE 脱离。目前尚无定论。

二、临床表现与检查

患者可有眼前暗影及视物变形。一般视力减退不明显。有的患者无自觉症状,在眼底检查偶然发现。

检眼镜下 RPE 脱离常呈圆形或卵圆形、淡黄或灰黄色,拱形隆起,外围可见一橙红色晕。特发性者脱离的范围一般较小,为 1/4~3/4PD,很少超过 1PD 以上,脱离的边缘几乎呈直角,边缘陡峭。

裂隙灯加眼底接触镜或前置镜检查时,用窄的裂隙可见脱离处光带向前隆起,如其中液体较为清晰,则脱离区内呈现透明的亮光,形如灯笼。如其中液体较混,则裂隙不能切进,侧照时,可见脱离区透见红光。

眼底荧光血管造影时,RPE 脱离区在动脉前期或早期动脉期就显强荧光,勾画出脱离的范围,随着造影过程其亮度逐渐增强,一直持续到造影后期,但其形态、大小始终不变,15~60 分钟后当背景荧光消失之后它仍然清晰可见。病程久者,脱离区的 RPE 的色素颗粒重行分布,排列呈轮辐状,造影时呈现辐射状或线条状的弱荧光(荧光遮挡)。

三、诊断与鉴别诊断

RPE 浆液性脱离,根据其检眼镜、裂隙灯及荧光造影检查所见不难做出诊断。

RPE 浆液性脱离可见于老年黄斑变性的萎缩型,其范围较大,常超过 1PD,甚至达到 2~3PD,多呈圆形,边界清。吸收后留下边界清晰的 RPE 萎缩区,称为地图状 RPE 萎缩。可单眼或双眼发病。

RPE 浆液性脱离还可见于视网膜下新生血管性黄斑病变,如老年黄斑变性的渗出型,此种来源于脉络膜的新生血管,侵入 RPE 下液体渗漏引起 RPE 浆液性脱离。临床上鉴别 RPE 脱离是原发的浆液性脱离还是继发于新生血管非常重要。荧光血管造影对鉴别起很重要的作用:①原发性者染料来自脉络膜,出现时间较早,而继发于新生血管者,则染料出现较晚,因荧光素先充盈新生血管,后再漏入 RPE 脱离腔内,所需时间较长;②原发性者染料积存为均匀一致的,而继发性者其染料积存多不均匀;③原发性者 RPE 脱离大多呈圆形,而继发性者多呈带有切迹的不规则形或肾形,新生血管多位于脱离区的切迹内或肾形的弯曲面内。

四、治疗

本病为一自限性疾病,一般不需要治疗,应定期观察。年轻者不会发生视网膜下新生血管,不必做激光光凝治疗,老年者则视具体情况决定。

五、预后

RPE 浆液下脱离的预后,取决于其下脉络膜病的性质,如脉络病变于几周或几月内痊愈,RPE 浆液下脱离消退不影响视力,长久的 RPE 浆液下脱离影响神经视网膜功能,视力会下降。官海燕、张承芬曾有计划定期观察本病 22 例 24 只眼。其中 9 例 10 眼曾长期随诊(1~4 年),发现下列几种改变:RPE 浆液下脱离持续存在数年不变;脱离范围扩大和(或)出现新的脱离;病程中出现神经视网膜脱离,以后逐渐吸收平复。本病一般预后较好,年轻者不致严重影响视力。

第二节 视网膜下新生血管性黄斑病变

视网膜下新生血管性黄斑病变是由脉络膜来的新生血管侵入黄斑区视网膜下,引起渗出、出血及纤维组织增生等病变的一组疾病的总称(图 8-1)。

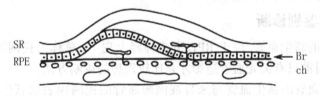

图 8-1 视网膜下新生血管

图左侧为视网膜色素上皮下新生血管,图右侧为视网膜神经上皮下新生血管

SR.视网膜神经上皮;RPE.视网膜色素上皮层;Br.Bruch 膜;ch.脉络膜

一、病因

由于供应眼底后极部的脉络膜血管管径粗、血流量大,脉络膜毛细血管前小动脉经常处于高压状态等解剖因素,因此视网膜下新生血管好发于眼底后极部。

脉络膜新生血管的发生原因尚不清楚。近年来眼科学者非常强调脉络膜与视网膜之间的屏障-玻璃膜完整的重要性。认为玻璃膜的损害(增厚、变性、破裂)是产生脉络膜来源的新生血管的先决条件,常见的造成玻璃膜损害的有以下四种情况。

1.变性　常见病如下。

（1）老年黄斑变性。

（2）血管样条纹的黄斑病变：血管样条纹是全身弹力纤维组织广泛变性的眼底局部表现。Bruch膜的弹力纤维受累，使Bruch膜钙化、变性并产生线状裂纹。检眼镜下可见在视盘周围有棕黑色条纹呈放射状走向眼底周边部，逐渐变细。当裂纹进展至黄斑部时，脉络膜来源的新生血管由此裂纹长出，便形成视网膜下新生血管性黄斑病变。

（3）变性性近视黄斑病变：高度近视眼底后极部向后扩张、变薄，视网膜脉络膜萎缩、变性，导致Bruch膜破裂，引发视网膜下新生血管性黄斑病变。

2.炎症损害　常见者为中心性渗出性脉络膜视网膜炎。

3.外伤　如眼球钝挫伤，可使脉络膜破裂，如破裂位于黄斑部，也可形成视网膜下新生血管性黄斑病变。

4.肿瘤常见于脉络膜肿瘤（血管瘤、黑色素瘤及转移癌），脉络膜肿物的生长可使覆盖在它上面的Bruch膜变性或受损，也可发生视网膜下新生血管。

二、临床表现与检查

症状有视力减退、视物变形。视野有中心暗点。

检眼镜下视网膜下新生血管呈灰蓝或淡黄色斑块，周围常伴有环形出血，晚期病变纤维增生呈灰白色，常继发RPE或神经上皮浆液性或出血性脱离。

眼底荧光血管造影是发现视网膜下新生血管存在及定位的可靠方法。新生血管的形态于动脉前期或动脉早期显示最为清晰，可见呈花边状、车轮状、绒线团状、颗粒等纤细的新生血管形状。由于新生血管的渗透性强，因此在新生血管显影后不久，很快即有荧光素渗漏，一直持续到造影全过程结束后仍维持相当长一段时间。新生血管易于出血，出血处呈边缘清晰的弱荧光区。

三、诊断与鉴别诊断

脉络膜来源的新生血管，位于RPE下或神经上皮下（总称为视网膜下）。检眼镜检查很难见到它，目前只有荧光血管造影才是比较理想的诊断方法。

来自脉络膜血管的新生血管与来自视网膜血管的视网膜表层新生血管的荧光造影图像不同，前者在造影早期（动脉前期或动脉期）即显影，视网膜表层新生血管多在静脉期显影。来自脉络膜的新生血管与视网膜血管系统没有联系。荧光素迅速渗漏、积存，晚期多能勾画出腔隙的形态。

新生血管究竟仅局限在RPE下，还是已经侵入神经上皮下，在荧光造影片上也可作鉴别。因RPF与玻璃膜粘连较紧，RPE脱离边缘比较陡峭，所以RPE下的新生血管或液体积存都有一种"受限"状态，漏出的染料局限在RPE脱离腔内，形成边缘锐利的强荧光区，而且渗漏区的大小基本上与新生血管所占的范围一致，一旦新生血管穿过RPE进入神经上皮下，由于此两层组织连接较松，新生血管呈蔓状生长，积存液也边缘不清，呈羽毛状外观的强荧光区。

四、治疗

脉络膜来源的视网膜下新生血管见于多种疾病,因此治疗上首先应考虑病因治疗。如由炎症引起的可使用抗生素配合皮质类固醇的应用,可能减轻其炎症反应。

目前可靠的治疗还是应用激光光凝新生血管,可以起到控制病情发展的作用。但也应根据每个患者的具体情况选择适应证,决定是否可行光凝治疗。

近年来国外已开展视网膜下新生血管膜出血的手术治疗,由于玻璃体视网膜手术的深入,视网膜下新生血管及出血的手术治疗已成为可能,为这类疾病的患者带来了曙光。尽管对这类疾病是否应行手术治疗,以及手术治疗的适应证、方法仍存在不少争议。

五、预后

本病如损害黄斑部中心部位,一般视力预后较差,但各病之间也有差异,中渗一般预后较好,据统计,50%的中渗患者预后视力皆在 0.5 以上;新生血管侵犯中央凹者,最终视力在 0.2 以下,在无血管区以外者为 0.6。

第三节　黄斑囊样水肿

黄斑囊样水肿是常见眼底黄斑部组织肿胀或增厚的异常病理改变,伴有无痛性中心视物模糊或扭曲。它不是一种独立的疾病,而是很多眼底疾病在黄斑区的一种表现。

一、病因

引起黄斑囊样水肿的最常见的疾病有渗出型年龄相关性黄斑变性、视网膜静脉阻塞、糖尿病性视网膜病变、视网膜血管炎、黄斑区视网膜前膜、玻璃体黄斑牵引综合征、视网膜毛细血管扩张症、葡萄膜炎、白内障或其他内眼术后、黄斑区脉络膜新生血管、视网膜色素变性,以及少见的烟酸中毒、青年性视网膜劈裂、Goldmann-Favre 综合征和特发性黄斑囊样水肿等。

二、发病机制

正常的生理情况下,眼内的液体和电解质是从玻璃体通过视网膜和脉络膜引流到血循环中的。在这一过程中,视网膜毛细血管内皮细胞和视网膜色素上皮细胞的屏障和排水功能,对阻止细胞外液体积聚在视网膜和视网膜神经上皮下,起到了极为重要的作用。视网膜毛细血管内皮细胞的紧密联结阻止血管内的液体和大分子物质单向向外渗漏,视网膜色素上皮细胞的紧密联结阻止了脉络膜毛细血管内的液体和大分子物质向神经视网膜单向渗漏。

一旦视网膜毛细血管内皮细胞视网膜色素上皮细胞的紧密结构遭到破坏(即视网膜内、外屏障破坏),血管内的液体和大分子物质即可向外渗漏,液体积聚在视网膜外丛状层的细胞外间隙,形成视网膜水肿。如果病变位于黄斑区,由于黄斑区外丛状层的 Henle 纤维是成放射状排列的,因而积聚在此区内的液体形成特征性的多囊形态。黄斑中央区的细胞外间隙受液体积聚而扩张,因中央区的间隙较大,形成的囊腔也较大,周围则为一些小的囊所围绕。

绝大多数的黄斑囊样水肿是由于视网膜毛细血管的渗漏引起的,但少数病例,如视网膜色素变性、过量的烟酸摄入等疾病却查不出视网膜毛细血管有任何异常,即在眼底荧光素血管造影检查下,也查不出任何渗漏,血管造影完全正常。对于这种情况,Gass 的推论认为可能是因为视网膜毛细血管的渗漏非常轻微,荧光素的分子较大,不能透过这种损伤轻微的内皮细胞,因而看不见荧光素的渗漏;或者是由于视网膜的某些疾病,导致一些物质被释放到细胞外间隙,从而引起局部渗透压的改变;或者是由于视网膜内界膜的损害,导致液体积聚在黄斑区所致。

视网膜水肿时渗出液的性质,取决于视网膜毛细血管内皮细胞损害的程度。如果内皮细胞的损害较轻,渗漏就很轻微,囊内液体也较清澈;如果视网膜毛细血管内皮损伤较重,渗漏的液体中含有大分子的脂肪和蛋白,囊内的液体必然较为混浊;同时这些大分子的脂肪和蛋白不易被吸收,沉积在视网膜内,形成黄白色的硬性渗出。硬性渗出多围绕渗出中心作环形排列,或依随黄斑区 Henle 纤维的放射走向排列成放射状。

三、特殊类型

临床上有时可见到一些白内障术后的患者发生黄斑囊样水肿,特称为 Irvine-Gass 综合征。这种综合征多发生在白内障术后 4~12 周。据统计围术期没有任何并发症。成功的白内障囊内摘除术后的患者,经眼底荧光素血管造影 50%~70%的患者有黄斑周围视网膜毛细血管渗漏;因而有人认为这种渗漏很可能是术后的一种正常生理反应。这些手术成功的患者,多数症状轻微或没有症状,检眼镜下 90%以上查不出有眼底改变,只在做眼底荧光素血管造影时发现有黄斑囊样水肿。黄斑囊样水肿严重时,可有明显的视力障碍。Gass 指出只有 5%~15%眼底荧光素血管造影显示有渗漏的患者发生视力障碍。近年来,随着手术器械的改进、技巧的进步,白内障囊内摘除术未植入人工晶状体者,发生临床上明显的黄斑囊样水肿者大约为 2%;同样的手术如果植入前房型人工晶状体,发病率增至 9.9%。囊外摘除合并后房型人工晶状体植入者发病率约为 1.3%,而超声乳化合并后房型人工晶状体植入者则为 0.5%。绝大多数白内障术后的黄斑囊样水肿症状不很明显,视力损害比较轻微,患者多可耐受,且通常于术后 3 个月后自行消退。

特发性黄斑囊样水肿极为罕见,诊断必须十分谨慎。首先必须详细询问患者有无眼部手术、激光治疗及眼部外伤的历史,然后仔细检查眼前节,包括 KP、前房浮游细胞、Tyndall 现象,以排除极轻微的前部葡萄膜炎;然后充分散大瞳孔,用裂隙灯显微镜仔细检查玻璃体有无炎症细胞,用间接检眼镜、三面镜详细检查睫状体平坦部及眼底周边部以排除中间部葡萄膜炎;应用眼底荧光素血管造影排除视网膜静脉阻塞、视网膜血管炎、糖尿病性视网膜病变、视网膜色素变性等所有能够引起黄斑囊样水肿的各种眼部疾病后,方能诊断特发性黄斑囊样水肿。

四、眼底表现

临床上单凭检眼镜很难做出黄斑囊样水肿的诊断。应当用检眼镜结合三面镜或者裂隙灯显微镜加前置镜,利用裂隙灯的细窄裂隙检查黄斑区,可见黄斑区视网膜增厚和血管暗影,用后部反光照射,有时可见黄斑区呈蜂窝状外观、视网膜有囊样间隙。眼底荧光素血管造影是诊断黄斑囊样水肿必不可少的手段,是诊断黄斑囊样水肿常用的方法。应用光相干断层成像术(optical coherence tomography,OCT)检查,可以极为清晰地显示后极部视网膜黄斑区囊样水肿的外观,也是诊断黄斑囊样水肿的最好方法之一。眼底荧光素血管造影和光相干断层成像是目前诊断黄斑囊样水肿的"金标准"。

眼底荧光素血管造影在早期由于囊样水肿区的液体遮挡脉络膜的背景荧光,因而水肿范围内呈一暗区。静脉期,可见黄斑区的视网膜毛细血管扩张,毛细血管开始有血管壁的荧光素渗漏,随之血管变得模糊,荧光素渗漏逐渐增强,形成黄斑区强荧光。在造影的后期,在 15~30 分钟以后,可以见到黄斑区呈典型的囊样强荧光,形成花瓣状外观。如果水肿不很严重,眼底荧光素血管造影只能见到黄斑区视网膜呈现一片轻微的强荧光。

OCT 是一种对组织断层微细结构具有高分辨率的光学影像技术,由于组织的结构和密度的不同,对光的吸收和反射不同,因此,检查结果呈现出犹如活体组织病理学切片一样的图像。黄斑囊样水肿的 OCT 图像可以清晰地显示出黄斑区视网膜神经上皮层的囊样间隙。OCT 对黄斑囊样水肿的检测非常灵敏,并且具有非常典型的特征性表现,即使有些病例的眼底荧光素血管造影没有明确表现,OCT 也可以有阳性发现。黄斑囊样水肿的 OCT 图像表现为正常的黄斑中心凹陷消失,变平甚至隆起,神经上皮层较正常明显增厚,节细胞层、内外丛状层,以及光感受细胞层的光反射弧度普遍降低,其间有数个囊样暗区,囊腔内为积液,显示为均匀的深色腔隙。不同扫描方向可以观察到不同大小和深浅的囊腔,密集分布在黄斑中心凹及其周围,主要位于外丛状层,但也可见于其他各层。通常在黄斑囊样水肿的早期,OCT 表现为多个小囊泡。随着病程的发展,小囊泡可逐渐融合成一个或数个大囊泡,此时黄斑中心凹高度隆起,囊泡的表面仅为内界膜所覆盖。如果黄斑囊样水肿继续加重,大的囊泡一旦破裂,其内的视网膜组织缺失,可以进而形成黄斑裂孔。

五、治疗

黄斑囊样水肿的治疗,一般均应针对病因治疗原发疾病。眼内炎症引起的应给予肾上腺皮质激素等抗感染药物,如视网膜血管炎、葡萄膜炎。皮质激素可以直接抑制磷脂酶,阻断前列腺素和白三烯的形成。可以局部给药、口服,也可玻璃体腔注射。然而,皮质激素应注意眼部的不良反应,包括白内障的形成和高眼压。

非特异性的黄斑囊样水肿,如视网膜中央或分支静脉阻塞、糖尿病性视网膜病变、视网膜毛细血管扩张症等,如果眼底荧光素血管造影证实有视网膜毛细血管的渗漏,而且病程已经超过 3 个月,视力和病变没有自行好转的迹象,可以考虑应用激光作黄斑区格子样光凝。

黄斑区格子样光凝最好采用黄色激光。黄斑区视网膜神经纤维层中含有大量叶黄醇,采用黄光光凝时因其不吸收黄色光而不易损伤浅层视网膜。

黄斑区格子样光凝的方法:自中心凹起,距中心凹 500~750μm 开始向外,100μm 直径大小的光斑围绕中心凹做 2~3 排环形光凝,然后再以 200μm 大小的光斑对后极部进行光凝,上、下方直至血管弓;颞侧达血管弓交界处,鼻侧距视盘边缘 500μm,光凝整个后极部眼底。

黄斑区格子样光凝可采用环形光凝或 C 字形光凝。有人担心采用环形光凝,会损害乳头黄斑束,从而引起患者视力或视野的损害。实际上很多研究表明,只要不用蓝色激光,激光不过量,就不会影响乳头黄斑束。不论是环形还是 C 形光凝,只要范围够广、光凝点够量,黄斑囊样水肿就可以控制。

对于视网膜中央、分支静脉阻塞、糖尿病性视网膜病变等疾病进行全视网膜光凝时,最好先行黄斑区格子样光凝,1 周后再行其他区域的视网膜光凝,否则容易加重黄斑囊样水肿。

少数非特异性、非炎性黄斑囊样水肿,不宜使用糖皮质激素,也不适宜使用激光治疗,如 Irvine-Gass 综合征、特发性黄斑囊样水肿,可给乙酰唑胺及吲哚美辛等药物口服。Cox 等应用乙酰唑胺治疗黄斑囊样水肿有较好的疗效;林季建等也报告了 37 例黄斑囊样水肿患者使用乙酰唑胺后获得较好效果。他们的报告证实,乙酰唑胺及其他碳酸酐酶抑制剂可以减轻各种原因引起的黄斑水肿。

乙酰唑胺可能是通过抑制碳酸酐酶,也可能是抑制了 γ-谷氨酰转移酶,从而改变了离子运输的极向,致使视网膜下的液体经过视网膜色素上皮引流至脉络膜。因此有人认为乙酰唑胺可能是治疗视网膜色素上皮渗漏引起的视网膜水肿的最有效的方法。最新的报告乙酰唑胺也可以治疗糖尿病性视网膜病变引起的黄斑囊样水肿,后者是视网膜毛细血管渗漏所致,因此碳酸酐酶抑制剂可能是在平衡渗漏与吸收,弥补代偿与失代偿间的临界线处起作用。所以,不论渗漏是由于视网膜色素上皮屏障的破坏,还是由于视网膜毛细血管的损害,乙酰唑胺均可能起到治疗作用。

吲哚美辛作为前列腺素抑制剂,降低环氧化酶活性,抑制前列腺素合成,反过来降低前列腺素前体的形成。可以作为预防黄斑囊样水肿的药物,减少血管性的黄斑囊样水肿的发生。非甾体抗炎药可以局部给药,通常疗程为 3~4 个月。这一类滴眼液并不认为会导致高眼压或白内障的形成。常用于治疗黄斑囊样水肿和白内障摘除术后的炎症反应。

奈帕芬胺是氨芬酸的前体药物,前者是一种强效的非甾体抗消炎药。奈帕芬胺通过眼内水解酶进行酰胺水解,形成有药理学活性的氨芬酸。氨芬酸抑制环氧化酶 COX-1 和 COX-2 的活性,减轻黄斑水肿,且少有眼表不良反应。

玻璃体对视网膜的牵引可能是糖尿病性黄斑囊样水肿产生或加重的原因之一。有人比较了玻璃体后脱离与糖尿病性视网膜病变黄斑囊样水肿的关系,玻璃体后脱离的患者中 55% 不发生黄斑囊样水肿,仅 20% 的患者伴有黄斑囊样水肿。玻璃体后脱离者少发生黄斑囊样水肿,提示玻璃体后脱离可能起到了防止黄斑发生水肿的作用。因此玻璃体切除并分离玻璃体后皮质,可能对黄斑囊样水肿有一定的疗效。国内外已在临床上使用玻璃体切除治疗糖尿病黄斑水肿,但其疗效尚有待长期的观察。

血管内皮生长因子(vascular endothelial growth factor,VEGF)是已知的毛细血管渗漏的介质,其和糖尿病性视网膜病变及渗出型老年性黄斑变性的发病机制有关。应用单克隆抗体灭活 VEGF 的影响来治疗黄斑囊样水肿近年成为临床研究的热点,但治疗黄斑囊样水肿的长期疗效仍需要研究和观察。

第四节 黄斑裂孔

黄斑裂孔是指黄斑部视网膜神经上皮层的全层组织缺损。黄斑部中央凹部位易发生裂孔,其发病率一般为 0.6%~0.7%。

一、病因

可能形成黄斑裂孔的眼病有眼外伤、高度近视、严重的眼内炎症、日光灼伤、黄斑中央凹视网膜炎及黄斑囊样水肿的囊内壁破裂等。有些黄斑裂孔的病因仍不明,如老年特发性黄斑裂孔。有人认为玻璃体视网膜关系异常所致的玻璃体黄斑牵拉是发病的主要因素。

二、临床表现与检查

特发性黄斑裂孔多见于老年妇女。发病年龄 31~87 岁,平均 66 岁,95% 为 50 岁以上。女性占 67%~91%。单眼发病较多,双眼发病率约占 12%。

中心视力明显减退,平均视力为 0.1,视野有中心暗点。

眼底表现在典型的黄斑裂孔多为圆形,边缘锐利,极大部为 1/4~1/3PD 大小,很少超过 3/4PD,边缘稍内陷,底部深棕色,并有一些黄白色发亮的小点,裂孔外围视网膜增厚,多少有些发灰,四周常有小的放射纹。

以裂隙灯检查在裂孔处可见光带错位不在一个平面上。典型裂孔附近有半透明的盖膜。

荧光血管造影时,黄斑裂孔业已形成,但尚未完全穿孔时,无任何异常荧光。但在穿孔后随时间的推移,出现相当于孔型的强荧光。此乃由于孔底部色素上皮层发生脱色素所致,为窗样缺损的一种类型。

三、诊断与鉴别诊断

全层的黄斑裂孔有 3 个特点:①裂孔底部有棕黄色色素;②在后极部中央有晕圈或局限性视网膜脱离;③在黄斑裂孔附近有一个半透明的盖膜。根据这些特点即可诊断。

黄斑裂孔应与板层黄斑裂孔、黄斑囊肿及见于视网膜前膜的假性黄斑裂孔鉴别。应用裂隙灯加接触镜检查可鉴别黄斑裂孔是全层还是板层,如为板层黄斑裂孔,在孔的基底可见有明亮的反光,表明其表面尚存在一层透明的视网膜组织。此外,看不到周围的视网膜脱离的晕轮,也看不到 RPE 表面的沉着物。后两者在典型的全层黄斑裂孔是可以看到的,荧光血管造影也可鉴别全层及板层裂孔。全层裂孔可透见脉络膜背景荧光。而板层裂孔造影黄斑仍表现为正常荧光。如为黄斑囊样水肿日久发生的板层裂孔,渗漏在囊肿内的荧光素可通过其破裂的内壁进入到玻璃体内。

四、治疗

由眼球外伤引起的黄斑裂孔,大多数有自发愈合的趋向,惠延年对一组连续的 20 例钝挫伤性黄斑裂孔患者的观察,出现视网膜脱离者仅 3 例(占 15%)。因造成裂孔的外伤本身可同时引起黄斑周围炎症性粘连。见于高度近视发生的黄斑裂孔,常伴发裂孔源性视网膜脱离,应严密观察。而老年性特发性黄斑裂孔不像外伤性和高度近视性黄斑裂孔,一般不形成原发性视网膜脱离。Siam 在 15 年内观察老年黄斑裂孔 44 例,其中半数曾定期追踪观察未发现视网膜脱离。

目前对黄斑裂孔是否采用氩激光做预防性治疗尚存在争论。有人认为对大多数黄斑裂孔不宜采用光凝治疗。

对黄斑裂孔伴有视网膜脱离的治疗,同前一般主张眼内气体填塞或玻璃体切割术加气-液交换(向玻璃体腔内注入消毒空气或氟化硫气体)达到封闭裂孔和使脱离的视网膜复位。

对黄斑裂孔伴视网膜下新生血管者应早期行光凝治疗。

第九章 视网膜退行性变

第一节 原发性视网膜色素变性

原发性视网膜色素变性(retinitis pigmentosa,RP),是一种世界范围内最常见、最严重的致盲性眼病之一。据流行病学资料,人群发病率为1/5000~1/3000。

本病为慢性进行性双眼疾病,有明显的家族遗传性,父母或其祖代常有近亲联姻史,男性患者多于女性,约为3:2。

一、病因与发病机制

本病为多位点基因异常所致的遗传性疾病,近年来分离出的RP致病基因达数十个,有的已被定位到染色体不同区域,其中三个对RP的致病机制方面比较明确,即视紫红质基因、β-磷酸二酯酶亚基基因、视细胞外节盘膜边缘蛋白基因。

基因的遗传缺陷,可导致视细胞外节正常结构与功能变异,影响视细胞和色素上皮细胞的代谢;也可干扰视细胞与色素上皮细胞间的相互作用;导致光电转化途径异常;也能引起被相邻细胞所诱导的凋亡。此种高度的遗传异质性,虽然最后均以视细胞凋亡而告终,但在临床上产生了不同类型及经过。

RP的遗传方式有常染色体显性遗传(autosomal dominant inheritance,ADI)、常染色体隐性遗传(autosomal recessive inheritance,ARI)与性连锁性隐性遗传(X-Linked recessive inheritance,XLI)等数种。因所用研究方法不同,样本大小不一,文献上各种遗传类型所占比例也有差异,而ARI最多、ADI次之、XLI较少的认识是一致的。散发性(或称孤立性,指无家族史者)病例在本病全部病例中的比例则出入很大,在1/6~1/2,费一坚等指出,传统系谱分析法确定的散发病例中,实际上包括了外显不全的ADI、ARI及XLI患者或携带者。

除上述分子生物学的研究之外,在免疫学、生化学方面也发现有异常改变的报道,但这些异常是否与本病发病有关,尚缺乏充分依据。

因遗传方式之不同,使临床表现也有差异。总的来说以XLI病例的夜盲、暗适应、EOG和ERG改变等发病年龄最早,白内障、黄斑病变等并发症发生率也最高,其次为ARI病例,再次为ADI病例及散发性病例,病情较轻,发病年龄也较晚。

二、病理

临床上得到的标本均为晚期病例,主要病理改变为视网膜神经上皮层,特别是视杆细胞的进行性退变,继以视网膜由外向内各层组织的逐渐萎缩,伴发神经胶质增生。色素上皮细胞层发生变性和增生,可见色素脱失或积聚,并向视网膜内层迁徙。视网膜血管壁发生玻璃样变性而增厚,甚至管腔完全闭塞。脉络膜血管可有不同程度硬化,毛细血管完全或部分消失。视神经可完全萎缩,视盘上常有胶质增生,形成膜状,与视网膜的胶质膜相连接。检眼镜下所见视盘蜡黄色,一般认为是神经胶质增生所致。

近年来超微结构检查,已确认视杆细胞外节盘膜在病程早期即已丧失,视锥细胞外节盘膜则相对地有所保留,但也有一些病例,在残存的视锥细胞外节盘膜上有缩短和空泡等异常改变。推测以上病理改变之原因,可能为结构基因失常,或视细胞外节盘膜内合成酶及其产物的基因缺陷有关。

三、临床表现

1.症状与视功能改变

(1)夜盲:为本病最早出现的症状,常于儿童或青少年时期发生,且多发生在眼底有改变之前。开始较轻,随年龄增长而逐渐加重。少数患者早期可无夜盲主诉。

(2)暗适应:初期视网膜视锥细胞功能尚正常,视杆细胞功能下降,使视杆细胞曲线终末阈值升高,造成光色间差缩小。最后视杆细胞功能丧失,视锥细胞阈值也升高,形成高位的单相曲线(图9-1)。

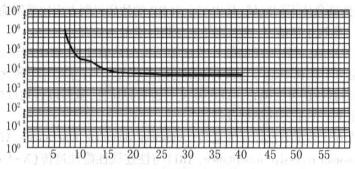

图9-1 一例原发性视网膜色素变性的暗适应曲线

(3)视野:早期有环形视野缺损,位置与赤道部病变相当,其后环形缺损向中心和周边逐渐扩展而成管状视野(图9-2、图9-3)。

(4)中心视力:早期正常或接近正常,随着病程的发展而缓慢减退,虽然绝大多数病例终于完全失明,但比之周边视力要好得多,如果无黄斑病变或晶状体后囊下浑浊性白内障,即使视野已呈管状,仍可保留较好的中心视力。

(5)视觉电生理改变:①ERG呈低波迟延型(振幅进行性降低,潜伏期延长),其改变常比自觉症状和眼底改变出现为早;②EOG:LP/DT(光峰 light peak/暗谷 dark trough,或称 Arden 比)明显降低或熄灭,即使在早期,当视野、暗适应,甚至 ERG 等改变尚不甚明显时,即可查出。故 EOG 检查对本病的早期诊断较 ERC 更为灵敏。

(6)色觉改变:多数患者童年时色觉正常,以后逐渐出现异常,典型改变为蓝色觉损害,红绿色障碍较少。

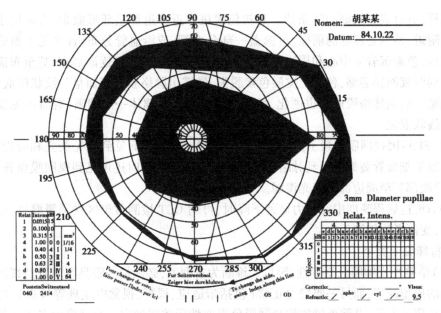

图 9-2 一例原发性视网膜色素变性的环形视野缺损

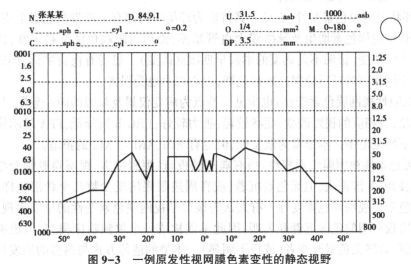

图 9-3 一例原发性视网膜色素变性的静态视野

2.眼底检查所见 本病早期虽已有夜盲而眼底可完全正常。其后,随病情的进展逐渐出现眼底改变。典型改变如下。

(1)视盘萎缩:见于病程晚期,色淡而略显黄色,称为"蜡样视盘",边缘稍稍模糊,偶有如同被一层薄纱遮盖的蒙眬感。

(2)视网膜血管狭窄:血管呈一致性狭窄,尤以动脉显著,其狭窄程度反映病的严重程度。在晚期,动脉极细,至周边眼底后即难以辨认而似已消失,但无白线化,也无白鞘包绕。

(3)视网膜色素沉着:始于赤道部,色素呈有突起的小点,继而增多变大,多成典型的骨细胞样,有时成不规则的线条状。起初色素斑靠近赤道部呈环形散布,大多位于视网膜血管附近,特别是静脉的前面,可遮盖一部分血管,或沿血管分布,且多见于血管分支处。之后,色素沉着向中心和周边部扩展,色素斑的环形散布区逐渐加宽,甚至布满全部眼底。同时视网膜萎缩,色素上皮层色素脱失,暴露出脉络膜血管而呈豹纹状眼底,整个眼底灰暗。后期脉络膜血管也硬化,呈黄白色条纹。玻璃体一般清晰,有时可见少量尘埃状或线状混浊。

(4)FFA:因视网膜色素上皮层脱色斑及色素游离堆积而见到透见荧光和荧光遮蔽,因脉络膜毛细血管萎缩而见到脉络膜大血管荧光充盈。有时还可见到视网膜血管闭塞,黄斑、后极部甚至周边部的荧光渗漏。

(5)OCT:病程晚期中心视力显著下降时,可用 OCT 检测黄斑区视网膜厚度,增厚者为水肿,变薄者为细胞丢失。

3.特殊临床类型

(1)单侧性视网膜色素变性:罕见。诊断为本型者,必须是一眼具有原发性视网膜色素变性的典型改变,而另一眼完全正常(包括暗适应、视野、视觉电生理等检查),经 5 年以上随访仍未发病,并除外继发性视网膜色素变性后才能确定。此种患者多在成年后或中年发病,一般无家族史(散发性)。

(2)环状视网膜色素变性:少见。其特征为环绕后极部有一环带状色素上皮变性区,该区内有骨细胞样色素增生及脉络膜大血管暴露,而周边眼底色泽又趋正常,此一眼底所见历数十年不变(证明不是典型的本病早期眼底改变)。患者有夜盲主诉,周边视野检查有与病变区相应的环形缺损。病程晚期,中心视力也受损害。

(3)象限性视网膜色素变性:也少见。特点为病变仅累及双眼的同一象限,与正常区域分界清楚,有相应的视野改变,症状较轻,视力较好,ERG b 波降低,FFA 显示病变区大于检眼镜下所见范围。本型常为散发性,但也有 ADI、ARI 与 XLI 的报道。

(4)无色素性视网膜色素变性:指有典型的夜盲、视野损害、视网膜血管变细和蜡样视盘萎缩,ERG b 波消失,但无色素沉着,或在周边眼底出现少数几个骨细胞样色素斑,故称为无色素性视网膜色素变性。有人认为该型是视网膜色素变性的早期表现,病情发展后仍会出现典型的色素沉着并失明,因此不能构成一个单独临床类型,但也确有经长期眼底观察,始终无色素改变者(或极不明显)。本型的遗传方式与典型的原发性色素变性相同。

(5)逆性视网膜色素变性:又称中心性或中心旁视网膜色素变性,罕见。初发症状为视力减退与色觉障碍,眼底检查可见黄斑及其附近萎缩变性,有骨细胞样或不规则的斑块状色素堆积。ERG 呈低波或不能记录,早期以视锥细胞损害为主,后期才有视杆细胞损害。病变进行性,晚期可累及周边部视网膜,并出现血管改变。本病通常为常染色体隐性遗传(ARI),偶有显性遗传(ADI)。

(6)Coats 病型视网膜色素变性:罕见,由 Khan 于 1988 年建议命名。病因不明。有ARI 或 ADI 家族史者,也有散发者。患者先有视网膜色素变性典型的症状和眼底改变,数年或数十年之后又出现 Coats 病眼底改变,视功能也随之急速下降。因此,无论检眼镜下及 FFA 所见,均有双重改变,即既有视盘蜡黄色萎缩、骨细胞样色素斑、视网膜血管细窄等视网膜色素变性的改变,又有视网膜深层大片渗出、渗漏性视网膜脱离、胆固醇样结晶、微血管瘤等 Coats 病改变。据推测视网膜渗漏是血管内皮细胞损害引起血-视网膜屏障破坏所致。大多累及双眼,间或单眼,女性多于男性。

4.眼部并发症与伴发情况

(1)眼部并发症

1)白内障:是本病常见的并发症,一般发生于病程晚期,晶状体后囊下皮质呈疏松海绵状混浊,略如星形,进展缓慢,终于整个晶状体完全混浊。

2)青光眼:1%~3%的病例可并发青光眼,多数为闭角性。有人从统计学角度研究,认为青光眼是与本病伴发而非并发。

3)近视:约有 50%的病例并发高度或变性近视。常见于 ARI 病例,更多见于 XLI 病例,也可见于患者家族中无视网膜色素变性的其他成员。

(3)全身伴发、并发病:文献中有 44%~100%的本病患者有不同程度的听力障碍,10.4%~33%患者聋哑。聋哑患者兼患本病者也高达 19.4%。视网膜与内耳 Corti 器官均源于神经上皮,所以两者的进行性变性,可能来自同一基因,视网膜色素变性与耳聋不仅可发生于同一患者,也可分别发生于患者同一家族的无视网膜色素变性成员,但两者似乎不是来源于不同基因,也可能为同一基因具有多向性所致。

(3)本病可伴发于下列全身性遗传性疾病

1)Laurence-Moon-Biedl 综合征:又称 Bardet-Biedl 综合征,有多指(趾)、肥胖、性腺功能低下、精神发育迟钝,部分病例尚有聋哑。90%~95%的患者伴发非典型或典型的视网膜色素变性。由于患者无生育能力,遗传方式不易确定,可能为常染色体隐性遗传。

2)Usher 综合征:又称视网膜色素变性耳聋综合征,为常染色体隐性或显性遗传。有典型的视网膜素变性,完全性或不完全性神经性聋,耳聋可为先天性或出生后早期发生。多数患者还伴有前庭功能障碍。

3)Hallgren 综合征:又称视网膜色素变性-耳聋-共济失调综合征,是常染色体隐性遗传病。视网膜可为典型的色素变性或无色素性视网膜色素变性,耳聋为先天性。几乎所有病例均有前庭小脑性共济失调。

4)Cockayne 综合征:又称侏儒-视网膜萎缩-耳聋综合征,为常染色体隐性遗传。20号染色体为三体,故又称染色体 20-三体综合征。婴幼儿期发病,数年内死亡。全身表现为侏儒,精神发育迟缓,皮下脂肪缺乏而呈老年人容貌,皮肤对阳光敏感使面部有蝶形红斑,皮肤暴露处易发生日照性皮炎,上颌骨突起、颅骨畸形、大耳朵、大手、大足、进行性聋等。眼部除视网膜出现与色素变性类似的改变外,尚有虹膜异色、瞳孔不圆、角膜结晶样混浊、眼球凹陷、眼球类震颤等。

5)其他:由黏多糖代谢障碍引起的 Scheie 综合征、Hunter 综合征、Sanfilippo 综合征;肾上腺白质营养障碍;线粒体肌病(Kearns-Sayre 综合征);植烷酸贮积病(Refsum 病);Friedrich 或 Marie 的两种遗传性共济失调及 Bernard-Scholz 综合征等,眼底均可出现典型或不典型的视网膜色素变性,因罕见从略。

四、诊断与鉴别诊断

根据上述病史、症状、视功能及检眼镜检查所见,诊断并无太大困难。但应与一些先天性或后天性脉络膜视网膜炎症后的继发性视网膜色素变性加以鉴别(特别是无家族史或家族史不详的散发病例)。先天性梅毒和孕妇在妊娠第 3 个月患风疹后引起的胎儿眼底病变,眼底所见与本病几乎完全相同。ERG、EOG、视野等视功能检查结果也难以区分。只有在确定患儿的父母血清梅毒反应阴性及母亲妊娠早期无风疹病史后,才能诊断为原发性视网膜色素变性。有时还需做较长时间的随访观察。先天性继发性视网膜色素变性通常在出生后即已存在,病情静止。

后天性梅毒和某些急性传染病(如天花、麻疹、猩红热、流行性腮腺炎等),均可发生脉络膜视网膜炎,炎症消退后的眼底改变有时与原发性视网膜色素变性类似。应通过病史、血清学检查、眼底改变(色素斑大且位置较深,形态不规则呈非骨细胞样,有脉络膜视网膜萎缩斑,视盘灰白色萎缩,不是蜡黄色)及夜盲程度较轻及静止等方面予以鉴别。

五、治疗

本病目前尚无有效治疗,临床最常用、最经典的药物为维生素 A(15 000IU,每天 1 次,维生素 A 为脂溶性,高剂量长期服用易于在体内蓄积而引起不良反应,因此用药时要有间歇,如连续半个月后停用 5 天),同时配合牛磺酸(2-氨基乙磺酸,0.5g,每天 3 次)、二十二碳六烯酸(300mg,每天 1~2 次);或叶黄素(10mg 每天 1 次,持续 3 个月后,改为 30mg 每天 1 次,再持续 3 个月)。此外,钙通道阻滞剂尼莫地平(20~30mg,每天 2 次),0.12%乌诺前列酮滴眼液(每天 1 次,临睡前点眼,主要是改善视神经、脉络膜、视网膜的血循环,降低光毒性以保护视细胞)也可试用。以上治疗虽然不能阻止病变的发展,但在延缓其自然病程方面,可能有所裨益。

下列方法或可避免视功能迅速恶化。

1.遮光眼镜的选用 光损伤可加速视细胞外节变性,所以必须戴用遮光眼镜。遮光眼镜的颜色从理论上说应采用与视红同色调的红紫色,但有碍美容而用灰色,阴天或室内用 0 号至 1 号,晴天及强光下用 2 号至 3 号,也可选用灰色变色镜。深黑色墨镜并不相宜,蓝、绿色镜片禁用。目前大多推荐 OPFTM 550 滤光镜,能滤过 97%~99%波长在 550nm 以下的紫外线。

2.避免精神与体力的过度紧张 过度紧张时体液中儿茶酚胺增加,脉络膜血管因此收缩而处于低氧状态,促使视细胞变性加剧。

六、展望

随着分子生物学研究的发展,视网膜色素变性的基因治疗是近年来分子生物学及眼科研究工作热点之一:①以单纯疱疹 1 型病毒、腺病毒、脂质体等为载体,将有关基因移植至视网膜下,使之转化为视锥细胞、视杆细胞和视网膜色素上皮细胞;②神经源性干细胞、胚胎干细胞、自体骨髓造血干细胞玻璃体、视网膜下移植;③以同种异体胎儿视网膜色素上皮层,或自体虹膜色素层上皮视网膜下移植;④夜视镜及各型视网膜电子刺激器

(又称视网膜假体、微型人工视网膜硅芯片)。以上种种,有的在动物实验中取得积极成果,有的已进入了临床初试阶段。由此推测,这一致盲率极高的不治之症,在若干年后将有所改观。

七、预后及优生学

本病 XLI 患者发病年龄早,病情重,发展迅速,预后极为恶劣。在 30 岁左右时视功能已高度不良,至 50 岁左右出现全盲或接近全盲。ARI 及 ADI 患者发病年龄无太大区别,但视功能损害 ADI 常轻于 ARI,偶尔有发展至一定程度后趋于停止者,故预后相对地优于 ARI,更优于 XLI,因而可获得勉强就学和就业的机会。

本病为遗传性疾病,其先辈多有近亲婚姻史,禁止近亲婚姻可使本病减少发生约22%。另外,患者应尽量避免与有本病家族史者结婚,更不能与也患有本病的患者结婚。

遗传咨询是目前预防本病的唯一可行手段。避免 XLI 基因携带者男性后代出生,以减少重症病例发生率。通过检测本病基因突变进行 ARI、ADI 的产前诊断,对降低群体发病率有重大意义。

遗传咨询的主要内容还包括患者同胞及其子女发病风险的估计。

第二节 结晶样视网膜变性

结晶样视网膜变性于 1937 年由 Bietti 首先报道,又名 Bietti 结晶样视网膜营养障碍。发病年龄 20~40 岁,双眼病变大致对称,并同步发展。男性多于女性,男女之比约为 4∶1。本病少见,但检索国内外文献,我国似乎相对多于国外,特别是东亚以外地区。

除眼底改变外,部分病例在角膜缘浅层也可见到结晶样黄白色小点状沉着物。但此体征在白种人较多见,所以又称本病为 Bietti 结晶样角膜视网膜营养障碍,我国的本病患者中少有,个别见于病程晚期。

一、病因

本病是一种与原发性视网膜色素变性有关的常染色体隐性遗传疾病,可视为原发性视网膜色素变性的变异型。有些病例能查到其前辈有近亲联姻史。

二、临床表现

视力下降或夜盲,或两者兼有,也可无自觉症状,因眼底检查才被发现。视野检查早期可有中心暗点或旁中心暗点,完全或不完全的环形缺损,晚期向心性缩小,甚至呈管状。暗适应早期正常,晚期明显下降。EOG 早期即有异常,ERG 早期正常,随着病程的持续,b 波下降甚至消失。色觉早期正常,晚期可有蓝色觉损害、红绿色觉损害或全色盲。

早期检眼镜检查视盘正常或轻度充血,晚期褪色。视网膜血管早期正常,晚期动脉略有变细,包括视盘附近在内的后极部眼底呈污暗的浅灰色,在此背景上散布着很多结晶样闪辉金黄色亮点,小者如针尖,大者如视盘面静脉管径(约 125μm),位于视网膜血管后方或其前方。亮点旁常有不明显的色素围绕,越近黄斑中心凹,亮点分布越密集,甚至融合成斑块状(此种结晶样闪光的亮点在检眼镜下极为明显,但在彩色 X 线片上,可能因照相机设有屏蔽,不见闪亮)。病变区可见少数散在的暗褐色、大小不等、形态不规则的色素斑块,偶见骨细胞样色素沉着。少数病例可见小片状视网膜出血,并由此逐渐机化为灰白色膜状物。上述眼底改变起初以后部眼底为主,越至周边越轻,呈正常外观。病程后期病变范围增大,脉络膜大血管暴露并呈现部分或全部硬化样改变,视盘附近尤为显著。屈光间质清晰,少数有不明显的玻璃体混浊(图 9-4)。

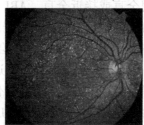

图 9-4　结晶样视网膜色素变性

女,24 岁。发现两眼视力下降,暗适应延长 3 年。就诊时,右眼视力 0.1,左眼 0.04,红绿色觉损害,视野向心性缩小(右眼缩小至 30°,左 15°)。两眼底近似,本图为其右眼底像

FFA 早期,后极部有大片透见荧光,其中杂有形态不一、散在的荧光遮蔽,提示色素上皮层存在广泛性萎缩及色素游离堆积。视盘周围及黄斑有散在斑块状边缘清晰的无灌注区,区内有时隐约可见不规则的条状荧光,提示脉络膜毛细血管闭塞和脉络膜大血管残存。造影晚期,荧光素逐渐进入无灌注区,使该区边缘模糊。

三、诊断与鉴别诊断

根据病史及眼底改变,诊断本病并不困难,如果在角膜缘浅层见到结晶样小点,则更为明确。

本病应与白点状视网膜变性相鉴别。白点状视网膜变性眼底可见分布均匀、边界清楚、大小几乎相等的白色斑点,黄斑不受侵犯,与本病的结晶样闪光亮点密集于后极部等情况不同。仅凭检眼镜下所见,有时易与玻璃膜疣混淆,但本病有暗适应障碍或夜盲,玻璃膜疣则无此症状。此外,胱氨酸病患者角膜面也有结晶样小点,其婴儿型的眼底改变与本病类似,下列各点可资鉴别:①胱氨酸病结晶样小点在眼球前段的分布范围广,整个角膜、球结膜、虹膜面均有沉着,结晶样体成分为胱氨酸。本病结晶样小点仅限于角膜缘浅层,十分微小,结晶体成分为胆固醇或胆固醇酯;②胱氨酸病青少年型和成年型一般无眼底改变,婴儿型多在 10 岁以内因肾衰竭而死亡。生前暗适应、视野、视觉电生理检查均正常,与本病迥异。

四、治疗

参照原发性视网膜色素变性。

第三节　白点状视网膜变性和白点状眼底

一、白点状视网膜变性

白点状视网膜变性是一种极为少见的常染色体隐性遗传病,其先辈有近亲婚姻史,与原发性视网膜色素变性关系密切。往往在同一家族的患者中,有的为视网膜色素变性,有的为白点状视网膜变性,甚至在同一眼底兼有两者的特征性改变,或同一患者两眼分别为两者之一。

1.临床表现　本病为慢性进行性眼病。幼年时即有夜盲,中心视力减退、视野向心性缩小及色觉障碍。随着年龄增长,上述症状也渐趋严重。ERG 减弱乃至不能纪录,EOG 开始时 LP/DT 降低,最后熄灭。

检眼镜下整个眼底分布有大小一致的白色无反光的圆形或类圆形小点,位于视网膜血管下方。这种小点密集于赤道部之后的眼底后部,但很少侵及黄斑。在白色小点之间,通常无色素沉着,仅个别患者也可见到骨细胞样色素斑,并可逐渐增多。病程晚期,视盘褪色,视网膜血管变细。

2.治疗　参照原发性视网膜色素变性。

二、白点状眼底

白点状眼底又分成伴有及不伴有先天性静止性夜盲两型。前者常因夜盲而就诊。暗适应检查仅时间延长,光阈值及其他视功能完全正常。后者无自觉症状,于体格检查时检查眼底而偶然发现。往往有家族史,Aish 称之为良性家族性视网膜斑点症,ERG 与 EOG 检查正常,与白点状视网膜变性不同。

1.临床表现　检眼镜所见同白点状视网膜变性,但即使伴有先天静止性夜盲者,在长达数十年的随访观察中黄斑始终不受侵及。白色小点之间更无骨细胞样色素沉着,视盘及视网膜血管也无改变。

2.治疗　本病是静止性,不需治疗,也无法治疗。

第十章 视神经疾病

视神经疾病是指从视盘起到视交叉止的全段视神经的一组疾病。视神经是临床上唯一能直接窥见的颅神经,许多先天性异常和获得性疾病都可能累及视神经。视神经和视交叉组成了视觉通路的前段。视神经疾病临床表现复杂多样、诊断和处理棘手,是眼科临床研究中最具挑战性的课题之一。

第一节 视神经炎

视神经炎(optic neuritis,ON)泛指累及视神经的各种炎症性病变,当伴有视盘肿胀时称为视神经炎或前部视神经炎,当视盘正常时,称为球后视神经炎或后部神经炎。在没有多发性硬化(multiple sclerosis,MS)或其他全身疾病体征时,视神经炎是指单纯性、单症状性或特发性的视神经炎症。单纯性视神经炎的发病机制据推测是因为视神经脱髓鞘,与 MS 发病类似。因此,大部分单纯性急性视神经炎都只是一种顿挫型的 MS。本章主要介绍急性脱髓鞘性视神经炎,包括单纯性、与 MS 或其他脱髓鞘疾病有关的视神经炎。

一、分类

参照美国临床神经眼科专著,按病因将视神经炎进行分类(表 10-1)。本章主要介绍特发性和原发性脱髓鞘性视神经炎。

表 10-1 视神经炎分类

分类	常见疾病
特发性和原发性脱髓鞘性视神经炎	急性特发性脱髓鞘性视神经炎 慢性脱髓鞘性视神经炎 无症状性脱髓鞘性视神经炎(亚临床) 视神经脊髓炎(Devic 病)
原发性脱髓鞘以外的其他病因引起的视神经炎	病毒或细菌性疾病引起的视神经炎 注射疫苗后视神经炎 结节病性视神经炎 梅毒患者伴发视神经炎 HIV 阳性和 AIDS 患者伴发视神经炎 系统性红斑狼疮和其他血管炎引起的视神经炎 莱姆病患者伴发视神经炎 鼻窦炎患者伴发视神经炎

	双侧视神经炎
混合因素引起的视神经炎	儿童视神经炎
	视神经网膜炎
	视神经周围炎

二、特发性和原发性脱髓鞘性视神经炎

特发性脱髓鞘性视神经炎（idiopathic demyelinating optic neuritis,IDON）是一种原发的脱髓鞘过程,单独发生或是 MS 患者伴发,又称经典多发性硬化相关性视神经炎,而单纯性视神经炎患者发展成 MS 的危险较正常人更大。视神经炎也可与视神经脊髓炎相关,又叫 Devic 病,是一种病因尚未明确的脱髓鞘疾病,其特点是单眼或双眼的急性或亚急性视力下降,伴横贯性脊髓炎。视神经炎有时也可发生于两种其他的原发脱髓鞘疾病:弥漫性轴周性脑炎和同心性轴周性脑炎。原发性脱髓鞘性视神经炎分为三种类型,急性、慢性和亚临床型。

（一）急性特发性脱髓鞘性视神经炎

急性特发性脱髓鞘性视神经炎（acute idiopathic demyelinating optic neuritis,AIDON）是临床上最常见的一种类型,临床表现如下。

1.流行病学　在人群中的年发病率估计为(1~5)/10 万。任何年龄段都可能发生,主要发病年龄在 20~50 岁,平均为 30~35 岁。女性发病率大约是男性的 3 倍。

2.病因　视神经炎发病原因较为复杂,多数病例在临床上查不出明显的病因,其可能病因如下。

（1）多发性硬化:是中枢神经系统多灶性脱髓鞘疾病,患者以女性多见,发病年龄多在青壮年。

（2）代谢障碍:糖尿病、甲状腺功能异常和哺乳均可发生视神经炎;维生素 B_1 缺乏可造成体内碳水化合物的代谢发生紊乱,从而影响正常的三羧酸循环,造成体内丙酮酸积聚,进而损害视神经,最常见损害乳头黄斑束纤维。

（3）自身免疫性疾病:常见于视网膜脉络膜炎、葡萄膜炎、虹膜睫状体炎、见赫切特综合征、结节病和系统性红斑狼疮等全身疾病。

（4）局部感染:如眼内炎、眶内炎、鼻窦炎、扁桃腺炎、龋齿和颅内感染等。

（5）全身传染性疾病:常见于病毒感染,如流感、带状疱疹、麻疹、腮腺炎和人类免疫缺陷病毒;也可见于微生物感染,如肺炎、脑炎、脑膜炎、结核、猫抓病、梅毒和莱姆病。

（6）中毒:体内氰化物聚集（如吸烟时）可破坏血中的维生素 B_{12},导致视神经的损害。甲醇中毒时,导致体内代谢产生较多的甲醛或甲酸,引起严重的视神经及视网膜神经节细胞的损害,导致患者失明或严重视力障碍;重金属也可造成视神经损害,如砷、铅和铊等。

（7）药物:乙胺丁醇、异烟肼、链霉素、氯霉素和洋地黄等均有引起视神经损害的报告。

3.发病机制　尚未完全阐明,可能的机制如下:①炎症反应:病原体可以通过直接蔓

延、血行播散等途径直接侵犯视神经,引起视神经血管周白细胞浸润和有髓鞘神经纤维水肿,随后髓鞘崩解和轴索丧失。神经纤维脱髓鞘导致传导完全阻滞,传导减慢或不能传导快冲动,从而影响视功能;②免疫反应,视神经炎患者的脑脊液内存在活化的 T 淋巴细胞和 B 淋巴细胞,通过 T 淋巴细胞释放细胞因子和 B 淋巴细胞产生抗髓鞘蛋白抗体诱导炎症反应和视神经脱髓鞘,但具体发病机制还不清楚;③遗传易感性:在视神经炎患者过度表达了人类白细胞抗原(HLA)DR15。

4.临床表现　常单眼发病,约 10%是双眼同时发病或先后发病。在亚洲和非洲南部,12~15 岁的青少年双眼发病更常见。

(1)视力减退:通常为急性发病,数小时到数天内发展到光感或无光感,也可在一段时间内视力渐进性下降。极少数患者可为≥1.0 视力,仅感到眼部模糊不适。

(2)视野缺损:典型表现是中心暗点,但可发生任何类型的视野缺损,如旁中心暗点,弓形暗点、上或下半水平缺损、左或右偏盲性缺损,或弥漫性视野丧失,也可只是整个视野光敏感度的弥漫下降。

(3)眼球或眼周痛:90%以上的急性视神经炎患者出现程度不同的眼球或眼周疼痛。可出现在视力减退之前或同时发生,常常在眼球运动时加重,多不会持续超过几天。此种疼痛是三叉神经小分支支配的视神经鞘炎症或肿胀所引起。也有人认为是由眶尖处视神经的炎症所致,因眼外肌在该处紧紧地附着在视神经鞘上。眼球疼痛和运动时加重有助于同前段缺血性视神经病变相鉴别。

(4)闪光幻觉:发病前和病程中,患者可感觉到闪烁光或闪光感,常在眼球运动时出现。

(5)色觉异常:视神经炎的患者几乎都有色觉异常(也称色觉障碍),根据程度不同可分为色弱和色盲,通常比视力受影响更为严重。法-孟二氏 100 色度试验更为灵敏,但检查较为烦琐,耗时,对检查者要求比较高。

虽然患者可能存在先天性色觉缺陷,但先天性色盲与视神经病变所致的获得性色觉缺陷存在明显不同,前者出生时已具有双眼对称,一生中极少发生改变,有向后代遗传的特点;后者多伴视力障碍和较为典型的视野异常,并随病情好转或恶化而改变,一般不遗传。

(6)瞳孔对光反射:视神经炎患者的传入神经通路受损,光照患眼直接对光反射迟钝或消失,对侧眼间接光反射迟钝或消失;当光照对侧健康眼,健康眼直接光反射和患眼间接光反射均正常,即相对性传入性瞳孔功能障碍(relative afferent pupillary defect,RAPD)。但双眼患病者,RAPD 不明显。

(7)眼底表现:球后视神经炎的视盘外观正常。急性视神经炎表现为视盘充血和肿胀,视盘生理凹陷变浅或不清楚,边界模糊不清。偶尔,可见到视盘或视盘周出血,视网膜静脉充盈和白色鞘。反复发作和久治不愈患者,随着时间的推移逐渐出现视盘苍白,视盘可以是弥漫性的苍白或局限于视盘的某个区域,最多见于颞侧。

在部分前部视神经炎的患者,可观察到视盘前玻璃体内细胞。当出现广泛的细胞反应时,应该考虑是 MS 以外的疾病,如结节病、结核、梅毒或莱姆病,这些病可存在明显的玻璃体炎症。同样,当视盘肿胀伴有黄斑或视盘周围硬性渗出时,应该考虑是视神经视网膜炎。某些疾病引起的视神经炎还可出现视网膜静脉周围白鞘或静脉周围炎,如多发性硬化和结节病。

（8）对侧未发病眼检查：急性单眼视神经炎患者的对侧眼可发现无症状性的视觉功能异常，通过仔细地检查，可发现视力、对比敏感度、色觉和视野的异常。这些异常大部分在几个月内消失，提示未发病眼也处于一种亚临床的急性脱髓鞘状态。

5.辅助检查　包括对比敏感度、视觉诱发电位和其他的心理物理学检查。在急性视神经炎患者，这些检查常表现为异常，因无特异度，不能作为确诊的依据。

（1）FFA：在球后视神经炎可表现正常。急性视神经炎表现早期视盘血管毛细血管扩张，渗漏荧光，晚期视盘强荧光。可见到静脉白鞘。

（2）OCT：可显示视神经炎神经纤维增厚或萎缩，但对视力预后作用不大。

（3）实验室检查：针对前述病因做相关检查，查血常规、抗链"O"、血沉和类风湿因子等，可作为排除感染性疾病和其他全身疾病引起的视神经炎的参考标准。

（4）X线检查：拍鼻窦片和电子计算机断层扫描（CT），有助于检查是否有鼻旁窦炎症相关的视神经炎。在某些典型的视神经炎病例，CT显示视神经弥漫性增粗。如果患者的症状体征与视神经炎相符合，CT扫描发现视神经增粗则应高度倾向视神经炎的诊断。

（5）磁共振成像（MRI）：在急性视神经炎，MRI可表现视神经增粗或密度增高，因此，可确定视神经炎的位置，帮助诊断视神经炎。MRI的另一重要作用是探查脑白质有无病理改变，如果在脑室周或其他部位白质内存在多个病变，不但提示视神经炎的诊断准确无误，而且其病因是脱髓鞘病。

（6）视觉诱发电位（VEP）：AIDON患者图形VEP的潜伏期和峰电位均显著下降。

此外，还有必要询问患者有无慢性扁桃体炎和龋齿等口腔慢性炎症，必要时请五官科和口腔科会诊，排除可能与这些炎症相关的视神经炎。

6.诊断　患者视力障碍伴眼球运动时疼痛，视野检查发现异常，相对性传入性瞳孔功能障碍，有典型的视盘充血水肿和边界不清或眼底正常，临床即可诊断视神经炎（注：国外专著已经不提球后视神经炎的诊断，因除了无眼底改变外，其他均与前部视神经炎相同）。

7.鉴别诊断

（1）视盘水肿：多为双眼发病，常发生于颅压增高，有恶心、呕吐、头痛等脑膜刺激症状。视力早期正常，眼底表现为视盘水肿，隆起常>+3D，且持续时间长，出血渗出、静脉扩张较重，视野表现为生理盲点扩大。CT可协助诊断。

（2）前段缺血性视神经病变：多发生于老年人，视力突然减退但较轻。视盘部分性中度苍白水肿，常出现视盘和周围出血。发病一段时间，出现视神经局限性或弥漫性萎缩。视野常有象限性缺损并与生理盲点相连。多伴有动脉硬化、糖尿病或颞动脉炎等。

（3）视盘血管炎：突然发生的轻度视力下降，累及双眼但一般不同时发生。可有心血管病、糖尿病史。视盘充血水肿<+3D，边缘可有小灶出血，视盘及视网膜色淡。有典型的视野改变，即与生理盲点相连的扇形缺损、象限盲、水平半侧盲及垂直半侧盲。

（4）Leber遗传性视神经病变（LHON）：急性期患者视盘充血水肿和边界不清，晚期

143

视神经萎缩,类似急性视神经炎。但 LHON 以男性患者居多,有家族病史;发病年龄通常在 15~35 岁;双眼同时或先后发病,典型的眼底三联征:①视盘周围毛细血管扩张;②视盘周围神经纤维层肿胀;③FFA 视盘无渗漏。基因检查为线粒体遗传物质异常。这些可与 IDON 相鉴别。

(5)假性视神经炎:为先天发育异常,单双眼均可发生,患者都有远视,矫正视力正常。视盘微隆起,FFA 正常。

8.治疗 积极寻找病因,针对病因治疗,辅以肾上腺糖皮质激素治疗。在病因不明患者,首选肾上腺糖皮质激素治疗,辅助扩张血管和营养神经等药物治疗。特别需要注意的是,因视功能障碍可能仅为潜在全身性疾病的症状之一,故如发现可能相关病症,应及时转诊至神经科、风湿免疫科、感染科、耳鼻喉科等相关专科进行全身系统性治疗。

(1)肾上腺糖皮质激素:急性发病的患者,无论是否证实为多发性硬化,尤其是在两周以内视力急剧下降的患者,用甲泼尼龙 1000mg/d 静脉滴注,连续 3 天,之后改为口服泼尼松 1mg/(kg·d),连续服用 11 天,减量为 20mg×1 天、10mg×2 天后停用。对严重或复发患者,可予泼尼龙静脉滴注 1g/d×3~5 天,其后酌情将剂量依次阶梯减半,每个剂量 2~3 天,至 120mg 以下,改为口服泼尼松片每天 1mg/kg 体重,并逐渐缓慢减量,维持总疗程不少于 6 个月。

使用激素期间应当给予护胃药物及补钾。目前已有的研究并不能证实大剂量肾上腺糖皮质激素冲击疗法可以改变最终视力,但由于视神经炎是一个复杂多因素导致的严重疾病,其中部分患者的致病因素可能对肾上腺糖皮质激素治疗有良好反应,因此面对视力急剧下降的严峻威胁,短时间使用激素是合理的。

(2)扩张血管药物:口服活血化瘀中成药,如复方血栓通胶囊 3 片,每天 3 次;益脉康片 2 片,每天 3 次,或复明片 3 片,每天 3 次。复方樟柳碱 2mL,颞浅动脉旁皮下注射,每天 1 次,连续 2 周为 1 个疗程。据病情需要可注射 2~4 个疗程。

(3)营养神经药物:神经节苷脂 80~100mg/d 静脉滴注,连续 10 天,或脑苷肌肽 10~20mL/d 静脉滴注,连续 2 周为 1 个疗程。口服大量维生素 B 族药物、维生素 C、肌苷片、叶酸和曲克芦丁等。

(4)免疫调节药物:大剂量的免疫球蛋白对部分涉及免疫功能异常的疾病,如视神经脊髓炎、多发性硬化等疾病可能有效。临床已有不少报道,但仍然不是特异性治疗,而且费用较高。其临床使用剂量可达 20g/d 或者 0.5g/(kg·d),连续 5 天,静脉滴注。患者还可以试用免疫抑制剂,环磷酰胺 200~800mg,静脉注射每周 1 次,根据病情可注射 1~2 次。

(5)高压氧治疗:能有效提高血液内氧张力,增加神经组织有氧代谢,有利于功能的恢复。

(6)手术治疗:对急性球后视神经炎,大剂量肾上腺糖皮质激素冲击治疗无效,MRI确定视神经肿胀无好转,应及时做视神经减压术。目前最常用的方法是经鼻腔视神经管减压术。

(二)慢性脱髓鞘性视神经炎

慢性脱髓鞘视神经炎(chronical demyelinating optic neuritis,CDON)是视神经炎的症状和(或)体征持续存在。患者可以没有以前发作视神经炎的病史,或是亚临床发作而患者无意识是该疾病,或是 MS 先表现中枢神经系统疾病。CDON 的临床表现如下。

1.长期视力减退　大多数视神经炎患者在 1 年内恢复视功能,然而大多数患者直到 2 年后仍遗留色觉、对比敏感度、立体视觉和光亮度方面的缺陷。

2.RAPD　约 25%患者患病 2 年后仍然有 RAPD。

3.色觉饱和度下降　是指双眼感觉到的颜色不同,如用患眼看红色物体,患者觉得是粉红或橘红色。

4.Uthoff 现象　当洗热水澡、锻炼或发热时体温升高,在 MS 患者会出现神经系统症状加重,在体温正常后可恢复。

5.视神经萎缩　发生视神经炎以后,常出现一定程度的视盘苍白,在颞侧最明显,周围的视神经纤维也受影响。尽管有一定的视神经萎缩,但视力可不受影响,因为只要有 1/2 正常视盘黄斑束的纤维就能维持 1.0 的视力。

6.视觉诱发电位(VEP)异常　图形 VEP 潜伏期虽随着病情恢复而缩短,但不会恢复到正常。

CDON 的治疗请参考 AIDON 的治疗,主要用改善血液循环和营养神经药物,有加重趋势加用肾上腺糖皮质激素药物。

(三)无症状脱髓鞘性视神经炎(亚临床)

无症状脱髓鞘性视神经炎(asymptomatic demyelinating optic neuritis,ADON)是指 MS 患者没有主觉视功能异常,但临床和(或)辅助检查显示存在视神经功能障碍。临床检查可有 RAPD 和轻微的视神经或神经纤维层萎缩。辅助检查有视野、色觉、对比敏感度或电生理的异常。部分病例,MRI 显示视神经影像增强。

ADON 无有效的治疗方法,可试用某些神经营养的药物治疗。

第二节　视神经视网膜炎

视神经视网膜炎是一种视神经和邻近神经纤维肿胀导致的黄斑星芒状硬性渗出的疾病。1916 年 Leber 最先描述了这种疾病,因此又称为 Leber 星状黄斑病变或 Leber 视神经视网膜炎。该病是一种特殊类型的急性视力下降,眼底表现视盘肿胀和围绕黄斑星芒状硬性渗出,病程经过呈自限性,预后较好。

一、病因与发病机制

该病被认为是一种感染性或免疫介导的疾病。

1.病因　最常见原因是感染,风湿性疾病和血管炎性疾病也可引起本病;有 1/4 患者查不到原因,可能为单纯性原发性病变,称为 Leber 特发性视神经视网膜炎。

（1）病毒感染：有前驱症状患者（感冒样症状），近50%可能为病毒引起，但很难分离鉴定这些病毒，常从这些病毒引起的其他表现来诊断是那种病毒感染。

（2）细菌感染：最常见的是汉赛巴尔通体感染所致的猫抓病，常发生视神经视网膜炎。患者发病前有被猫抓伤或与猫密切接触史，有感冒样症状和淋巴结肿大等全身感染症状。

（3）螺旋体感染：在2期和3期梅毒，可发生视神经视网膜炎，常伴有葡萄膜炎，可以是单侧或双侧眼发病。螺旋体感染还包括莱姆病和钩端螺旋体病，视神经视网膜炎常发生在Ⅱ期莱姆病。

（4）寄生虫和真菌感染：弓形虫病、蛔虫病和组织胞质菌病患者可发生急性前部视神经炎，少数情况下可伴有黄斑星芒状渗出。

（5）其他：是一些非常少见的可伴发视神经视网膜炎的疾病。

2.发病机制　尚不明了，是在各种感染或炎症因素直接作用下，视盘血管发生炎症反应；毛细血管渗漏增加，大量液体和蛋白质渗出到视网膜下和外网状层，引起视盘和周围组织水肿。当渗出液吸收后，在黄斑区留下脂质星状渗出物。

二、临床表现

视神经视网膜炎可发生于各个年龄段，但最常见于20~40岁，无性别差异，常单眼发病，双眼发病占5%~30%。

1.症状　如果是感染引起，发病前可有发热、不适或头痛。通常是无眼痛性视力急性下降，但某些患者主诉有眼病感，眼球运动时加重，类似视神经炎时的表现。

2.体征

（1）视力下降：可从1.0到光感不等。

（2）眼前节改变：可有结膜充血，偶尔前房闪辉和浮游细胞阳性。单眼患者都有RAPD，但双眼发病患者可没有RAPD。

（3）眼底改变：①玻璃体炎症：少量玻璃体炎症细胞和轻度混浊；②视盘充血和肿胀：程度轻重不一，轻者生理凹陷存在和视盘边界稍模糊，血管行径正常；严重者肿胀和充血明显，生理凹陷消失，视盘水肿扩大，边界不清，视盘周围视神经也出现水肿，视网膜血管迂曲。也可见到棉绒斑和小片状出血；③黄斑水肿和渗出：早期黄斑水肿不透明，2~3周后，黄斑水肿消退，留下硬性渗出。因水肿位于外网状层，硬性渗出呈典型的星芒状；④在特发性病例，可见到小片散在的脉络膜视网膜病灶，FFA呈强荧光，愈合后留下色素紊乱瘢痕。

三、辅助检查

1.色觉检查　色觉障碍的程度常比视力减退的程度要严重。

2.FFA　在急性视神经视网膜炎，早期有弥漫性的视盘表面血管渗漏荧光。造影晚期，视盘呈强荧光，边界不清，周围视网膜荧光染色，视盘周视网膜血管可有轻微染色。黄斑血管系统无渗漏荧光，这与高颅压引起的视盘水肿不同。

3.OCT　能显示视盘水肿增厚、视网膜水肿、黄斑脱离和硬性渗出层面。

4.视野检查　最常见盲点中心性暗点(或称盲中心暗点,中心盲点暗点),也可有中心暗点(前者为覆盖生理盲点的中心暗点,后者为注视点的暗点),弓形暗点甚至水平缺损,而且周围视野可非特异性缩窄。

5.电生理检查　视神经炎和视神经视网膜炎累及视神经和神经节细胞,视网膜电图(ERG)检查正常,VEP显示异常。

6.实验室检查　做与各种感染相关的血清学检查可发现阳性结果,如猫抓病、梅毒、莱姆病等。

四、诊断与鉴别诊断

1.诊断　临床上只要具备视盘肿胀和黄斑星芒状渗出,就可确定为视神经视网膜炎,但必须进行病因诊断。

2.鉴别诊断

(1)类似视神经视网膜炎的疾病:这些疾病均有视盘肿胀,伴或不伴黄斑星芒状渗出表现,包括视盘水肿、前段缺血性视神经病变、高血压、糖尿病、分支静脉阻塞和视盘的一些肿瘤。视神经视网膜炎的视盘肿胀能自行缓解,能同视盘水肿和前段缺血性视神经病变相区别;后4种疾病均具有典型的原发眼底疾病表现,很容易同视神经视网膜炎相鉴别。

(2)急性视神经炎:可单眼或双眼急性视力下降,伴有眼病和眼球转动疼痛加重,眼底表现视盘充血肿胀,也呈自限性,愈合后不同程度视盘萎缩,十分类似视神经视网膜炎。但急性视神经炎的渗漏没有视神经视网膜炎严重,所以没有黄斑星芒状硬性渗出,可以鉴别。

五、治疗

临床治疗要根据病因来决定,如果是特发性,疾病有自限性,可不治疗。有学者主张全身使用肾上腺糖皮质激素或促肾上腺糖皮质激素来治疗特发性视神经视网膜炎,但没有明确的证据表明这样治疗可改变恢复的速度或最终的预后。如果是感染或炎症性原因引起,就应及时治疗。

1.肾上腺糖皮质激素　适用于特发性、自身免疫性和复发性视神经视网膜炎,对感染性原因引起者,在用足量抗生素情况下使用激素。可静脉滴注地塞米松或泼尼松龙,或口服泼尼龙。一开始用大剂量,病情控制后逐渐减量,到最终停止。用药期间注意该药可引起全身和局部并发症。

2.抗生素　是针对引起视神经视网膜炎的病原微生物进行治疗。

3.其他　有前部炎症反应者,可使用肾上腺糖皮质激素和非甾体抗炎滴眼剂。营养神经和扩张血管药物请参照急性视神经炎治疗。

第三节　视盘血管炎

视盘血管炎又名视盘静脉炎,是原发于视盘血管的非特异性炎症,常表现为单眼视盘肿胀,伴轻微的视觉症状。1972 年 Hayreh 首次描述该病,并将其分为两型:视盘水肿型(Ⅰ型)和静脉阻塞型(Ⅱ型),而Ⅱ型实际上代表了年轻患者的非缺血性视网膜中央静脉阻塞,或称淤滞性视网膜病变。

一、病因与发病机制

病因不明,根据本病用肾上腺糖皮质激素治疗效果较好,故认为该病是一种局限于视盘静脉血管的非特异性炎症。引起这种炎症的原因可能是对自身抗原或外来抗原的一种过敏反应,免疫复合物可能是一种致敏原。视盘血管炎症引起毛细血管扩张和渗出增加,组织水肿可压迫视盘静脉血管,导致血液回流受阻、血流瘀滞、视盘水肿和静脉血管迂曲扩张。当视盘的侧支循环也受到波及时,加重组织缺血和缺氧,毛细血管内皮受到损伤而表现出血和闭塞表现,如棉绒斑。与视盘水肿的程度、血压及夜间动脉低压程度及炎症的程度有关。

二、临床表现

患者多为 40 岁以下健康的青壮年,无明显性别差异,大多数为单眼发病。

1.症状 视力一般正常,或仅轻微减退,表现为视物模糊或间歇性视物不清,部分患者有眼前黑点或闪光感。有时伴眼球后间歇性钝性疼痛。当病变波及视神经纤维或视神经的软脑膜血管时,可致球后视神经水肿增粗,视力明显下降。

2.体征 视野检查除生理盲点扩大外,周围视野多正常。眼部其他检查多正常,部分患者可有玻璃体细胞。眼底及荧光血管造影改变因临床类型不同而有差异。

(1)视盘水肿型(Ⅰ型):当炎症主要侵及筛板前区时,引起睫状动脉炎,由于血管渗透性增加和组织缺氧而水肿,视盘中、重度水肿和充血。视盘及其周围可见大小不等的渗出、浅层火焰状出血及棉绒斑。视盘及其邻近静脉炎,有大量微血管瘤,视网膜动脉正常或稍细;视网膜静脉扩张、迂曲,常见视盘上静脉波动。可继发视神经萎缩。

(2)静脉阻塞型(Ⅱ型):当炎症主要累及筛板后区视网膜中央血管时,主要表现为静脉炎导致的完全或不完全阻塞,以出血为主。视网膜静脉显著扩张,充血及迂曲,视盘充血水肿,但隆起不如Ⅰ型显著,视网膜可见大片火焰状出血、灰白色渗出,尤以视盘上方、下方及颞侧更明显,黄斑偶有出血和渗出。

三、辅助检查

1.FFA Ⅰ型显示视网膜动脉充盈正常,静脉充盈延缓,视盘表面毛细血管扩张和渗漏;晚期微血管瘤处有渗漏,主干静脉旁无渗漏,黄斑无异常。Ⅱ型显示视盘血管扩张和渗漏荧光,出血为遮蔽荧光;视网膜静脉循环时间明显延长,沿视网膜主干静脉明显荧光着染,部分患者黄斑水肿和渗漏荧光。

2.视野检查 典型表现为生理盲点扩大,周围视野多正常。Ⅱ型不如Ⅰ型明显,可出现中心暗点或小片状视野缺损。

3.VEP P100 潜伏期正常,但波幅降低。

4.CT 和 MRI 视盘血管炎两者检查均无异常,但可作为排除颅高压性疾病的鉴别检查。

四、诊断与鉴别诊断

1.诊断 ①眼前有暗影或视物不清,单眼或双眼视力轻度下降;②眼底有轻度或严重的视盘水肿及充血,在盘面及周围可见小的浅层火焰状出血、微血管瘤及棉絮斑,视网膜静脉迂曲扩张;③FFA 显示视盘充盈正常或迟缓,晚期有渗漏;视网膜动脉血管充盈正常;④视野检查可见生理盲点扩大;⑤VEP 检查 P100 潜伏期正常,但波幅降低;⑥CT 及 MRI 检查排除脑部肿瘤或病变。

2.鉴别诊断

(1)视盘水肿型(Ⅰ型)的鉴别诊断

1)视盘水肿:该病多为双侧发病,有颅压升高,常伴有颅压增高的其他症状和相应的神经系统体征。视盘显著水肿隆起,一般在+3D 以上,可达+6～+9D。其视野缺损为与生理盲点相连的半侧盲或象限盲。

2)缺血性视神经病变:多发生于老年人,单侧发病为主,视盘轻微隆起,多苍白水肿。视野改变多为典型的象限性视野缺损,患者常有全身动脉硬化、颞动脉炎等。

3)视神经视网膜炎和视盘血管炎Ⅰ型的临床表现相似,但后者视盘毛细血管扩张明显,缺乏典型的黄斑星芒状渗出,在视盘水肿好转同时黄斑渗出很快吸收,可与视神经视网膜炎鉴别。

(2)静脉阻塞型(Ⅱ型)的鉴别诊断

1)视网膜中央静脉阻塞:多见于老年患者,眼底广泛和严重的片状和火焰状出血,易波及黄斑。患者多有高血压、动脉硬化或糖尿病等全身病变,对肾上腺糖皮质激素治疗反应不明显。

2)视网膜静脉周围炎:病变为双侧,多累及位于视网膜周边部的小静脉,受累静脉粗细不匀,伴白鞘,易反复玻璃体积血而引起明显视力下降,但视盘多无异常改变。

五、治疗

1.肾上腺糖皮质激素治疗 泼尼松或泼尼松龙或相当于泼尼松龙 80mg/d 的剂量,1周后当视力和眼底改变明显好转以后减量,3～6 周后小剂量(20～30mg/d)维持治疗半年,但Ⅱ型患者激素治疗效果不如Ⅰ型。

2.非甾体抗炎药 水杨酸类如水杨酸钠、阿司匹林,吲哚类如吲哚美辛,丙酸类等口服可减轻炎症。

3.小剂量醋甲唑胺 125～250mg,每天 2 次,或醋甲唑胺 12.5mg,每天 2 次,有利于减轻视盘水肿。

4.其他 血管扩张剂或活血化瘀中药及神经营养类药物和维生素等可帮助病情恢复。

第十一章　眼眶病

眼眶病虽然不属于眼科常见病和多发病,但由于眼眶的特殊位置和特殊结构,病种较多,且与全身各系统关系密切,特别是与鼻窦和颅脑疾病互相影响,诊断和治疗困难,需要有多方面的知识才能掌握这一学科的技能。

第一节　概述

一、解剖特点

眼眶位于颅顶骨和颅面骨之间,在鼻根两侧,左右各一。眶壁由七块颅骨构成,包括额骨、蝶骨、颧骨、上颌骨、腭骨、泪骨和筛骨。眼眶腔呈梨形,尖端向后,视神经管如梨蒂,有视神经通过。蝶骨大小翼之间,有眶上裂,眶颅腔间的血管、神经通过。另外,眶下裂通向翼腭窝,鼻泪管与下鼻道相通,筛前、后孔沟通眼眶和筛窦。眼眶并被一些重要结构围绕,包括鼻副窦、鼻、颅腔和其内容,相互之间仅有薄骨板相隔,并有孔裂直接相通。眼眶骨壁被骨膜衬覆,在孔裂的骨缘和骨缝处粘连密切,骨面附着松弛,易于集液。眶腔前端有眶隔和眼球封闭,腔内含有重要的软组织,如视神经、眼外肌、泪腺,眼部的运动和感觉神经及血管,这些结构之间填充着纤维脂肪组织。眶内有丰富的筋膜组织,将这些重要结构分割成 4 个外科间隙,各间隙的好发病和临床表现不同,在眼眶病的诊断和治疗上有重要意义(图 11-1)。

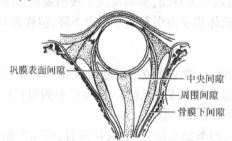

巩膜表面间隙　　　中央间隙　周围间隙　骨膜下间隙

图 11-1　眶内 4 个外科间隙

1.中央间隙　也称肌内圆锥,位于眼球之后,周围以四直肌和肌间膜为界,肌间膜是眼外肌肌鞘向两侧邻近眼外肌的延伸部分,邻近的延伸部分相融合,形成膜状物。前部较厚,后部较薄,但足以将球后脂肪和周围间隙分隔开。眼眶内的重要结构,包括视神经、各种运动神经和感觉神经,以及动脉和静脉,均位于这一间隙。神经、血管之间填充脂肪组织。眼眶内的肿瘤如视神经肿瘤、海绵状血管瘤,多起源于这一间隙;眼眶炎症和甲状腺相关眼病,也多波及中央间隙,引起轴性眼球突出。眼眶手术进入这一间隙可引起严重并发症。中央间隙是眼眶内最重要的解剖部位。

2.周围间隙　位于骨膜和眼外肌-肌间膜之间,环绕肌肉圆锥,前界为眶隔,后至眶尖。间隙内主要填充脂肪,并有泪腺和神经、血管通过。神经鞘瘤、炎性假瘤等好发于这一间隙,引起眼球突出,并向一侧移位。眶隔有眶内末梢神经、血管穿过,周围外科间隙的渗液和出血,当压力达到 40~50mmHg,可经神经、血管周围间隙达到眼睑皮下,出现淤血斑。

3.骨膜下间隙　位于眶骨壁和骨膜之间,是一潜在间隙。眶骨膜除在眶缘、骨缝和眼眶壁的孔裂边缘粘连密切之外,骨面处缺乏明显的粘连。因此,骨膜下间隙容易积聚液体和气体,引起骨膜下血肿和气肿。这一间隙还是皮样囊肿好发部位。眶骨壁的骨瘤首先在这一间隙发展,鼻窦疾患,包括炎症、肿瘤和囊肿,经过这一间隙向眶内蔓延。骨膜下间隙肿瘤,引起眼球突出和移位,并可破坏骨壁向眶外蔓延。

4.巩膜表面间隙　位于巩膜和眼球筋膜之间,也是一个潜在间隙。眼内肿瘤向眶内蔓延,经过这一间隙。眼球和眼眶的炎症,可在这一间隙积液,超声探查可发现弧形透声带,CT 显示眼环增厚。

二、眼球突出度

1.正常眼球突出度　眼球突出度是指角膜顶点平面与眶外缘之间的距离,一般采用 Hertel 眼球突出计测量。国人正常眼球突出度 7~20mm,平均 12~14mm。正常眼球突出度的高低,主要取决于眼球后脂肪含量的多少。儿童时期球后脂肪发育尚未充分,而老年人又有脂肪吸收,眼球突出度较低;青年和成年人球后脂肪含量丰富,眼球突出度较高,但不论性别年龄,两侧眼的眼球突出度差值不超过 2mm。一般认为,眼球突出度大于 21mm,两侧眼球突出度差值大于 2mm,或青年、成年和老年人,在观察期间眼球突出度有所增长,均视为病理性眼球突出。

2.病理性眼球突出　眼球突出是眼眶病最常见的临床表现,80%以上的患者均有这一体征。眼眶是一骨腔,不能扩大,一旦眶内容积增加,眶内压增高,只有眼球向前突出,以缓解压力。眶内肿瘤、血管畸形、炎症、出血水肿及眶腔容积变小等,任何原因引起的眶内压增高,均可驱使眼球向前突出。分析眼球突出的状态对于鉴别诊断有重要意义。

(1)眼球突出的发生:了解眼球突出的发生和发展,对于诊断有很大帮助。突然性的眼球突出,一般发生在眶内出血、气肿和静脉阻塞。眼球突出急性发生,数天之内即可见发展,多见于化脓性炎症、恶性眼球突出和一些恶性肿瘤,如儿童时期的横纹肌肉瘤和转移癌。炎性假瘤和血管炎症,也可呈急性发作。良性肿瘤与单眼的甲状腺相关眼病,多在不自觉中发生,缓慢进展。且后者发展到一定程度即自发稳定,甚至有自发缓解的趋势。

(2)眼球突出的患侧:一侧眼球突出见于眶内肿瘤、炎症和血管畸形。无甲状腺功能亢进的病史和现证的甲状腺相关眼病者,也多发生在一侧。患有甲状腺功能亢进的患者,往往两侧眼球突出;约 1/3 炎性假瘤发生于两侧;另外,恶性淋巴瘤、血管炎、颈动脉海绵窦瘘及转移癌也可见于两侧眼球突出。左或右眼患侧发生眼球突出,对诊断意义不大。

(3)眼球突出的程度:与多种因素有关,如病变性质,其他如就诊时间也有关系。发病早期来诊的患者眼球突出较低,发病后长期未就诊眼球突出较高。眼球突出程度与患病种类,是否伴有其他症状,如疼痛、视力减退、复视等,以及患者的经济状况、文化程度也有关系。有的眶内良性肿瘤增长缓慢,视力良好,眼球运动不受限制,眼球甚至脱出于眼眶之外,才来就诊。

(4)眼球突出的状态:如静止性、搏动性和体位性。是否伴有血管杂音对于病因诊断有意义。

1)静止性眼球突出:是指就诊时眼球位置稳定不变,少受其他因素影响,大多数患者属于此类。眼眶肿瘤、炎症、甲状腺相关眼病、眼外伤出血、气肿等,在医师检查时眼球突出较静止稳定,这些病变常伴有明显的眶内压增高。

2)搏动性眼球突出:是指在医师检查时,或患者运动后眼球突出,并伴有节律性搏动,这种搏动与心搏同步,多见于以下疾病:①眶内或海绵窦区动静脉异常交通,如颈动脉海绵窦瘘、眶内动静脉血管瘤和眶内动静脉瘘,此类眼球搏动常伴有血管杂音,压迫同侧颈动脉,搏动和杂音消失;②先天性、外伤性或手术后眶壁缺失,大脑搏动传递至眼球,一般伴有脑膨出,无血管杂音,压迫同侧颈动脉,搏动减弱而不消失;③眶内供血丰富的肿瘤,肿瘤搏动带动眼球搏动,发生于恶性肿瘤,此类疾病多缺乏血管杂音。

3)体位性眼球突出:颈内静脉压升高时眼球突出,颈内静脉压降低后眼球位置恢复正常,或低于正常。低头(体位)、捏鼻鼓肚等胸压、腹压增高时,颈内静脉压均增高,也都引起眼球突出。另外,由于鼻窦开口畸形,经常患鼻窦炎,引起眶内软组织水肿及眼球突出,属于间歇性眼球突出,与体位无关。

3.假性眼球突出 由于眼球和眼眶构造异常引起的眼球位置不对称,表现为单侧眼球突出的假象,称为假性眼球突出。假性眼球突出包括骨性眼眶不对称、眼球前后轴较长、睑裂不对称和对侧眼球内陷等。例如,高度近视眼、水眼、牛眼等眼球增大,往往表现为眼球突出;自幼眶压较低,或受过 X 线照射,眼眶发育受阻,眶腔较小;骨纤维异常增生症和扁平性脑膜瘤引起的眶壁增厚,眼眶容积小,表现为眼球突出,均属于假性眼球突出。眼外肌全麻痹及肌张力降低引起的眼球前移,也属于假性眼球突出。以上各种情况利用 Hertel 眼球突出计测量,其读数均符合眼球突出的标准。另外,由于一侧眼上睑下垂、眼睑退缩,或一侧眼睑轮匝肌麻痹等,睑裂扩大,用眼球突出计测量虽然两侧位置相等,也给眼球突出的假象。

4.眼球移位 眼球沿眼轴向前移位称为眼球突出,眼球偏向一侧称为眼球移位。眼球移位可表明病变位置。眼球一侧病变引起向对侧移位,眼球赤道部之后的病变,眼球既向前突出,又向对侧移位。泪腺肿瘤往往引起眼球向前突出和向内下方移位。

三、一般情况和临床检查

眼眶病除测量和分析眼球突出之外,还进行一些其他临床检查,包括详尽的询问病史和全面的全身及眼部检查。有的疾病通过个人和家族病史询问和全身检查即可明确诊断,如神经纤维瘤病等。

1.性别和年龄　有些眼眶病与性别有明显的关系。甲状腺相关眼病伴有甲状腺功能亢进的,多发生于女性,无甲状腺功能亢进的多见于男性。血管性肿瘤和脑膜瘤也多见于女性。年龄与眼眶病的发生关系更为密切。毛细血管瘤发生于婴儿时期;儿童时期好发眼眶蜂窝织炎、静脉性血管瘤、皮样囊肿、横纹肌肉瘤、视神经胶质瘤、组织细胞增生症、绿色瘤及神经纤维瘤病等;成年时期好发甲状腺相关眼病、一般良性肿瘤、血管畸形,以及炎性假瘤。老年人多发生炎性假瘤和上皮性癌。

2.疼痛　很多原因引起眶区疼痛,眼球、颅内、鼻窦和颅内疾患等均可发生,需要鉴别。引起疼痛的眼球病包括角膜炎、前葡萄膜炎、眼膜炎、青光眼、屈光不正及眼球运动不平衡等,详细的眼部检查可以排除。鼻窦原因引起的疼痛,X 线片和 CT 扫描对诊断有帮助。颅内疾病所致的疼痛 CT 和 MRI 检查有助于诊断。眼眶的急慢性炎症、恶性肿瘤、侵犯感觉神经的良性肿瘤、眶内出血所引起的疼痛,眶部检查均有特征性发现,如眼睑和结膜红肿,眼球突出、压迫时疼痛加重、扪及肿物、眼球运动障碍等,CT 检查对于诊断有很大帮助;痛性眼肌麻痹是发生在海绵窦和眶上裂区的非特异性炎症,临床表现主要是头和眶区疼痛及眼外肌麻痹,疼痛可发生在眼外肌麻痹之前,需要强化 MRI 脂肪抑制序列检查才能发现。

3.视力　眼眶病在影响视神经和眼球之前视力多属正常。眶内病影响视力有以下几种情况:视神经本身的病变,如炎症、肿瘤等,早期即有视力减退或丧失;视神经浸润,如炎症和恶性肿瘤;视神经压迫,如眶尖肿瘤早期压迫视神经,患者主诉往往是视力下降;眼球压迫,接触眼球的肿瘤压迫眼球,引起散光或后极部水肿,也会影响视力。反复的瞬间视力减退,可能由视盘水肿引起。视神经鞘脑膜瘤在眼球外展时视力减退加重。

4.眼睑改变　眼睑红肿表示血管扩张和液体渗出,多见于眶内炎症、外伤和恶性肿瘤。上睑充血水肿外侧加重,并扪及肿物,多为泪腺炎症。眼睑退缩发生在甲状腺相关眼病、对侧眼睑下垂、提上睑肌缩短过度等原因。眼睑的血管是眶内血管的延续,眼睑血管畸形表明眼眶内可能存在类似疾病。成年人眶内和蝶骨嵴脑膜瘤常引起慢性眼睑水肿,儿童时期眼睑和眶前部淋巴管瘤,也常表现为眼睑水肿,两者均不伴有充血。

5.结膜异常　结膜充血水肿,严重者突出于睑裂,眼睑不能闭合,角膜暴露。颈动脉海绵窦瘘引起的红肿比较特殊,由于静脉压突然升高,静脉血回流受阻,结膜静脉扩张。发病初始,以眼睑和结膜水肿充血为主,而后眼球表面静脉高度迂曲扩张,以角膜为中心,向结膜穹窿部走行,少有分支。结膜淋巴管瘤或血管畸形预示眶内可能存在同样疾病。

6.眼底检查　眼眶疾病经常引起眼底改变,尤其是视神经疾病和视神经周围病变。视神经肿瘤可发生视盘水肿或萎缩,视神经鞘脑膜瘤还可发生视网膜中央静脉至脉络膜的侧支循环——视睫状静脉。视力减退、眼球突出、慢性视盘水肿性萎缩和视睫状静脉短路,被视为视神经鞘脑膜瘤四联征。眶内肿瘤压迫前部视神经引起视盘水肿,压迫后部视神经引起视盘原发萎缩。肿瘤压迫眼球,可见局部眼底变平和视网膜脉络膜皱褶。颈动脉海绵窦瘘引起眼底静脉高度扩张,压迫眼球可见视网膜中央静脉搏动。

7.复视和球运动障碍　眼外肌运动神经炎症、压迫,以及占位病变,均可引起复视和眼球运动障碍,常见于甲状腺相关眼病、眶内炎症、恶性肿瘤和外伤。较大的良性肿瘤阻碍眼球运动,也可引起复视。

8.眼眶扣诊　眼眶扣诊要注意:有无肿物?是否疼痛?眶压高低?沿着眶缘及眶缘和眼球之间向眶深部触摸,有时可扣及肿物。尽量确定肿物的位置、形状、边界、硬度、表面光滑度,是否可以推动,有无触痛,这些情况对于鉴别诊断至关重要。眼眶外上象限扣及肿物,表面光滑,中等硬度,不能推动,缺乏压痛,泪腺良性肿瘤可能性较大;如表面不光滑,有压痛,则更可能是恶性肿瘤;对于圆形,边界清楚,有囊性感,推之如珍珠移动,很可能是位于周围间隙的皮样囊肿。眼眶内上象限的软性肿物多见于黏液囊肿。炎性假瘤和神经鞘瘤可发生于各个象限,前者更多见于眶下部,形状不规则,边界不清楚,可有压痛;后者多见于眶上部,类圆形,边清,可推动,一般无压痛,如发生在感觉神经干,或压迫神经干可有疼痛感。位于眼球以后的肿瘤不能扣及。未扣及肿物,局部红肿压痛,多为急性炎症。眼球后的肿物,虽然不能扣及肿块,但压迫眼球时回纳受阻。

9.眼眶压力　眼眶压力常以眼球回纳受阻程度表示,精确测量需用 Bailliart 眶压计。一般检查用两拇指同时向眶内压迫两侧眼球,比较眼球向后移动的阻力。正常眶内压两侧阻力相等,轻度眶内压增高用"+"表示,多见于眼球赤道部之前的病变,眶内小肿瘤,以及非浸润性甲状腺相关眼病。中度眶压增高用"++"表示,多见于眶内占位病变。纤维增生性眼性炎性假瘤、全眼眶的实体性肿物,以及严重的甲状腺相关眼病等,眼球完全不能回纳,眼眶压力用"+++"表示。位于球后的海绵状血管瘤和囊性病变,一般眶内压为++,且呈弹性阻力。

眼眶扣诊还包括眶周围和耳前、耳后、颈上及下颌下区,以判断淋巴结的情况。鼻窦疾患常波及眼眶;眼睑和结膜恶性肿瘤多沿淋巴道转移,引起这些部位淋巴结肿大。

四、影像诊断

医学影像学是近30年以来形成和完善的一种临床学科。过去仅依靠临床资料和X线检查判断眶内情况,很不精确。影像技术利用某种可以穿过人体的能量形成图像,直接观察眶骨和软组织改变,使眼眶病的诊断有了突破性进展。对眼眶病诊断应用价值较大的有X线检查、超声探查、CT、磁共振成像(MRI)和数字减影血管造影术(DSA)。

1.X线显像　可以观察眶及其周围的骨骼改变,进而推测病变性质和位置。眶腔容积扩大表示眶内良性肿瘤引起长期眶内压增高;眶容积缩小可能为先天性或婴幼儿时曾施行眼球摘除,并接受放射治疗。眶内钙斑或静脉石表示有眶内肿瘤、静脉性畸形、视网膜母细胞瘤或脉络膜骨瘤可能性。眶壁破坏多发生于恶性肿瘤。眶壁凹陷见于眶骨膜外皮样囊肿,骨壁缺失可因外伤、手术或神经纤维瘤病所致。眶壁增生发生于骨瘤、骨纤维异常增生症和蝶骨脑膜瘤。视神经孔扩大发生于视神经原发和继发肿瘤。眶周围结构病变蔓延至眶内,X线图像往往有改变,如眶蜂窝组织炎鼻窦密度增高,继发肿瘤鼻窦或眶顶骨破坏等。

2.超声检查　眼科病的诊断多采用A型、B型超声生物显微镜及 Doppler 超声。由于正常结构和病变的反射性差异,而显现出正常眼球、视神经、眼外肌、脂肪、肿瘤、囊肿及炎症等正常结构和病变。眼眶肿瘤显示为眶脂肪区内低回声区,根据肿瘤的地形图和声学性质,如发生部位、形状、边界、内回声、声衰减和可压缩性,做出正确诊断。如眶上部出现类圆形低回声区,边清,内回声少,中等衰减,不可压缩,有血流信号,则可能是神经鞘瘤。Doppler超声检测运动结构,不但可以显示正常眼动脉、睫状后动脉和视网膜中央动脉,而且可发现肿瘤和其他病变内的彩色血流二维图像,检测血流参数,对于鉴别诊断和治疗均有重要意义。介入性超声可切取组织做活体组织检查,抽取寄生虫,摘除异物等。

3.CT检查　眼眶CT征有以下几种类型:①正常结构形态和密度的改变,如神经增粗和密度增高,多见于神经胶质瘤和脑膜瘤。前者梭形肿大,后者管状增粗。眼外肌肿大见于甲状腺相关眼病和炎性假瘤,前者多为两侧,多条眼外肌梭形肿大,伴有眶尖部密度增高,后者多为单一肌肉肿大,止点膨大。另外,颈动脉-海绵窦瘘和瘤细胞浸润也可见眼外肌肿大。眼静脉扩张见于颅内和眶内动、静脉交通;②占位病变,如肿瘤、囊肿、炎性假瘤、血管畸形、血管炎等。良性肿瘤多为类圆形,边清,均质。恶性肿瘤和炎性假瘤形状不规则,边界不清楚或不圆滑,不均质。前者常伴有骨破坏,后者尚发现眼环增厚和泪腺肿大等征。浸润性病变与眼球接触,往往分不出界限,如同铸造样;③眶周围结构病变的眶内蔓延,如鼻窦肿瘤常显示该窦密度增高、骨破坏及眶内高密度块影。颅内脑膜瘤眶内侵犯,伴随骨壁增厚,眶内软组织肿块,颅内肿瘤部分有时需采用阳性对比剂强化才能发现。

4.MRI　MRI成像参数较多,提供的诊断信息也较丰富,软组织分辨力高于CT,特别是眶内肿瘤蔓延至视神经管内、颅内或颞窝,MRI有明显诊断优势,但体内有心脏起搏器和磁性异物者禁用。

5.DSA　对于搏动性眼球突出患者,特别是动、静脉直接交通型病变,需DSA检查,以显示异常血管细节。

五、活检

影像学检查对多数眶内病可做定性诊断,但对恶性肿瘤和炎性假瘤,有时难以鉴别,需做活体组织检查。眶前部、可触及的病变通过皮肤切口切取组织标本;对眶深部病变,行影像引导下的针吸或针切活检。所取得的标本除常规光镜检查外,还可做免疫组织化学染色,电镜观察和组织培养等项检测。

第二节　眼眶炎症

眼眶炎症是人体对内、外界刺激因子发生的防御反应,也是眶内最常见的病理过程。根据其发病及发展分为眼眶感染性炎症、非感染性炎症和慢性炎症。感染性炎症是指生物感染引起的眼眶炎症;非感染性炎症是指特发性眼眶炎症,也称炎性假瘤;慢性炎症包括一组发病机制不清的慢性炎症。

一、眼眶感染性炎症

眼眶感染病是由生物感染(细菌、真菌、寄生虫)引起的炎症。其感染途径最多见的是由眼睑、结膜、鼻窦的病原侵犯眼眶,也可以由生物体直接感染眼眶组织,很少由远处病灶经血液循环播散至眼眶。由于儿童免疫功能不健全,并且上呼吸道感染和鼻窦感染发病率高,儿童眼眶感染病比成人多见。

眼眶感染病中细菌感染较多见,真菌感染、眶内寄生虫较少见。眼眶内的病毒感染尚未见报告。

眼眶感染包括眼眶蜂窝织炎、眶脓肿、眶骨髓炎、骨膜炎、球筋膜炎、栓塞性静脉炎、眼眶真菌病、眼眶寄生虫病。根据 Chandler 所提出的分类方法:第一型,眶隔前蜂窝织炎;第二型,眼眶蜂窝织炎;第三型,骨膜下脓肿;第四型,眼眶脓肿形成;第五型,颅内并发症形成。

(一)眼眶蜂窝织炎

眼眶蜂窝织炎是发生于眼眶软组织内的急性化脓性炎症。可发生于任何年龄,但多见儿童。眶隔前蜂窝织炎主要发生在眶隔前部眼睑,眶深部组织无明显炎症反应。临床较为多见。眶深部蜂窝织炎发生在眼眶深部组织内,眶隔前组织也可受累。临床表现严重,可以引起不可逆性视力丧失,颅内蔓延或败血症而危及生命,其病死率和视力丧失率较高。目前,由于抗生素发展较快,诊断方法先进,使眶蜂窝织炎的病死率和视力丧失率极大地降低。

1.病因　此病由化脓性细菌感染引起,金黄色葡萄球菌引起化脓性炎症;流感杆菌引起非化脓性炎症;厌氧链球菌是常见产气杆菌;变形杆菌和大肠埃希菌为全身衰弱及免疫功能低下患者蜂窝织炎常见致病菌。

2.病理　病原体进入眼眶内,不断繁殖,产生有害物质,在各种炎性因子的参与下,机体出现一系列的反应,小血管和毛细血管扩张,管壁渗透性增加,血管内液体和细胞成分渗出,使组织水肿,中性粒细胞浸润,表现为局部红、肿、热、痛。病灶内可见病原菌繁殖。白细胞最终崩解,释放蛋白溶解酶,使局部组织坏死、溶解、形成脓肿,其周围由新生毛细血管及成纤维细胞形成的肉芽组织构成脓肿壁,壁内不断形成肉芽组织,最后形成瘢痕组织。

3.感染途径

(1)最常见为眶周围结构炎症蔓延:占全部病例 60%~84%,主要为鼻窦炎症侵及眶前部组织,筛骨板很薄,0.2~0.4mm,并且通过筛前孔和筛后孔与眼眶相通,内有动、静脉血管及神经穿过。因此,筛窦炎症容易扩散入眶,其次为额窦、上颌窦及蝶窦炎症;牙周炎及根尖炎引起上颌窦前壁脓肿,向上波及眼眶;栓塞性静脉炎经翼静脉丛入眼眶。面部及眼睑疖肿、丹毒治疗不及时,炎症蔓延至眶隔前软组织;急性泪囊炎向眼眶蔓延。

(2)外伤直接感染:眼睑穿通伤后,伤口处理不当,化脓性细菌直接感染,形成蜂窝织炎。眼眶异物未及时取出,尤其是植物性异物,其携带细菌多,易引起感染,并可伴有瘘管形成,瘘管闭塞时,蜂窝织炎发作,瘘管引流时,又可暂时好转。

(3)血行感染:身体其他部位化脓灶经血行迁徙至眼眶,或脓毒血症时眼眶同时发生炎症。

（4）其他：眼肌手术、视网膜脱离环扎或外加压手术、筋膜炎向眶内脂肪蔓延的报告也可见、细菌性眼内炎眶内蔓延、眼内肿瘤坏死及广泛的 Coats 病继发球周炎、获得性免疫缺陷综合征的患者伴有眶蜂窝织炎的报道也有。

4.临床表现　眶深部蜂窝织炎全身症状较眶前部严重,尤其在脓毒血症、海绵窦栓塞时,高热、恶寒、脑膜刺激症状存在。眼部表现有以下几种。

（1）疼痛：眼眶及眼球疼痛,压痛明显,眼球转动时加重。

（2）水肿：眼睑充血水肿,结膜水肿突出于睑裂之外,并可见结膜干燥、糜烂、坏死。

（3）角膜：因眼睑结膜高度水肿,睑裂不能闭合,角膜暴露而引起角膜炎,占 21%～25%。

（4）眼球突出：轴性眼球突出。当对侧眼球也突出时,应注意是否有海绵窦栓塞存在。

（5）视力下降：组织水肿压迫视神经或视神经受累伴视神经炎,约占 2%。

（6）眼肌：眼球运动障碍,多为各方向运动不足,严重者眼球固定。

（7）眼底：视盘水肿,视网膜静脉扩张,视网膜出血。视网膜动脉、静脉栓塞,视网膜脱离。

（8）瞳孔：瞳孔传导障碍为传入性反射障碍,直接光反射消失。

（9）眼内炎或全眼球炎：除角膜水肿,结膜水肿外,前房积脓,玻璃体积脓。

（10）合并颅内感染时出现神志不清。

5.诊断　眼眶蜂窝织炎的临床表现除眼部症状外,发病急,进展快,全身不适,发热。外周血白细胞计数增高。儿童时期恶性肿瘤可有类似临床表现,需鉴别诊断。

（1）X 线检查：见受累眶内密度增高,合并有鼻窦混浊,密度增高。

（2）超声检查：显示眶内脂肪垫增厚,脂肪水肿。表现为球后脂肪垫强回声区延长。可见"T"形征,即在眼球壁后有一低回声或无回声区,绕眼球壁,此低回声区与视神经低回声区相连,形似 T 字,故称"T"形征,说明有筋膜囊水肿存在;眶内脂肪垫内内回声不均匀;眼外肌增厚,内回声少;视神经增粗等。超声多普勒显示眶内组织血流信号丰富(图 11-2)。

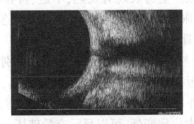

图 11-2　眼眶蜂窝织炎超声

显示球壁后半环形低回声与视神经回声相连,此为"T"形征

（3）CT 检查：显示眼睑增厚,眶隔前软组织密度增高并增厚,眶内结构尚正常。也可见眶内软组织水肿,密度增高,这是由于炎症组织水肿,眶内血液回流受阻形成。CT 可以同时显示眶周结构的病变,对于揭示感染源有帮助。

（4）MRI 检查：由于眶内组织水肿,炎症细胞浸润,显示患侧眼眶脂肪高信号中出现中低信号区,形状不规则,信号不均匀,可累及眼外肌,视神经及眼球壁。T_1WI 和 T_2WI 信号强度不同。还可伴有视神经增粗,眼球突出等。

6.鉴别诊断

(1)儿童时期眶蜂窝织炎:应与眼眶恶性肿瘤进行鉴别,如横纹肌肉瘤、绿色瘤等。

1)横纹肌肉瘤:是儿童时期最常见的原发于眶内的恶性肿瘤。恶性程度高,发展快,病死率高。部分病例有外伤史。临床多见于 10 岁以下儿童,表现似急性、亚急性炎症。患儿全身情况差,眼部疼痛,眼睑充血水肿,眼球突出发展迅速,肿瘤多位于眶上方,故眼球向前下方突出。因肿瘤内出血,坏死,眼球突出可以突然加重。多数病例在眶缘可扪及肿物。眼球运动障碍,视力下降。眼底可见视盘水肿,视网膜水肿。超声显示眶内有占位病变,边界清,前缘不规则,肿瘤内回声低而少,眼球筋膜囊加宽。视盘水肿,眼球受压变形。CT 显示眶内有软组织密度影,形状不规则,边界不清。外周血检查正常。

2)绿色瘤:是粒细胞白血病直接浸润眶骨或眶内软组织形成的肿块。绿色瘤也是儿童时期发病率高,病死率高的恶性肿瘤。多见 10 岁以下儿童,发病急,发展快。伴低热或鼻出血;眼球突出;眼睑结膜充血水肿,睑裂不能闭合,暴露性角膜炎;眼球运动障碍。全身检查发现肝脾大,可发现身体其他部位肿物。超声及 CT 均可发现眶内占位病变。外周血检查见幼稚白细胞。骨髓穿刺见大量不成熟的粒细胞可以确诊。

3)视网膜母细胞瘤:是儿童时期最常见的眼内恶性肿瘤。多见于 5 岁以下儿童。临床分为眼内期、青光眼期、眼外期和转移期四期。其青光眼期和眼外期,患儿常有哭闹,全身不适。眼部症状有畏光流泪,眼睑充血水肿,睑裂不能闭合,角膜溃疡,眼球突出,眼球运动障碍等。注意患儿瞳孔呈黄白色。X 线显示眶腔扩大,可见视神经管扩大。超声探查显示玻璃体腔内有实性肿物,内回声强弱不等,分布不均;常见钙斑反射及声影,视神经增粗。眼外期可见眶内有形状不规则的低回声区,与眼内实性肿物连续。CT 对眼外期有特征性发现,常见肿瘤内有不规则钙斑。

4)黄色瘤病:是一种多灶性病变。多见于 5 岁以下儿童。临床表现以颅骨破坏、眼球突出、尿崩症三联征为特点。全身表现有发热、不适、营养不良、肝脾淋巴结肿大。眼球向前下方突出,视力下降,眼球固定,上睑下垂。X 线检查发现扁平骨多灶性溶骨性改变,呈地图样。CT 常见眶壁骨破坏,软组织占位病变。

(2)成人眶蜂窝织炎:需与眼眶恶性肿瘤及炎性假瘤鉴别。

1)眼眶恶性肿瘤:病程短,眼睑结膜充血水肿,眼球突出,眼球运动障碍及视力下降。很少伴有全身症状,发热或外周血象改变。超声显示眶内有占位病变,缺乏眶内脂肪水肿征。CT 和 MRI 显示眶内占位病变外,可以显示有骨破坏。

2)炎性假瘤:发病急者需与眶蜂窝织炎鉴别,眼部可有充血及水肿,但是皮温增高不明显,压痛也不明显。全身不伴发热及不适。超声探查显示球筋膜水肿及"T"形征。同时可显示不规则占位病变或眼外肌、泪腺肿大,视神经增粗等。超声多普勒显示血流信号丰富。CT 扫描优于超声,显示脂肪内高密度肿块,形状不规则,密度不均匀,边界不甚清楚。由于位置不同,可伴有眼球壁增厚,眼外肌肥大,泪腺肿大等。眶蜂窝织炎有脓肿形成时也可有不规则的高密度区,两者需结合临床进行鉴别。

7.治疗　在病变区组织细菌培养后,应用敏感抗生素治疗。在未明确病原体时,应用广谱抗生素。使用大剂量,静脉给药。同时应处理鼻窦炎症。病情好转后,应持续用药1周或改用口服给药。治疗及时,处理正确,炎症得以消退,不留后遗症。否则,炎症可向深部蔓延,沿眶上裂和骨膜向颅内引起脑膜炎,沿眶内静脉回流可致海绵窦栓塞性静脉炎、败血症而危及生命,其病死率19%。失明也有报道。

(二)眼眶脓肿

眼眶脓肿是眼眶蜂窝织炎经治疗或机体的免疫功能反应,使炎症局限,坏死组织及化脓性细菌在眼眶脂肪内聚积,周围由纤维组织包绕,即形成脓肿。多位于肌肉圆锥内,肌肉圆锥外也可见到。其感染途径与眶蜂窝织炎相似。

1.临床表现　患者可有全身表现,如发热、畏寒、周身不适。外周血检查白细胞计数升高,中性核白细胞为主。也可无全身症状。穿刺抽吸物或在瘘口处取脓液做细菌培养,证实感染细菌属。

眼部见眼睑充血水肿,睑裂缩小。结膜充血水肿,严重者突出于睑裂之外,睑裂不能闭合,结膜干燥坏死、暴露性角膜炎、角膜溃疡、前房积脓等。

结膜或睑皮肤可见破溃,脓液溢出后充血水肿症状缓解。经过一段时间,充血水肿又加剧,又破溃排脓。常有如此反复过程。严重者出现眼球突出,眼球运动障碍。由于眶压增高及眶内静脉炎,致瞳孔对光反射消失、视盘水肿、视盘视神经炎、视力下降,甚至黑矇。

2.诊断　影像学检查在诊断中非常重要。

(1)超声检查:A超显示眶内高回声波后有一个或多个低回声波或液性平段。后界波高尖。B超显示在眼球后脂肪垫强回声光团内,出现一个或多个低回声区或无回声区,多个无回声区是脓肿内有纤维间隔形成。形状不规则,边界清或欠清,说明脓肿壁周围炎症严重程度。球后较大的无回声区,可使眼球受压变形。彩色多普勒超声见眶脂肪内及囊壁内因炎症而有较丰富彩色血流,无回声区内无血流信号。

(2)CT检查:眶内见类圆形或不规则形高密度环影,边界清,可伴周围脂肪密度增高,眼球壁增厚,眼外肌被遮蔽或视神经增粗。鼻窦密度增高,黏膜增厚,有时可见液平面,说明脓肿继发于鼻窦炎(图11-3)。CT还可发现异物存留的位置,尤其是金属异物,植物性异物经常多显示为低密度。

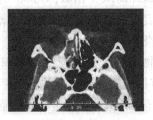

图11-3　眼眶脓肿CT

显示右眶下方形状不规则高密度影,边界欠清,同侧筛窦下方见高密度影

（3）MRI 检查：显示眶内脓肿及鼻窦炎症的位置、形状较 CT 更清晰，脓肿内脓液含较多的坏死成分而 T_1WI 为高信号强度，T_2WI 呈更高信号强度。脓肿壁纤维组织较厚时，其 T_1WI 和 T_2WI 均为低信号，可确诊脓肿形成。MRI 对植物性异物的显示明显，高信号脂肪背景下，异物为低信号或无信号。

3.鉴别诊断

（1）眼眶神经鞘瘤：当眼眶脓肿局限，眼部及全身急性炎性症状不明显时，需与其进行鉴别。神经鞘瘤病程为进行性，逐渐加重的过程，而无炎症性病史。超声探查多为实性占位病变，内回声或多或少，可以呈分叶状或囊样变。CT 图像不伴有鼻窦炎症改变，病变可被强化剂强化。仔细询问病史和病变过程，常有助于鉴别诊断。

（2）眼眶恶性肿瘤：儿童眼眶脓肿与横纹肌肉瘤、绿色瘤等进行鉴别见眶蜂窝织炎。成人与恶性淋巴瘤及转移癌进行鉴别。恶性淋巴瘤多发生于中老年人，且多见于泪腺区。病程短，眼睑水肿，上睑下垂，结膜明显水肿，眼球突出，眼球运动障碍，视力下降。眶区触及肿物，无压痛。临床症状与眶脓肿有相似之处，但是缺乏疼痛。超声探查见眶内形状不规则占位病变，边界清，内回声少，不可压缩。眶脓肿为囊性病变，轻度可压缩。CT 显示淋巴瘤为高密度影，并且可被强化，可与眶脓肿进行鉴别。

4.治疗与预后

（1）全身治疗同眶蜂窝织炎。

（2）脓肿距眶缘较近或有瘘管时应切开排脓或将瘘管引流，必要时放置引流条或引流管。用抗生素每天冲洗脓肿腔。

（3）脓肿较深时介入性治疗。在超声引导下，用粗针穿刺抽吸出脓液后，囊内注入广谱抗生素药液。吸出物做细菌培养，待结果回报后，改用敏感抗生素囊内注入灌洗。

（4）如有异物存留（尤其是植物性异物），应行开眶异物取出术。否则，炎症很难完全控制。

（5）鼻窦炎症在全身治疗未见好转时，请耳鼻喉科医师做鼻窦引流术。

眼眶脓肿对眼眶结构破坏较大，并发症较多，应行及时有效的治疗，预后较好。否则，眶内压升高，视力严重损害不可恢复。

（三）眶骨膜下脓肿

眶骨膜下脓肿临床情况与眶蜂窝织炎相似，对其鉴别有一定困难。随着现代影像技术的应用，尤其是 CT 扫描的广泛应用，对骨膜下脓肿逐渐认识，其发现率增加。骨膜下脓肿发病率并不少于眶蜂窝织炎。

眶骨膜下脓肿是由化脓性物质在骨与骨膜之间聚积而成。常继发于鼻窦细菌性炎症，或鼻窦炎症进行治疗中。有报告颅内脓肿合并有眼眶脓肿。

1.临床表现　全身不适，发热，鼻塞等上呼吸道感染症状。眼部疼痛。部分可触及软性肿块。眼睑结膜充血水肿，突出于睑裂外。由于炎症波及眶内软组织尤其是相近的眼外肌，故眼球突出，眼球运动受限。由蝶窦炎引起的骨膜下脓肿很少见，多为筛蝶窦联合感染时形成脓肿。因眶尖部骨膜与骨壁粘连紧密，不易在局部形成脓肿，但蝶窦炎可引起视力下降和视盘水肿,甚至表现为痛性眼肌麻痹。穿刺液涂片及细菌培养,但阳性率并不高。

2.诊断

(1)X线检查:发现鼻窦密度增高或气液平面。另外,在外伤者可见骨折或异物。但不能确诊骨膜下脓肿。

(2)超声检查:A超显示脓肿为中低反射波,骨膜与骨壁分离,呈高耸波。B超显示脓肿为边界清楚的梭形无回声区。其清楚的后界回声强,为骨膜及骨壁回声影。眼科专用超声显示不清,而大功率超声尚可显示。彩色多普勒超声显示脓肿囊内无彩色血流。眼球受压变形。

(3)CT检查:显示骨膜下脓肿优于X线。水平面和冠状面扫描可见眶壁骨膜增厚,呈高密度,梭形或扁平形隆起,内密度低。囊壁可被对比剂环形强化。眼外肌移位或轻度增厚。同时显示鼻窦内密度增高,或眶壁骨缺失。对于外伤异物引起的骨膜下脓肿同时可发现骨折或异物。水平扫描对眶内壁和外壁脓肿显示良好。眶上壁和下壁脓肿,则冠状面扫描优于水平面扫描。

(4)MRI检查:表现为梭形占位病变。由于脓腔内水和坏死组织的存在,T_1WI呈中低信号,T_2WI为中高信号。同时显示眼外肌改变和鼻窦病变。囊壁可被对比剂强化。

3.鉴别诊断 患者除有全身症状外,眼部见眼球突出,眼球运动障碍,眼睑结膜水肿,可伴视力下降。有些可在眶缘触及软性肿物。

(1)蜂窝织炎:在临床与骨膜下脓肿相似,有人认为蜂窝织炎是鼻窦炎症向眶内蔓延的最后阶段,炎症先经骨膜下脓肿阶段,骨膜的保护作用失败后,在蔓延向眶内软组织;也有人认为蜂窝织炎处理不彻底可形成眶内脓肿或骨膜下脓肿。但两者在临床病理过程中不是泾渭分明的,骨膜下脓肿可伴有软组织的炎症。因此,临床表现有共同点,主要鉴别是否有脓肿存在,需经影像学检查,尤其是CT检查更有确诊价值。

(2)黏液囊肿:是由于鼻窦炎症、外伤、肿瘤等原因阻塞鼻窦引流口,使黏膜分泌物聚积,形成囊肿。以额窦最多见,其次为筛窦、上颌窦、蝶窦最少。由于囊肿长期压迫眶壁,骨质吸收,囊肿累及眶内,而出现眼球突出,移位,眶缘可触及软性肿物。囊肿压迫眼球而产生屈光不正性视力减退。继发感染时,可形成黏液脓肿。黏液囊肿临床缺乏急性炎症表现。影像学检查黏液囊肿X线片表现鼻窦密度增高,窦腔膨大,骨间隔消失与骨膜下脓肿不易鉴别。超声显示眶内侧无回声区边界清,后界回声超出眼眶。透声强,压迫变形。CT发现鼻窦内密度增高,窦腔扩大,眶骨壁消失,高密度病变侵及眼眶,边界清楚,眶内正常结构移位。静脉注射对比剂后,囊壁环形强化,而囊内不被增强。MRI病变在T_1WI为中信号,T_2WI为高信号。穿刺液为浆液,在伴有感染时,见中性核白细胞。组织病理学检查见囊壁为假复层柱状纤毛上皮,为呼吸道黏膜上皮。治疗以鼻窦开窗引流术或鼻窦黏膜及囊肿黏膜上皮刮除。

4.治疗和预后 药物治疗为大剂量广谱抗生素全身应用。在影像学确诊定位后,应切开引流置引流条,以及脓肿腔内抗生素冲洗,7天去除引流条。鼻窦内有脓液者,还应请耳鼻喉科医师做窦腔引流,以缩短病程。对于颅内有并发症者,应用脑膜通透性强的抗生素,同时可给予镇静剂,并及时请脑科医师会诊。

有效及时的治疗,可以痊愈。否则慢性迁延或眶周瘘管形成,经常有脓性排出。不及时治疗,病情恶化,加重视力损害致黑矇。颅内蔓延致脑膜炎或颅内脓肿,海绵窦栓塞等可危及生命。

(四)眶骨髓炎、骨膜炎

眼眶骨髓炎、眶骨膜炎两者在眼眶炎症中均为少见病。可以单发,也可以同时存在。可以发生在任何年龄。

骨髓炎是一种细菌所致的眶骨骨皮质和骨髓质的化脓性炎症。好发部位为眶上壁,其次为眶外壁。眶内壁和眶下壁由于骨壁较薄,无松质骨层,其炎症经骨壁蔓延致眶内不易形成骨髓炎。眶骨膜炎可原发于骨膜炎,也可与骨髓炎或骨膜下脓肿伴发。

1.感染途径　眶周组织炎症蔓延最多见鼻窦炎症,外伤异物存留多为植物性异物穿通伤,位于眶壁或骨膜下,异物未及时取出,异物携带细菌多,容易眶内残留继发感染。全身感染性疾病经血行播散到眶骨很少。骨髓炎致病菌最多见金黄色葡萄球菌、链球菌,还可见厌氧菌等。

2.病理　可见切除瘘管和坏死骨。瘘管表面被覆鳞状上皮,软组织内有急慢性炎症细胞浸润。骨破坏周围见骨细胞增生,骨样组织及钙化形成新骨。

3.临床表现　眶骨髓炎急性期有全身中毒症状、发热、不适、头痛等。局部眼睑眶缘皮肤充血、水肿、压痛,破溃后脓液流出。眼球移位,眼球运动受限。患者就诊常为慢性期。此时多无全身症状。眶缘处皮肤反复出现充血水肿-破溃-流脓-瘘管愈合的过程。时好时坏,经久不愈,瘘管周围眼睑病变区瘢痕收缩,形成眼睑畸形,睑裂不能闭合或睑外翻,暴露性角膜炎,角膜溃疡,视力下降,严重者可形成眼内炎。瘘管脓性分泌物细菌培养可为阳性。

眶缘处骨膜炎表现局部疼痛,眼睑充血水肿,压痛明显。有脓肿形成时可触及波动性肿物。眼球向对侧移位。脓肿破溃后形成瘘管。眶中部骨膜炎其疼痛部位深,眼睑仍有充血水肿,眼球突出,眼球向对侧移位及眼球运动障碍。其原因一方面是由于骨膜炎症增厚及脓肿形成;另一方面是由于炎症波及眶内软组织,影响其功能。眶尖部骨膜炎的症状和体征较为严重,疼痛位于球后,压迫眼球使之加剧。骨膜炎累及眶尖部骨膜时,因视神经硬脑膜与视神经孔处骨膜延续,视神经纤维受炎症水肿增厚的脑膜及骨膜压迫或神经纤维受炎症波及而视力下降,视盘水肿或萎缩。骨膜炎波及眶上裂则出现动眼神经、滑车神经和展神经麻痹。严重者向颅内脑膜蔓延,出现脑膜刺激症状,并有全身中毒症状。

4.诊断

(1)X线检查:显示眶骨破坏,可有死骨形成,但不多见。周围有骨增生,显示在骨破坏缘密度增高。病变范围小时,X线显示正常。

(2)超声检查:显示眶内软组织的改变,对骨破坏不能显示。软组织内见形状不规则,边界不清楚的回声不均匀区。

(3)CT检查:显示骨破坏。骨膜增厚。骨膜下有低密度区。有外伤史时低密度区不均质可提示异物存在。由鼻窦炎症引起,可同时显示鼻窦病变呈高密度。

(4)MRI检查:显示骨及增厚的骨膜为无信号或低信号,骨髓炎坏死脓液在T_1WI为中等信号,T_2WI为高信号,鼻窦病变可提示诊断。异物在T_1WI和T_2WI均无信号。

5.鉴别诊断　眶骨髓炎急性期需与蜂窝织炎鉴别,慢性期与单纯眶内植物性异物鉴别,影像学检查后者显示眶内软组织炎症,不伴骨改变。

6.治疗　骨髓炎全身应用大剂量广谱抗生素,在细菌培养结果回报后,选择敏感抗生素使用。局部在有瘘管形成时可用敏感抗生素冲洗,每天1次。久治不愈,眼睑畸形,需手术治疗。术前要反复冲洗瘘管,瘘管内注入亚甲蓝液,使其着色,以便在手术中易于分辨。术中探查骨破坏区,取出死骨或异物,瘘管可一期切除。术后继续用抗生素治疗。手术取眶顶异物时,注意硬脑膜是否完整,是否有脑脊液漏出,如有发生,需修补脑膜。

(五)急性海绵窦栓塞性静脉炎

海绵窦位于蝶骨体两侧,窦内由纤维条索分隔为海绵状,故称海绵窦。海绵窦属静脉血窦,接受颜面、眼眶、鼻部静脉血,还接受大脑及脑膜血流,并与翼静脉丛沟通。海绵窦血液经岩上窦、岩下窦汇入颈内静脉。海绵窦内有颈内动脉、交感神经和展神经经过,其外侧壁有动眼神经、滑车神经、三叉神经眼支经过。由于其解剖特点,故海绵窦病变主要表现为眼部症状。

急性海绵窦栓塞性静脉炎是一种严重的海绵窦化脓性炎症,不及时治疗,病死率极高。Duncan(1821)首次在尸检证实一侧化脓性中耳炎,眼球突出伴海绵窦化脓性病灶存在。Bright(1831)首先详细描述了眼部的特征表现。

1.病原及感染途径　此病由化脓性细菌感染引起,最常见的致病菌为金黄色葡萄球菌,占70%~92%。还有溶血性链球菌、肺炎双球菌等。

主要感染途径为邻近部位化脓性感染的脓毒栓子经血流引流至海绵窦。如面部眼睑疖肿、睑腺炎、痈、丹毒、蜂窝织炎、鼻窦炎、扁桃体炎等主要经面前静脉、眼上静脉、眼下静脉进入海绵窦;咽喉部感染经翼静脉丛入海绵窦;中耳炎、乳突化脓性炎症经岩窦入海绵窦。另一感染途径为邻近部位直接蔓延至海绵窦,如蝶窦炎,乳突炎等。由远处化脓性病灶播散至海绵窦者少见。

2.临床表现　常有急性感染病史。发病急,突然高热,头痛,呕吐,嗜睡甚至昏迷。

眼部症状开始与一侧眶蜂窝织炎相似。经数小时后,炎症经窦间隙扩散至对侧,出现双眼症状。由于眼眶静脉回流受阻,循环障碍,眼睑、结膜高度水肿,静脉扩张,结膜突出于睑裂外,甚至结膜坏死,睑裂变小。由于眶内瘀血,软组织充血水肿,眶内压增高,眼球突出,眼球运动障碍。由于展神经经过海绵窦内,因此首先出现眼球外展障碍,眼球向内偏斜。动眼神经、滑车神经和三叉神经眼支受累时,表现为眼球固定,角膜、眼睑、眶上区痛觉消失。眼内肌神经受累时,直接、间接光反射消失。眼底静脉扩张,视盘水肿,视力下降。由于眼球突出,睑裂不能闭合,眼球固定,角膜暴露,角膜溃疡,甚至角膜穿孔,眼球萎缩。

眶蜂窝织炎可以引起海绵窦栓塞,而海绵窦栓塞性静脉炎也可引起眶蜂窝织炎,眶脓肿。其感染途径可经眼上静脉的逆流,或眶上裂直接蔓延至眼眶。因此,海绵窦炎症消退后,眼球仍突出者,应考虑眶脓肿形成可能。

海绵窦化脓性炎症还可引起弥漫性脑膜炎,出现剧烈头痛、颈强直等脑部症状。严重者脓毒栓子远处播散而致败血症。

3.诊断　B超显示眼眶脂肪垫回声增大,眼外肌肥厚或眶内有脓肿形成。眼科专用超声不能探及眶尖部及海绵窦。CT扫描显示一侧或双侧海绵窦扩大。眶内软组织密度增高,眼外肌肥厚,眼球突出。

4.治疗　应及时静脉给予大剂量抗生素,首选广谱抗生素及联合用药。中毒症状明显者同时给予肾上腺皮质激素。另外,给予支持疗法,增加机体抗病能力、降低体温及镇静。眼部在暴露角膜时保护角膜,给药或缝合睑裂。发现脓肿形成,及时切开引流。

(六)眼球筋膜炎

炎症发生于眼球筋膜囊称眼球筋膜炎,分为浆液性筋膜炎和化脓性筋膜炎。

1.浆液性筋膜炎

(1)病因:浆液性筋膜炎多合并有风湿病、结节性动脉炎、红斑狼疮等免疫性疾病。因此,认为浆液性筋膜炎为过敏反应性病变,故也有作者将其归为特发性眼眶炎症;另一常见病因为淋病;还有发热性疾病,如麻疹、猩红热、腮腺炎和流感,以及碘或汞中毒、外伤或眼肌手术后。

(2)临床表现:浆液性筋膜炎发病急,发展快,双眼发病。眼部疼痛,球结膜充血水肿,可有眼球运动障碍。随着病情的发展,眶内软组织水肿,眼球突出,眼球运动明显受限,眼球压痛。眼底可见视盘充血。

(3)诊断

1)超声检查:显示眼球壁强回声光带外有弧形无回声区,与视神经无回声区形成"T"形征,说明筋膜囊水肿伴有浆液性渗出。球壁受累时见球壁强回声光带增厚,可以向眼球内突出而误认为球内肿物。

2)CT检查:显示眼球壁增厚,球壁不光滑。炎症波及视神经时视神经增粗。

3)MRI检查:显示眼球壁增厚,不光滑,可向眼球内突出,T_1WI为中信号,T_2WI为中信号,眼外肌止点受累并增厚。

(4)治疗:浆液性筋膜炎肾上腺皮质激素治疗有效,但易复发。局部采用球后或球周注射,全身多采用口服给药,病情稳定后逐渐减为维持量。必要时可辅以免疫抑制剂,如环磷酰胺、环孢素等。

2.化脓性筋膜炎

(1)病因:化脓性筋膜炎多为眼球脓炎引起筋膜内脓肿;可由邻近结构化脓灶蔓延而致,如面部脓肿、泪囊炎、口腔感染;见于流感、肺炎、白喉等脓血症;局部外伤感染也可引起,如眼睑及结膜炎症、巩膜外伤、眼肌手术等。

(2)临床表现:一般比浆液性筋膜炎严重。眼部疼痛明显,眼球突出,眼球运动受限。

发生化脓后常在直肌附着处有脓点形成。伴有眼内炎时视力下降、视神经炎,继而视神经萎缩。化脓灶经筋膜囊蔓延进入眶内软组织,形成眶内脓肿。

(3)诊断

1)超声检查:除显示"T"形征外,化脓灶显示为局部不规则无回声区,边界清。有时见眼外肌水肿增厚,或视神经增粗。当有眼内炎时见玻璃体内有强回声光点及条状纤维增生。

2)CT检查:显示眼球壁增厚,边界呈毛玻璃状,眼外肌附着处密度增高。还可见玻璃体内密度增高及眶内脂肪密度增高。

(4)治疗:应全身应用广谱抗生素。局部滴用或结膜下注射抗生素。有脓肿形成时及时切开引流。同时针对病因治疗,积极治疗周围邻近组织的感染灶。

(七)眼眶真菌病

真菌在自然环境中多存在于腐质物上,人体正常组织内也有寄生,如鼻窦、结膜囊。正常时不致病,当机体免疫力下降、外伤、大剂量肾上腺皮质激素或广泛使用广谱抗生素,使寄生的真菌致病。因此,真菌实际为条件致病菌,其条件决定于机体组织结构的完整性及组织正常的生理状态,即免疫功能状态。眼眶真菌病发病率极低,致病菌常见有毛霉菌、曲霉菌和隐球菌,还有放线菌、青霉菌、孢子丝球菌等。

1.临床表现 病变位于眶前部者,早期可以表现为眼眶蜂窝织炎或栓塞性静脉炎。眼眶及面颊部胀痛,流涕或鼻出血。眼睑肿胀,充血,眶内可触及硬性肿物,有压痛。病变位置较深或眶前部病变向深部发展者,眼球突出逐渐加重,眼球呈上或外转位,眼球运动受限。病变侵及眶尖部时,出现眶尖综合征,即视力下降,眼球轴性突出,眼内外肌麻痹,上睑下垂,面部疼痛。眼底检查可见视盘水肿,后极部视网膜水肿,视网膜静脉扩张,视神经萎缩。毛霉菌感染可见鼻腔内有坏死结痂。

2.诊断

(1)X线检查:显示鼻窦密度增高,眶骨破坏。眶内软组织密度影不易发现。

(2)超声检查:A超显示眼球壁高尖波后,病变内无波形,后界波缺乏。B超见眶内形状不规则占位性病变,内回声多少不等,分布不均,声衰减显著,后界显示不清。压之不变形。眼球受累及时见玻璃体混浊,玻璃体内见强弱不等的回声斑点。眼球壁受压变形。

(3)CT检查:显示眶内形状不规则高密度块影,边界不清,内密度不甚均匀。眼外肌和视神经被肿块遮蔽,不易识别。眼球筋膜囊受累时,病变与眼球呈铸造型。眼球突出。晚期眶骨壁破坏。鼻窦内高密度影与眶内病变连续。还可见眶上裂扩大,病变沿眶上裂向海绵窦蔓延,病变侵及颅内。

3.鉴别诊断 眼眶真菌感染需与成人眼眶蜂窝织炎,眶内脓肿鉴别,感染早期或急性期临床表现相似,X线也显示鼻窦密度增高。后者很少骨破坏,超声显示眶内组织炎性水肿明显,有"T"形征存在。此点有鉴别意义。CT显示眼外肌和视神经增粗但不被软组织影遮蔽。鼻窦内为液平面而非实性肿物。

眼眶恶性病变如中线致死性肉芽肿、原因不明的颜面中部结构坏死的病变。常侵犯鼻、口咽、鼻窦、眼眶,常累及双眼。影像学检查与真菌感染不易鉴别,需经组织学诊断。鼻窦恶性肿瘤眶内蔓延很少出现急性炎症表现。眼球突出,眶内侧触及硬性肿物,有压痛,眼球运动障碍,视力下降等。影像表现鼻窦肿物与眶内沟通,广泛骨破坏,与真菌感染鉴别困难。

4.治疗与预后

(1)干扰细胞膜脂质合成的药物:20世纪70年代曾使用克霉唑、咪康唑、酮康唑等。氟康唑、伊曲康唑、赛泊康唑在20世纪80年代开始使用。作用原理为抑制真菌细胞膜上麦角固醇的合成,损害真菌细胞膜功能和结构,还可使菌体内过氧化物大量堆积而使真菌死亡。

(2)损害膜脂质结构及功能药物:有两性霉素B,作用于细胞膜,使其通透性改变,导致菌体破坏。氟康唑与两性霉素B合用,药效降低。由于两性霉素B易与人类细胞膜上的胆固醇结合,对心、肝、肾及造血系统有不良反应。

(3)影响真菌核酸合成和功能药物:有氟胞嘧啶,其通过抑制真菌的核酸代谢而抑制真菌增生。两性霉素B与氟胞嘧啶联合应用,有协同作用。

抗真菌药物对肝肾功能损伤较大,在用药期间注意外周血常规检查及肝肾功能监测,出现异常应停药。对于病变范围大,药物控制不好者可联合手术切除。对此病有效药物较少,病情不易控制。对于有颅内蔓延者,预后较差。

(八)结核病

眼眶结核病非常罕见。

1.感染途径 一是全身其他部位病灶经血液播散至眼眶;二是眼眶周围鼻窦结核,侵犯眶骨后直接蔓延至眼眶。

2.临床表现 结核性骨膜炎多发生于儿童的眶外上或外下缘。局部红肿,波及眼睑,则引起睑下垂。慢性进展,可扪及边界不清的软性肿物,有波动感,眶缘不整齐。肿物可破溃,溢出米汤样液体及干酪样物,溢液中可发现结核杆菌。愈后皮肤与骨膜粘连,引起眼睑外翻。X线和CT扫描可见骨破坏或骨硬化。

结核菌可侵及眶内任何组织。泪腺受累表现为眼睑水肿,泪腺肿大,似泪腺炎表现;眼外肌受累表现为复视,眼球运动障碍;眶脂肪受累表现为眶内占位性病变,眼球突出,眶内压增高;急性期表现似眶蜂窝织炎;久治不愈,可有皮肤瘘管形成。病理改变为眶内组织的干酪样坏死性肉芽肿。

3.诊断 眼眶结核病缺乏特征性影像表现,根据受累部位不同,其表现不同。

(1)B超检查:显示眼球后有形状不规则的占位性病变,边界不清,缺乏内回声,病变不可压缩。彩色多普勒超声显示病变内缺乏血流信号和内回声,于病变边缘见少量血流信号,其血流频谱为动脉。

(2)CT检查:显示眶内有高密度占位病变,形状不规则,边界不清楚,可有脓肿形成。与眼外肌和眼球壁分界不清,眼球突出。

4.治疗　眼眶结核病常被误以为眼眶炎性假瘤而进行手术治疗,病理确诊后,采用抗结核治疗。

(九)梅毒

梅毒螺旋体可侵犯人体各种组织结构,偶见于眼眶,发生眼眶骨、骨膜炎或树胶肿。发生于眶缘的骨膜炎多位于眶上缘,局部肥厚肿胀,疼痛及压痛,眶骨坏死。眶后部骨膜炎多位于眶顶,可有疼痛,夜间加重,有压痛;伴有树胶肿性浸润者,眼睑及球结膜水肿,眼球突出,眼球运动障碍,角膜感觉迟钝。常同时发现虹膜炎、巩膜炎和视神经炎等。眼眶梅毒的治疗,青霉素和广谱抗生素均有效。

(十)猪囊虫病

猪囊虫病多发生于脑、肌肉和皮下组织,偶发生于眼眶,约占全身囊肿病的5%。我国东北、华北、河南、青海等地多见。侵犯眼部时,眼内多于眼眶,眼内见于玻璃体内,眼眶见于眼外肌内。

1.病因　囊虫病是寄生虫幼虫所致病变,其成虫为绦虫,寄生于人、猪和其他动物肠道。在生长过程中,体节末端的妊娠节片脱落,内含大量虫卵,随粪便排出。眼部囊虫病的感染途径:人食用了被虫卵污染的食物,或体内已有绦虫寄生,因患者呕吐,肠道逆行蠕动,使绦虫妊娠节片回流至胃,虫卵被消化变为尾蚴,尾蚴经十二指肠,进入血液循环,到达全身各部位,成为猪囊虫病。多年后幼虫死亡、钙化。

2.病理　囊腔内含有黏液或脓液。虫体为灰白泡状,镜下为囊尾蚴头节。囊壁为致密的纤维组织,伴有较多的嗜酸性粒细胞、淋巴细胞及白细胞浸润。

3.临床表现　猪囊肿病多发生于儿童和青年期。尾蚴经血运至眼眶,寄生3~6个月后出现症状和体征。位于眼眶前部和眼睑的,可扪及圆形弹性结节,大小如豆,可推动。居于眼球后的,常引起疼痛、眼球突出和眼球运动障碍。各种体征进展缓慢。疼痛轻者,为压迫感,重者可为神经痛,呈持续性或间断性。眼球突出为渐进性,一般为单侧眼球突出。炎性水肿明显者,可引起结膜脱出睑裂。囊内液外渗,周围组织炎性纤维组织粘连可发生眼球运动障碍,波及邻近的多条眼外肌。肿物压迫视神经,出现视力减退、视盘水肿,视网膜出血和静脉曲张,后期视神经萎缩。在病程中,偶见症状加重,眼睑和球结膜充血水肿,眼球突出度明显增加。眼部囊虫病常伴有脑囊虫病,故可出现头痛、呕吐、双眼视盘水肿、癫痫、脑膜刺激症状等。

4.诊断　患者多来自绦虫病多发地区。皮下扪及结节。自体感染者,便中可查出绦虫节片或虫卵。血液中嗜酸性粒细胞增高。血清补体结合实验阳性率在全身感染者为70%~80%,单纯眼眶感染者可为阴性。

(1)超声检查:见眼外肌增厚,呈局限性,内回声增多,内有无回声区,无回声内有强回声斑,仔细观察,可见自发运动。晚期,虫体死亡,很难发现虫体运动。彩色超声多普勒显示囊壁有少许血流。

(2)X线检查:虫体钙化后,在X线可发现高密度弧形影。

(3)CT检查:显示眼外肌肿大,边界不清,呈高密度,其内有低密度区。高密度区为炎性纤维增生组织,低密度区为囊肿区。

(4) MRI 检查:T_1WI 显示肿大的眼外肌为中等信号强度。

5.治疗　眼眶囊虫病可在超声引导下穿刺抽吸囊内液,注入纯乙醇或10%甲醛溶液,停留3~5分钟,以生理盐水灌注,最后注入地塞米松或泼尼松龙,以减轻囊液引起的过敏反应。但多数医师主张手术切除。沿肿大眼外肌纤维切开囊壁,取出虫体,切除部分囊壁,冲洗囊内。术后用抗生素和肾上腺皮质激素,减轻术后反应。

二、特发性眼眶炎症

(一) 眼眶炎性假瘤

特发性眼眶炎症由 Birch-Hirschfeld(1905)提出眼眶假瘤的命名。Jakobiec 和 Jones 提出并强调非特异型炎症,目前称之为炎性假瘤。

1.病因　炎性假瘤的发病原因至今尚未明确。目前多数学者认为是自身免疫性疾病,但尚未分离出抗原,炎性假瘤对肾上腺皮质激素及免疫抑制剂反应敏感,支持这一学说。

炎性假瘤常累及眼眶内多种组织,并且病变时期不同,取材所见多样,故有多种分型。根据侵及部位可分为蜂窝组织肿块型、肌炎型、泪腺炎型、视神经周围炎型。根据病理形态表现可分为淋巴细胞浸润型、纤维硬化型、混合型。炎性假瘤基本细胞类型为淋巴细胞、浆细胞、多核白细胞、嗜酸性粒细胞、成纤维细胞、巨噬细胞等。近年有关硬化型炎性假瘤的研究,该病与细胞介导的免疫反应有关,其发病机制是由一系列细胞介导的免疫反应,在这一组织免疫损伤的过程中,机体还同时启动了体液免疫应答,使 B 细胞活化、增生并分化为成熟的浆细胞,产生和分泌相应的免疫球蛋白,但体液免疫应答并未对细胞损伤所致的致敏原起到有效的清除作用,从而未能阻止眼眶组织纤维化的进程,大量胶原纤维增生,检测出浆细胞和 IgG4 很高,此现象也出现在全身其他部位硬化性疾病中,认为是一类具有独特临床病理特点的疾病,主张将其单独分为一类。

2.病理　炎性假瘤多波及全眶各种软组织,但由于取材部位或病程时期的不同,而有各种不同的病理分型。病理学检查根据组织特点分为淋巴细胞浸润型、纤维硬化型、混合型。淋巴细胞浸润型多见,其病理学特征为大量淋巴细胞浸润眶内组织,包括脂肪、眼外肌、泪腺。也可见其他慢性炎症细胞,如浆细胞、嗜酸性粒细胞或中性粒细胞。可以形成淋巴滤泡,可以散在分布。纤维硬化型病理特征为眶内正常组织纤维胶原化,其间有散在或成簇的慢性炎症细胞浸润,除有较多的淋巴细胞外,尚可见较多或成簇分布的浆细胞,此点与其他类型明显不同。淋巴细胞型对免疫抑制剂、肾上腺皮质激素及放、化疗均敏感,而纤维硬化型对免疫抑制剂和放、化疗均不敏感。Rootman 曾认为后者是一种独立性疾病。

3.临床表现　眼眶炎性假瘤多累及成年人,但也可见于儿童。无明显性别差异,常累及单眼,约1/4发生于双眼,可同时或间隔数年发病。临床可表现为急性期或慢性期,眶内一种组织受累,也可多种组织同时受累。病情反复。眼眶炎性假瘤主要症状和体征均与眶内组织炎性水肿、细胞浸润有关。

（1）眼球突出和移位：多数患者有此体征。眶内组织水肿，肿块形成，眼外肌肿大，均可使眶内容积增加。由于组织推挤，眼球突出同时伴有眼球移位，多见泪腺炎型或肌炎型。组织水肿和细胞浸润明显者，压迫眼球尚可以还纳，纤维硬化型则不能，甚至可表现为眼球内陷。

（2）水肿与充血：炎性假瘤的基本组织病理改变为组织水肿及炎症细胞浸润。由于眶内压的升高，血液循环障碍加重组织水肿。所以，除结膜充血水肿外，多伴有眼睑肿胀。尤其是病变位于眶前部者，水肿和充血更为明显。严重的结膜充血水肿可突出于睑裂之外，长时间的脱出，致使结膜粗糙、糜烂、坏死。泪腺炎型水肿主要位于上睑外侧，上睑缘呈"S"形，睑裂变形。

（3）眼球运动障碍及复视：肉芽肿型和肌炎型常见眼球运动障碍，约占1/2。纤维硬化型明显影响眼球运动，且常是多方向运动障碍，甚至眼球固定。患眼视力尚好时，出现复视。泪腺炎型炎性假瘤较少影响眼外肌，仅表现为轻度眼球外上方运动受限。

（4）眶内触及肿块：病变位于眶前部者，常在扪诊时触及肿块，可在眶上方和眶下方触及，边界清楚，可以推动。呈圆形或结节状，可以一个或多个，质中等硬度或较硬。有些肿块需在压迫眼球时迫使肿块前移才可触及。

（5）眶周疼痛：约1/3患者有自发性疼痛。其发生与眶内组织水肿、肿块形成，眶内压升高及炎症波及眶骨膜有关。硬化型炎性假瘤伴疼痛更多见。

（6）视力下降：当炎症累及视神经或眶尖部炎性肿块形成对视神经的压迫，可使视力下降。纤维硬化型对视力损害严重，甚至黑矇。眼底早期改变，可见视盘水肿；晚期表现为视神经萎缩。

4.诊断　眼眶炎性假瘤具有炎症性疾病和肿瘤性疾病的特征，故临床表现多样，需在影像学检查的支持下，方能确诊。少数病例只有在组织病理学支持下确诊。

（1）X线检查：炎性假瘤常显示为正常或眼眶密度增高，确诊困难。目前已很少用此进行诊断。显示骨改变较好。

（2）超声检查：由于病变所累及的部位不同，病理形态不同，超声显示不同。

1）淋巴细胞浸润型炎性假瘤：由于组织内有较多细胞浸润，在细胞和间质之间形成反射界面，在不同部位细胞与间质比例不同，因此反射回声多少不同。A超呈低小波形或缺乏波形，后界为高尖波。B超显示眶内病变大小不等，形状不规则，边界尚清，内回声少或中等，声衰减中等，后界可显示。病变累及眼球筋膜及球壁时，筋膜囊水肿，可见"T"形征。此征常见于病变范围较大，占据全部眼眶。超声还可见无回声区向球内突入，似球内占位病变，此时应结合其他影像学检查结果综合分析，确立诊断。

2）纤维硬化型炎性假瘤：组织学形态见胶原纤维成分较多，细胞浸润很少，声反射界面少。A超显示病变内回声少，声衰减明显，病变内反射波逐渐降低，后界无反射波。B超显示病变形状不规则，边界清或欠清，病变前部有少许内回声，后部内回声缺乏，声衰减明显，后界不显示。压之无形态改变。

3）泪腺炎型炎性假瘤：病变主要位于泪腺区，可以累及单侧泪腺，也可累及双侧泪腺。A超显示肿大的泪腺呈中等而密集的反射波，后界显示清楚。B超显示泪腺肿大，形状为椭圆形,边界清楚,内回声少或见块状强回声,分布不均。

4)肌炎型炎性假瘤:病变主要累及眼外肌,可累及一条或多条肌肉,也可在眼外肌病变的同时眶内有肿块病变。眼外肌肿大,表现为梭形或球形,肌肉内回声少或缺乏。

5)视神经炎型炎性假瘤:病变累及视神经及其周围组织,有的伴有视神经周围肿块。超声显示视神经增粗,内回声增多,并且回声分布不均匀。可有视盘水肿,向球内突出。

(3)彩色多普勒超声:显示有些病例病变内供血丰富,有较多的彩色血流信号,呈弥漫形,或呈管状。有些血流为动脉频谱。有些病变则血流信号很少。

(4)CT扫描:对于炎性假瘤的显示,CT优于超声。CT表现与其临床和病理形态的多样性一致。CT显示眶脂肪内有形状不规则肿块,可以呈多个肿块,边界不整齐的高密度肿块,内密度不均匀。伴有巩膜周围炎及视神经炎时,显示眼球壁增厚,边界模糊不清,视神经一致性增粗。高密度块影与眼球壁呈"铸造形"嵌合在一起,多见于硬化型炎性假瘤。肿块较大可占满眼眶,眼外肌和视神经被肿块遮蔽,甚至眼球受压变形。炎性假瘤各型可以单纯存在,也可以混合存在。其影像特征呈多样。另外炎性假瘤CT常可见到眼睑肿胀肥厚,眼球突出,眶腔扩大。

泪腺炎型炎性假瘤可累及一侧泪腺,也可累及双侧泪腺。见泪腺呈一致性增大,多为类圆形,位于眶外缘前部。增大明显时,向眶后部延伸,为扁平形。呈高密度,强化不均匀。

肌炎型炎性假瘤累及一条眼外肌或多条眼外肌,一侧眼眶或双侧眼眶受累均可见到。眼外肌肿大可累及肌腱及止点。肿大严重时可呈似球形。水平面扫描时上直肌和下直肌的斜切面,容易误认为肿瘤。此时冠状面扫描像可以帮助确诊(图11-4)。

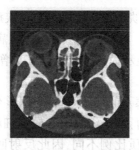

图11-4 肌炎型炎性假瘤CT

CT显示双侧眼眶受累,右侧内、外直肌,左侧外直肌均增粗

(5)MRI检查:以淋巴细胞浸润为主的炎性肿瘤,病变在T_1WI显示为高于眶脂肪信号强度,T_2WI为高于或等于脂肪的信号强度。纤维硬化型炎性肿瘤,由于胶原纤维成分多,则病变在T_1WI和T_2WI均显示为低信号。肌炎型肿大的眼外肌T_1WI为中信号强度,T_2WI为中等或偏高信号强度。

(6)活体组织检查:本病治疗与急性炎症和肿瘤有很大不同,往往需要手术部分切除,通过病理学组织检查确定诊断。

5.鉴别诊断 炎性假瘤与甲状腺相关眼病鉴别,后者病理改变常侵犯眼外肌,可累及一条肌肉或多条肌肉,单侧或双侧眼眶受累。超声波探查眼外肌肿大的发现率为80%~

91%。眼外肌肿大,边界清楚,内回声多少不等,分而不均,多以肌腹肿大明显,故超声显示肌肉肿大多为梭形。CT扫描对眼外肌肿大的发现率为83%。冠状面扫描肌肉肿大呈椭圆或圆形。如果多条肌肉肿大,于眶尖层面见密度增高,视神经受压水肿增粗的影像。后者在伴有眼睑征时容易鉴别诊断。

发生在眼眶的淋巴瘤与仅累及眶内软组织的炎性假瘤鉴别比较困难。淋巴瘤多发生于眼眶上方,以包绕眼球壁多见,也可见于泪腺部。影像学特征为眶内占位性病变改变。超声探查和CT扫描特征与淋巴细胞性炎性肿瘤鉴别困难,病变边界较清晰,密度较均匀。临床缺乏炎症性表征。

6.治疗

(1)肾上腺皮质激素:对弥漫性淋巴细胞浸润型、肌炎型和泪腺炎型有显著效果。泼尼松口服60~80mg/d,症状缓解后药量渐减。或甲泼尼龙静脉冲击治疗。病变内或其周围,局部注射泼尼松龙或甲泼尼龙,可增强疗效,减少药物并发症。本病容易复发,小剂量用药延续3个月或更长。对于不适于使用肾上腺皮质激素者,可用环磷酰胺等免疫抑制剂代替。纤维增生型炎性假瘤,各种治疗效果均不显著。

(2)放射治疗:对肾上腺皮质激素治疗有效的炎性假瘤类型对放射治疗更为敏感。放射治疗适用于:①患有全身性疾病,不适于使用肾上腺皮质激素治疗者;②肾上腺皮质激素治疗引起明显不良反应者;③肾上腺皮质激素治疗无效者。放射剂量10~30Gy,眶外侧照射。

(3)手术切除:肿块型、泪腺炎型炎性假瘤,药物治疗效果不明显者,可以手术切除。但手术并发症较多。肌炎型炎性假瘤,当肿大的眼外肌稳定半年以上,眼位偏斜,复视不能矫正,可手术矫正眼位。

(二)痛性眼肌麻痹

痛性眼肌麻痹是发生在海绵窦、眶上裂的特发性炎症。1954年,Toloas首先报告,通过尸检证明是由于颈动脉外膜炎症所致。1961年,Hunt总结了此病的6项特征。1966年,Smith将此综合征命名为Toloas-Hunt综合征,并补充其临床特征有8点。有人认为这是一种原因不明、发生在颅内的炎性假瘤,为一种免疫性疾病。

1.病理　痛性眼肌麻痹很少得到组织病理学诊断,作者曾有一例病理学证实海绵窦病变与眶尖部病变性质相同,表现为非特异性炎症。

2.临床表现　痛性眼肌麻痹可发生于任何年龄,常见于40~60岁成年人,无性别倾向。出现眼部症状前,首先表现为疼痛,常为针扎样、撕裂样剧烈疼痛,部位为眼眶深部、额部、颞部及头部。数天后或同时出现神经系统受累症状,受累神经包括第Ⅲ对、第Ⅳ对、第Ⅵ对颅神经和第Ⅴ对颅神经第1支,周围交感神经和视神经也可以受累。临床表现为复视、眼球运动障碍或固定、上睑下垂,偶有视力下降,约20%患者瞳孔散大,对光反射迟钝。三叉神经的眼神经支受侵犯,出现角膜及眶上神经分布区的感觉减退。上颌神经受累,出现眶下神经分布区感觉减退。以上症状及体征均见于患侧,此点与海绵窦急性化脓性炎症不同。症状持续数天或数周,可自发缓解,间隔数月或数年后再发作。

海绵窦炎性肉芽肿可同时发生于眶内或向眶内蔓延,引起眼球突出,突出度多为轻度或中度。视神经受侵犯,一侧视力下降或完全丧失,视盘水肿,视神经萎缩。视野检查常为正常。少数患者可发现中央暗点。视觉诱发电位偶见异常。

痛性眼肌麻痹很少有全身症状和体征,疼痛剧烈患者可有反射性恶心、呕吐。

此病呈亚急性发作,病程可达数天、数月或数年。症状和体征可自行缓解或治愈,少数患者可有永久性眼球运动障碍。本病常有复发,复发部位可在同侧或对侧海绵窦。

此病实际为一种症状,并非诊断,临床多种疾病会引起类似表现,如眶尖或眶上裂或海绵窦附近的浸润性病变、转移癌,甚至动脉瘤等。

3.诊断与鉴别　诊断痛性眼肌麻痹是海绵窦病变的综合表现,任何发生于这一部位的炎症、肿瘤、出血和外伤,都可引起类似症状,如动脉瘤、肿瘤、海绵窦血栓形成等,影像学检查可以帮助确立诊断并进行鉴别。

(1)典型的症状和体征:疼痛、眼肌麻痹,可自行缓解,常有复发。

(2)实验性药物治疗:此病对肾上腺皮质激素治疗反应敏感,每天口服泼尼松60~80mg或地塞米松10mg,一般在48小时疼痛得到缓解。在诊断不能确立时,用上述方法进行诊断性治疗,反应明显者,也可依此确立诊断。

(3)影像学检查

1)X线检查:由于病变位于海绵窦区及眶尖部,X线检查很难发现病变。

2)超声检查:眼科专用超声检查仪受深度和骨骼的限制,一般眶内无异常发现。有些病例合并有眼眶炎性病变时,超声可以发现眶内病变,眼外肌增厚视神经增粗。

3)CT检查:海绵窦和眶尖部发现异常影像者约占69.23%,多显示病变同侧海绵窦扩大,密度增高。可以合并有眶上裂扩大或眶尖高密度影与海绵窦病变相延续。CT值多在+52~56Hu。眶尖部高密度影,边界不清,内密度不均匀,与海绵窦高密度影延续。另外,CT还可发现眶上裂扩大,眼外肌肥厚,视神经增粗。也有病例证实,经治疗后症状缓解,复查CT也显示正常。

4)MRI检查:当CT尚未发现海绵窦病变时,MRI可显示海绵窦内不正常软组织影。病变显示为T_1WI和T_2WI均为中等信号强度,海绵窦病变与眼眶异常信号相延续。颅内病变信号与脑组织信号强度相同,眶内病变信号强度与眼外肌相同。因此,采用脂肪抑制和强化,显示病变更清晰,显示率更高。

4.治疗　肾上腺皮质激素冲击疗法。泼尼松60~80mg/d口服,地塞米松10~15mg静脉输入,每天1次,至症状缓解;甲泼尼龙500mg静脉输入,每天1次,三次后逐渐减量,小剂量泼尼松维持数周。一旦反复,重复治疗。治疗效果不明显时,应考虑有其他病变的可能,及时检查CT或MRI。

三、眼眶慢性炎症

(一)Wegener肉芽肿

Wegener肉芽肿又称Wegener综合征,是一种坏死性肉芽肿性血管炎,是多器官损害的全身性疾病。具有呼吸道坏死性肉芽肿性病变、全身灶性坏死性血管炎和灶性坏死性肾小球肾炎特征。1939 年 Wegener 第一次描述此病的临床特征,1955 年由 Fienber 命名为 Wegener 肉芽肿。目前认为可能是一种自身免疫性疾病,也有资料表明可能是细胞介导免疫性疾病。

1.病理　Wegener 肉芽肿约 50%可有眼部损害,常累及眼睑、结膜、角膜、巩膜、色素膜、眼眶。病理改变特征为小动脉和小静脉的坏死性血管炎,管壁纤维素样变性,肌层和弹性纤维坏死,管腔狭窄,伴有炎症细胞浸润,如 Langerhans 细胞、淋巴细胞、浆细胞、中性粒细胞、嗜酸性粒细胞。

2.临床表现　此病可发生在任何年龄,多见于 40~50 岁中年人。多器官损害时表现全身不适、发热、咳嗽、咯血、鼻炎、皮疹、口腔黏膜及胃肠道出血,重者可死于坏死性肾小球肾炎。眼部损害表现为结膜水肿、充血,突出于睑裂外,眼底乳头水肿,静脉扩张,视神经萎缩。眼眶受累表现为眼球突出,眼睑水肿,眼球运动障碍,视力下降等,与眼眶炎性假瘤相似。病变可累及双眼。触诊可及硬性肿物,表面不光滑,无触痛。

3.诊断　Wegener 肉芽肿累及眼眶时表现为眼眶占位性病变,似眼眶炎性假瘤。累及眼部其他组织时,可表现为角膜周围溃疡、坏死性角巩膜炎、肉芽肿性巩膜葡萄膜炎。

(1)B 超检查:除上述临床表现外,B 超显示病变位于眼球后,多为形状不规则或扁平形病变,边界不清,内回声缺乏或低回声,分布不均。声衰减明显,后界显示不清。有些病例显示视神经增粗和筋膜囊水肿,出现"T"形征。

(2)彩色多普勒超声:显示病变内有斑点状红蓝血流,血流频谱为动脉。

(3)CT 检查:病变形状不规则为高密度影,边界不清楚,有些病例见病变与眼球壁呈铸造形,眼环增厚,眶内正常结构被遮蔽。一侧眼眶或双侧眼眶受累。还可见鼻窦内高密度病变与眼眶内病变相似,密度一致。

4.治疗　以全身应用肾上腺皮质激素有效,可使病情缓解,但不能达到治愈,常在停药或药物减量到一定程度时,病情反复。此时可用抗代谢药物,与肾上腺皮质激素类联合应用。此病治愈困难,预后不好。

(二)眼结节病

结节病又称类肉瘤,是一种原因和发病机制不明的慢性、全身性疾病。病理特征为非干酪样坏死性肉芽肿。可累及全身每一个器官,但以肺、纵隔、淋巴结、眼和皮肤最常见。由于病因不清,故说法不一。有人认为与遗传有一定关系;也有认为是感染病原体与异常免疫反应之间相互作用的结果。推测在抗原的刺激下,激活辅助性 T 淋巴细胞,淋巴因子增多,B 淋巴细胞激活增多,免疫球蛋白合成增加。细胞因子的增加,促进肉芽肿的形成。

1.临床表现　结节病好发于 20~40 岁,儿童少见。不同地区和民族发病率不同,寒冷国家较热带地区少,男女发病无明显差异。

结节病发病具有潜伏性,有些患者无明显症状,部分患者有低热。皮肤结节性红斑为最多,淋巴结受累也很常见,可能多处一个或多个受累。可以伴有多关节炎。肺部受累症状不明显,严重者可有呼吸困难。约 25%患者伴有眼部受累,眼部主要表现为葡萄膜炎、视网膜病变、干燥性角结膜炎,视神经受累时视力下降,视神经萎缩。眼眶受累表现有眼睑肿胀、上睑下垂、眼球运动障碍、泪腺肿大等。

2.诊断

(1)X线检查:约84%的患者可发现肺门及纵隔淋巴结肿大,显示为密度增高而边界清楚的阴影,并见肺间质内浸润。大多数患者在1年内吸收,少数需2年才可吸收。X线显示一侧眼眶或双侧眼眶密度增高,鼻窦有病变时密度增高。

(2)超声检查:B超显示眶内有形状不规则占位病变,内回声少或缺乏,分布不均,透声性差,声衰减明显,后界显示不清。不可压缩。眼外肌肿大,内回声少。病变累及眼球筋膜囊时可见"T"形征。超声多普勒检查显示病变内血流不丰富。

(3)CT检查:显示眶内有形状不规则的高密度影,边界清楚。可累及泪腺、眼外肌、视神经和眼球筋膜。严重者眶壁骨破坏,鼻窦病变与眼眶沟通。

(4)MRI检查:病变显示T_2WI为中等信号强度,与眼外肌相似;T_2WI为高信号强度,形状不规则,边界不清,与眼外肌界限不清。

3.治疗 肾上腺皮质激素和免疫抑制剂有效。

(三)中线特发性破坏性疾病

中线特发性破坏性疾病又称致死性中线性肉芽肿、多形性网状细胞增多症,是一种原因不明的颜面中部为主的结构坏死性病变。多发生于老年人。常侵及鼻、咽、鼻窦、眼眶和眶周皮肤。颜面中部形成空洞。可致双眼视力丧失。病理分为2型:Ⅰ型为局限性肉芽肿性血管炎;Ⅱ型为中心面部骨淋巴瘤。前者病理改变与Wegener肉芽肿相似,后者需与梅毒、结核、真菌病进行鉴别。

1.临床表现 早期致死性中线性肉芽肿眼眶受累,表现为眼红、听力障碍、眼球突出、上下眼睑肿胀、结膜水肿突出,触诊可及眶内有硬性肿物,表面不光滑。眼球运动受限。眼底见视盘边界不清,眼眶压力高。可双眶受累。

2.诊断

(1)B超检查:显示眼球后占位性病变,形状不规则,边界不整齐,内回声多少不等,分布不均。声衰减显著,后界显示不清。不可压缩。

(2)CT检查:显示眼眶内高密度影,眼睑也可受累,形状不规则,密度不均匀。边界不清楚。视神经和眼外肌可被病变影遮蔽。病变与眼球壁呈铸造型。眶腔增大,眼球突出明显。病变常与鼻窦病变相延续。一般眼眶骨无改变。

3.治疗 早期肾上腺皮质激素和免疫抑制剂有效,晚期可进行放射治疗,放射剂量为40Gy。

第三节 眼眶囊肿

眼眶囊肿是一组原发于眶内的囊性病变,可以是先天的,也可能是后天的。但其共同之处就是肿物周围有上皮或内皮细胞镶衬,内容有液体和这些细胞的脱落物。就其来源和性质可分为发育性囊肿、炎性囊肿、单纯性囊肿、血囊肿等。

一、发育性囊肿

(一)皮样囊肿和表皮样囊肿

皮样囊肿和表皮样囊肿均属于鳞状上皮构成的囊肿,前者囊壁除含鳞状上皮外,尚有真皮、不等量的皮下组织和皮肤附件,如毛囊、皮脂腺、汗腺等;后者囊壁为复层鳞状上皮,外绕以纤维结缔组织。尽管其组织学成分不同,但其组织来源、临床表现、诊断和治疗基本相同,故以下统称皮样囊肿。少数囊肿内完全被液状脂肪所充满,而名真性表皮样瘤或油脂囊肿。

皮样囊肿在眼眶肿瘤中比较常见,约占眼眶肿瘤的7.4%,其他较大系列的病例统计中,占眼眶肿瘤的2.1%~24%不等。

1.病因 皮样囊肿是由于胚胎时期表面外胚层植入而形成。胚胎时期表面上皮与硬脑膜接触,随着胎儿发育,两者之间形成颅骨,将上皮与脑膜分隔。如两者之间粘连,在颅骨形成过程中,小块上皮黏着于硬脑膜或骨膜,深埋于眶内或眶缘,出生后异位上皮继续增长,便形成囊肿。眶内囊肿通过骨缝与脑膜粘连或伸向颅内、颞窝。另外,在胎生期,由于羊膜带的压迫,使上皮植入体内,也是形成皮样囊肿的原因之一,囊肿与脑膜之间可无任何联系。

2.病理 皮样和表皮样囊肿均有完整囊壁。囊壁由复层鳞状上皮内衬,其外绕以纤维结缔组织者名表皮样囊肿;囊壁中除表皮之外,尚含有真皮层,不等量的皮下组织和皮肤附件,如毛囊、皮脂腺、汗腺等,名皮样囊肿。囊肿有纤维条索与骨缝相连。由于囊壁所含成分不同,故囊内容也不一致。表皮样囊肿的内容主要是豆渣样的皮肤角化脱落物,并有不等量液体和胆固醇。皮样囊肿内含有角化物、汗液、皮脂和毛发。有的肿物囊壁以皮脂腺为主,则内容仅含有油脂,在体温下呈液状,离体后凝固成块。

3.临床表现 皮样囊肿虽起源于胚胎时期,除位于眶缘的囊肿在幼儿期可发现肿物之外,由于病情发展缓慢,甚至有静止期,位于眶缘之后的囊肿,尤其是眶深部皮样囊肿往往到青少年时期才出现症状,老年发病者也可见到。宋国祥报告有至60岁才出现症状和体征者。一般为单侧发病,没有种族、性别及眼别差异。

本病的临床表现取决于肿物的原发位置。位于眶缘的皮样囊肿多发生于眶缘外上侧,其次是眶上缘和内上缘,有时也可发生于眼眶外上的颞窝上部。发生于眶缘者幼儿时期即可被发现,眶缘局部隆起,皮肤色泽无改变,可扪及半圆形或圆形肿物,边界清楚,略有弹性,无压痛,可推动,与皮肤无粘连。视力、眼球位置及眼球运动无改变,肿物较大者可影响上睑形状,或压迫眼球引起屈光不正。位于眶缘以外者,多在颞肌起点前部、颞肌与骨壁之间。因肿物多陷入骨窝内,内容多为液状脂肪,临床发现局部扁平隆起,扪诊肿物边界不清,多有波动感。肿物较大时压迫眶外壁,使之向眶内凹陷,眶容积变小。可有眼球突出,一般多不明显。

位于眶内者多发生在眼眶的外上象限,约占69%,其次为内上象限、眶下部,偶有侵犯鼻部和泪道。从所在位置的深度分析,位于眶前、中段多见,发生于眶后段者较少。囊肿所在的眶间隙,以骨膜下间隙多见,囊肿压迫骨壁,形成凹陷,肿物在骨窝与骨膜间增长,可突入颅腔或颞窝形成哑铃状囊肿。也有报道眶外侧和颞窝同时存在两个独立的皮样囊肿,其间骨壁完整。囊肿刺激骨膜,使骨凹陷缘增厚,凹窝内多处骨嵴。骨骼的这些改变形成了 X 线和 CT 定性和定位诊断的依据。位于骨膜和肌肉圆锥之间的肿物也不少见,肌肉圆锥内者比较少见,但近年也有报道。

眶深部囊肿最初临床表现为眼球突出,并向内下方移位。病变进展缓慢,甚至静止一段较长时间,所以有些患者就诊较晚。肿物较大者在眶上缘往往扪及圆形肿物或骨性膨隆,前者多位于肌锥外间隙,后者肿物在骨膜外间隙。由于肿物压迫眼球,引起屈光不正、视网膜水肿,视力减退。少数患者因囊肿破裂伴有炎性反应、眼眶压痛及眼睑水肿、瘘管形成或颞部膨隆、眼球运动障碍及视神经萎缩。文献报告 6 例皮样囊肿瘘管形成,占本病的 5.4%,其中 3 例出生后即有瘘管,另 3 例是手术切除不完全形成的,瘘管内经常排出豆渣样物质。

4.诊断　对于发生在眶缘的皮样囊肿,根据发病年龄、肿物位置和扪诊情况,即可做出诊断。而眶深部囊肿需各种影像学检查。

(1)X 线检查:较大的眼眶皮样囊肿在标准柯氏位(20°后前位)和瓦氏位(45°后前位)均可显示。眶缘肿物位于骨骼表面,长期压迫骨骼可形成凹陷,X 线可见圆形低密度区。眶深部皮样囊肿多位于骨膜之外,压迫骨壁形成骨凹陷或孔洞;另一方面,囊肿刺激骨膜增生,X 线可显示在低密度区周围有一硬化环(图 11-5),多位于眼眶外上象限,这是皮样囊肿比较典型的 X 线图像。这种硬化环在伴有骨质缺失的其他眼眶疾病如机化性血肿、Langerhans 组织细胞病及浆细胞骨髓瘤是不存在的。有些慢性黏液囊肿也可表现出眶缘硬化,但其程度比皮样囊肿轻,更明显的是筛骨纸板缺失。

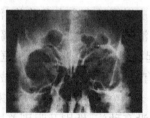

图 11-5　眼眶皮样囊肿 X 线片,右眶外上方透明区绕以硬化环

(2)超声检查:由于皮样囊肿含有不同的囊内容,因此其回声表现有所不同。A 超显示,部分病例在眼球壁高波峰后有一个无回声平段,即为囊内液,表示病变内无回声界面,但多数囊肿内有高低不等的波峰。

B 超探查具有以下特征:①肿物多位于眶外上方;②呈圆形、半圆形,或因大部分囊肿位于骨凹内则显示为不规则形;③边界清楚;④肿瘤内回声可因囊肿内容物构成的成分不同而有区别,囊肿内液体和角化物混杂者,表现为多回声、强回声而分布不均,此点应与海绵状血管瘤相鉴别;囊内液包围囊壁脱落物者,表现为强回声光团被液性暗区所包围;囊内物为均匀一致的液体,则显示为液性暗区,真性表皮样瘤表现为此种图像;⑤声衰减不明显,加之囊性效应,后囊壁回声较强,甚至强于前囊壁;⑥有明显的可压迫变形。

根据以上特点,大部分病例术前可做出准确的组织学判断。

彩色多普勒超声检查,囊肿内因缺乏血管而不能发现彩色血流,这是区别于其他实体性肿瘤的重要标志。

(3)CT检查:由于皮样囊肿内的复杂成分和多样的继发改变,因而是眶内肿物中最具特征性的病变,据宋国祥报告常发现以下CT征象。

1)特殊位置:多位于眶外上象限、骨膜下间隙,呈圆形或半圆形。

2)病变内密度的多样化:①低密度与高密度相间杂;②有高密度与低密度平面;③均质高密度;④均质透明区。低密度区为囊内脂肪影像,CT值为负值,最低为-61Hu,高密度为囊壁的脱落物和毛发影像,CT值最高可达+77Hu。

3)静脉注射泛影葡胺等对比剂后呈环形增强:囊壁含有血管可以强化,内容物缺乏血管,不被增强。

4)眶壁指压痕样凹陷或骨窝形成:骨窝内可见骨嵴,或形成骨孔,颅内或颞窝内存在同样低密度区。泪腺腺样囊性癌等其他眶内恶性肿瘤有时可见骨破坏凹陷,但缺乏骨增生和低密度区,可以与皮样囊肿鉴别。

5)眶壁部分缺失:肿物呈哑铃状。

6)囊壁上可发现钙质沉着,一般多发生于巨大囊肿。

(4)MRI检查:病变形态同CT,病变区信号异常。囊肿壁主要由纤维组织构成,在T_1WI和T_2WI均呈低信号强度,这是由于纤维组织T_1长、T_2短。囊肿内信号根据其成分不同而出现不同的信号强度,既有汗液又有皮脂者,T_1WI和T_2WI均呈现高信号强度,如其中杂有较多的囊壁脱落物和毛发,则显示高、中、低信号强度相间或呈斑驳状。哑铃状皮样囊肿,可见颞窝或颅内有异常信号区,在T_2WI上观察较为清楚。对于骨骼改变,MRI显示病变不如CT扫描。

5.治疗　皮样囊肿增长缓慢,如无明显炎症现象,无功能及美容障碍,允许一定时期的观察。皮样囊肿在增长时期可能恶化,仍以及时治疗为宜。目前可供选择的最佳治疗方法是手术切除。原则是囊壁及囊内容完全摘除,保留眼眶正常结构和功能。由于肿物所在位置不一,手术进路也有不同。

位于眶缘的皮样囊肿,局部皮肤切开,肿物容易完整取出。位于肌肉圆锥外间隙者,虽有纤维条索与骨缝联系,前路开眶也可完整取出。长期存在的肿物,由于囊内液渗出,引起炎症反应,周围纤维组织增生,与提上睑肌粘连,应仔细分离,以免损伤肌肉,或残留上皮组织引起复发。肿物位于肌锥内者,因被脂肪围绕,少有粘连,利用外侧进路取出肿物。手术切除比较困难的是位于骨膜下间隙的骨窝以内或呈哑铃形通过骨孔与颅腔、颞窝或鼻窦沟通的囊肿,囊壁在骨壁凹窝内,高低不平,且与骨缘处粘连紧密,一次完整切除比较困难,往往需从眶缘切开骨膜,向后分离,至骨窝缘分离囊壁,将内容吸除,然后刮除窝内囊壁,必要时凿开隐蔽凹窝,去除内容。操作过程中,如囊壁破裂,囊内容溢出,应立即将囊内液体吸净,并用大量盐水冲洗囊腔,防止囊内液体溢入眶内引起炎性反应。将骨窝相对的骨膜与其粘连的囊壁一同切除,骨窝内苯酚腐蚀,乙醇中和,盐水冲洗。呈哑铃形的囊肿,应开大骨孔,一次切除。骨孔和难于分离的粘连处也应用苯酚腐蚀。对于瘘管形成者,除切除囊肿之外,还要切除瘘管周围坏死组织。对于骨窝凹陷较大,术后引起明显眼球内陷,应用硅海绵或 Medpor 雕刻成型植入眶内,有利于术后美容。

对于影响视力的较大囊肿,且对美容有较高要求的患者,可经皮穿刺囊肿,行介入性治疗。文献报道 2 例皮样囊肿分别用 14 号穿刺针进入囊肿,抽出囊内容,囊内注入十四烷硫酸钠和乙醇,使药物在囊内保留 24 小时,随访 12 个月和 3 个月,均无肿瘤复发,保留了良好的视力和外观。

(二)畸胎瘤

畸胎瘤是一种先天性囊性病变,其囊壁是由两个或三个胚层分化而来的多种组织构成,90%包含外及中胚层组织,10%包含内及中胚层组织。有人认为畸胎瘤含有肿瘤所在解剖部位以外的组织成分,所以又称迷芽瘤,但大多数病理学家认为畸胎瘤是真正的肿瘤,它是一种原始干细胞肿瘤。此囊性肿物多发生于人体的中线部位或其两旁,如卵巢、睾丸、纵隔、腹膜和骶骨,发生于眶内者少见,且多累及颅底和鼻窦。畸胎瘤有良性和恶性两种,发生于睾丸者多恶性,位于眼眶者多为良性。

1.病因 畸胎瘤包括由 2~3 个胚层发育而来的组织。有人认为畸胎瘤的发生与胚胎组织发育、生长异常有关,瘤组织可能来源于胚胎期的一种多能干细胞,具有分化和形成各种器官、组织的潜能。

2.病理 肿物外有光滑的囊壁,紫灰红色或灰红色,也可呈灰色。良性畸胎瘤呈囊性,囊壁有外胚层分化而来的复层鳞状上皮及其附件,中胚层分化而来的脂肪、纤维组织、平滑肌、横纹肌、软骨和骨组织,以及内胚层分化的呼吸道和消化道黏膜及其腺体。陈言汤等报告 1 例在囊肿内一侧附着着一个几乎是完整的小胎儿。恶性者多呈实体性,其内可有多个小囊。瘤细胞间变。

3.临床表现 病变可为原发性或继发性,原发性眼眶畸胎瘤表现为出生后即存在的眼球突出。病变发生于眶深部,眼球向前突出,可脱出于睑裂之外,暴露角膜。发生于眼球一侧者,可引起眼球移位,且肿物多波及面颊、颞部和鼻窦。肿物发展较快,直径可达10cm,呈囊性,有波动感,光照检查可透光。由于肿物的增大,可使眼球运动障碍,眼睑变薄;随着眼球突出的加重,视神经可被拉长,最终导致视力丧失。后期肿瘤可以蔓延至颅内、鼻窦。畸胎瘤也可恶变。继发性眼眶畸胎瘤可起源于颅内或鼻窦,早期出现颅脑及鼻窦症状,晚期病变向眼眶蔓延。眼底检查常有困难,有时可发现视盘水肿、出血。

4.诊断 胎生期肿瘤已发生、发展,出生后即可发现眼球突出及囊性肿物。

(1)X 线检查:显示眶腔扩大,伴有骨缺失。

(2)超声检查:可显示出多种声学特性。A 超显示眼眶内较高的波峰和无回声平段间或出现,表示病变内同时存在强回声区和无回声区。B 超检查眶内可见类圆形占位病变,内回声根据囊内的不同成分可显示为强回声、块状回声或无回声,但以无回声的囊性病变多见。囊壁内如有软骨、骨骼和牙齿,则可见强回声光斑和声影。病变具有轻度可压缩性。彩色多普勒超声检查肿瘤内部无血流信号。

(3)CT 检查:可以清晰地显示眼眶扩大、眶内占位病变及其与视神经、眼外肌的关系。肿物类圆形,边界清楚,内密度不均或呈囊性,部分病例可显示骨密度斑影,为牙齿、骨骼显影。肿物眶外蔓延时,可同时显示鼻窦、鼻咽腔、颅内及颞窝的情况。肿物不被对比剂强化。

(4)MRI 检查:可见肿物内囊性区和实体性区相混杂,其间可有钙斑,T_1WI 和 T_2WI 均显示为多种信号强度相间。影像学引导下,细针穿吸可抽出浆液、黏液或含脂液体。

5.治疗　因畸胎瘤有恶变倾向,故应早期治疗。治疗原则是尽可能保留视力和外观,使面部及眼眶正常发育。局部切除可获痊愈,但因侵犯范围较广,往往需多科医师互相配合。切除不完全可复发。Garden 等报告 1 例复发后恶变。如治疗较晚,肿物已将眶内容和眼球挤出眶外,可选择眶内容切除。本肿物对放射治疗不敏感,恶性畸胎瘤应行眶内容切除。

二、单纯性囊肿

单纯性囊肿是一组构造简单的眶内肿物,是由衬覆上皮细胞的囊壁和上皮细胞分泌物及浆液构成。可分为结膜上皮囊肿、呼吸道上皮囊肿、植入性囊肿、浆液囊肿等。

1.结膜上皮囊肿　也称潴留性囊肿,是结膜腺体(如 krause 腺)发生导管堵塞,囊状扩张,埋没于眶内而形成。腺口的堵塞多因炎症、外伤或手术等造成。也有来源不明的黏膜上皮形成的囊肿。多发生于眶前部鼻上象限,囊肿较小,缺乏明显的症状和体征;囊肿较大、较深者可引起上睑下垂、眼球突出、眼球向下移位等。眶上缘可扪及圆形、光滑肿物,呈囊性,有波动感,可推动,无压痛。翻转上睑可见上穹窿部突出肿物。手术切除常发现与上穹窿部结膜粘连,沿提上睑肌之上向后发展。囊内液为透明浆液,囊壁为一层或两层骰状细胞,外绕薄层纤维组织。B 超探查为囊性暗区。CT 显示为圆形、均质的含液囊肿,其密度高于眼眶脂肪,接近于玻璃体。囊肿较小,体征不明显者可观察;较大的囊肿治疗应手术切除,手术时注意保护提上睑肌。

2.植入性囊肿　由于眼睑、结膜和鼻部外伤或手术,黏膜植入眶内形成浆液性植入性囊肿。文献报道斜视手术后引起的植入性囊肿也不少见。也有报告用硅胶修复眶底骨折引起眶内植入性囊肿。囊肿多位于眶前部,使眼球移位,眼球突出不明显;眼球后部囊肿可导致眼球突出及眼球运动障碍。超声检查多为边界清楚占位病变,缺乏内回声,声衰减少,CT 显示病变边界清楚,均质,强化 CT 可见囊壁增强,内容不被强化,称为环形强化。治疗以手术切除为主,切除不完全会导致复发。Homblass 等向囊内注射纯乙醇,与手术切除效果相同。

3.呼吸道上皮囊肿　侵犯眼眶者多为鼻窦黏液囊肿。Neves 报告 1 例眼眶爆裂性骨折修复术后发生呼吸道上皮囊肿,认为系与筛窦相通所致。Mee 报道 4 例呼吸道上皮囊肿,其中 3 例为原发性,考虑为迷芽瘤,1 例为外伤后眼眶与筛窦沟通。囊肿较小时,可无任何临床表现。如囊肿继发感染,可发生局部红肿,在眶内上方扪及光滑、轻度波动的肿物,有压痛。CT 显示眶内上方囊性肿物。手术切除,可见囊壁为扁平或骰状上皮,并有纤毛存在。

4.浆液囊肿　可能来自眼外肌腱鞘小囊,常发生于上直肌与提上睑肌之间或下直肌与眼球悬韧带交叉处,多向后发展,出现占位病变征。囊肿内容为浆液,周围衬以骰状上皮。肿物较大时可切除。

三、寄生虫囊肿

眼眶寄生虫囊肿比较少见,在我国一些省份可见猪囊尾蚴,其次为裂头蚴虫,其他如包虫病、肺吸虫病更为少见。由于寄生虫本身及其代谢物引起炎性反应,所形成的囊壁为炎性肉芽肿,临床表现具有炎症和占位病变两种特征。

1.猪囊尾蚴病 猪囊尾蚴是猪绦虫幼虫寄生于眶内形成的炎性肉芽肿性囊肿。

2.裂头蚴虫病 裂头绦虫是寄生于人体、狗、猫等动物小肠内的寄生虫。体节内含有虫卵,虫卵随宿主粪便排出,在水中发育成熟,孵出钩球蚴,被第一中间宿主剑水蚤吞食,在其体内发育为原尾蚴。感染原尾蚴的剑水蚤又被第二中间宿主蛙类食入,在其肌肉内发育成为裂头蚴,此种幼虫进入人体,形成裂头蚴虫病。本病散发于广东、广西、湖南、湖北、福建、浙江、云南、贵州及吉林诸省。裂头蚴虫侵犯眼眶虽属少见,但在我国发病率仅次于猪囊尾蚴病。庞友鉴等曾报告广东省患者32例。

在我国东南沿海农村,有贴附生蛙肉治疗眼病的习惯,如蛙肉中含有裂头蚴,可乘机侵入。误食感染原尾蚴的剑水蚤,也可导致此病。局部贴附侵入,虫体多位于眼睑皮下或结膜下,常有游走,也可侵入眶内。裂头蚴病基本病理变化为囊腔形成,内有虫体及其分泌物、排泄物及豆渣样渗出物。囊壁为增生的肉芽组织,内有大量嗜伊红白细胞浸润。眼部表现多有痒感、眼睑皮肤红肿、隆起和球结膜充血,严重的如同眶蜂窝织炎。眼睑皮下或眶缘可扪及边缘不清的肿物。此种改变或持续存在,或反复发生。侵犯眼眶可见眼球突出,眼球运动受限。有时可通过球结膜观察到虫体移动,甚至穿破结膜,悬挂于眼睑。

本病有生蛙肉敷眼史,寄生部位结节形成,可游走,炎症现象反复发生,经久不愈。

治疗可局部切开,放出囊液,取出蚴虫,反复冲洗,将全部囊内容物除去。注意将蚴虫完整取出。黄华彬报告1例因头节吸附于眶深部,未能取出而复发,反复3次手术。对于虫体不可强拉,不易取出的,滴1%丁卡因麻醉后,再行摘取。约有1/3患者为多虫感染。位于眶内者应仔细探查,务必将全部裂头蚴完整取出。

3.包虫病 又名棘球蚴囊肿,是棘球绦虫的幼虫对人体感染所引起的疾病。此幼虫侵犯眼眶甚为少见。在国内,周静和王开文曾报告1例,但在世界流行区较多见。Talib从伊拉克报告占一侧性眼球突出的20%。棘球绦虫寄生于狗、羊等动物肠内,虫卵随粪便排出被人误食,在十二指肠孵化为六钩蚴,穿过肠壁,进入血流,至肝发育成棘球蚴,引起肝包虫病。幼虫也可侵犯至眼眶,发育成囊肿。开始症状不明显,囊肿慢性增长,数月后疼痛,眼睑水肿和眼球突出,如邻近视神经,可见视盘水肿或萎缩,视力减退,眼球运动障碍。疼痛和水肿是由于囊液外渗引起的炎性反应。囊肿可被感染或破溃,形成瘘管,流出棕黄色液体。一般2年后病情稳定。X线可发现弧形线状高密度影。CT可见形状不规则之高密度块影,其内可有低密度区,即囊肿区。包虫皮内试验阳性有助于诊断。治疗可用针穿,吸出囊液,注入乙醇或甲醛,杀灭蚴虫,盐水反复冲洗。术后口服肾上腺皮质激素,减轻囊液外漏引起的反应。也可手术切除,因肉芽组织与眼外肌和视神经粘连,只切除部分肉芽肿,取出幼虫,反复冲洗即可。

4.肺吸虫病　是由于肺吸虫寄生于人体所引起的疾病,多发生于肺部,偶见于眶内。胡铮曾有报道。肺吸虫分布较广,见于日本、朝鲜、东南亚及我国的西北、华北和东北等地。

肺吸虫成虫寄生于人体,随痰或粪便排出体外,在水中发育为毛蚴。毛蚴可侵入淡水螺体内,发育繁殖成多个尾蚴,自体内溢出,侵入蟹、虾、蝲蛄等节肢动物,发育为囊蚴。如生食这些动物,即可被感染。囊蚴被人食入后,在小肠消化脱囊,尾蚴穿过肠壁,进入腹腔,穿过横膈到达肺,寄生于此,经 1~2 个月发育为成虫,引起囊肿。肺吸虫成虫也可至纵隔,沿大血管上行到达颅内或眶内,引起眶内肺吸虫病,发育成囊肿。囊肿周围绕以坚韧的结缔组织,引起眼睑水肿,眼球突出,眼球运动障碍,上睑下垂,视盘水肿或萎缩。位置较浅者可扪及肿物,边界不清,中等硬度,弹性感,无触痛。本病诊断比较困难,存在肺病变者常咳嗽,咳果酱样血痰,如痰内查出虫卵,有助于眶内病的诊断。血清补体结合试验、酶联免疫吸附试验对本病诊断也有帮助。药物治疗有一定效果。硫酸二氯酚 50mg/(kg·d),隔天给药,5~20 天为 1 个疗程。发生于眼眶局部者,仍以手术取出为宜。术时可发现增生纤维组织团内囊肿,内有咖啡色液体及瓜子样棕色成虫。取出成虫,洗净囊液。

四、黏液囊肿

眼眶黏液囊肿是常见的眶内占位病变之一,多原发于鼻窦,侵入眶内,原发于眶内者甚为罕见。各鼻窦均可发生,其中以额窦最为多见,其次为筛窦,发生于上颌窦、蝶窦,以及腭骨气泡者少见。额窦与筛窦相邻,其间仅有一菲薄骨板,发生于任何一窦均易侵入另一窦,出现症状和体征时,多已发展为额-筛窦黏液囊肿。黏液囊肿属于慢性炎性病变,常合并细菌感染,形成急性化脓性炎症,名黏液脓肿。先天性黏液囊肿可发生在泪囊区,与鼻窦病变无关。

黏液囊肿临床比较多见,在 Sluelds 报到的 645 例眼眶活检中,黏液囊肿 16 例,占囊性病变的 8%,占全部活检病例的 2%。另一组眼眶肿瘤 1376 例,黏液囊肿 114 例,占囊性病变的 68%,占全部病例的 8%。在笔者总结的 2449 例眼眶肿瘤中,黏液囊肿 121 例,占眼眶囊肿的 30%,占全部病例的 5%。

1.病因　炎症、手术或外伤使鼻窦开口或鼻窦黏液腺体开口堵塞,黏液聚积形成囊肿。黏液不断产生,囊肿逐渐增大,先压迫窦内间隔,窦腔扩大、吸收。窦-眶间的骨板压迫向眶内隆出,眶腔容积减小,而后骨板被吸收,囊肿向眶内扩展。因解除了骨壁阻力,发展较快。

2.病理　鼻窦黏膜本为复层纤毛柱状上皮,由于囊内压力,使细胞失去纤毛,变为鳞状,其外绕以结缔组织,内有慢性炎症细胞浸润。囊内含有黏液,黏液的颜色和黏稠度因存留时间和有无感染而不同。病程越长,浓度越高,从浆液性、黏液性、奶酪状至树胶状。颜色可为白色、灰色、黄色、绿色、棕色、褐色至黑色。继发感染后,液体内充满脓细胞。

3.临床表现　黏液囊肿发展缓慢,当其局限于鼻窦时,缺乏症状或体征,或仅有轻微头痛。囊肿增大,出现局部胀感或疼痛。窦壁菲薄扩张,压之如蛋壳或乒乓球样感觉,咯咯作响。囊肿可向鼻腔破裂,间断溢出多量黏液,症状和体征暂时缓解。如发生急性感染,则疼痛、红肿、压痛,甚至恶寒、发热、多形核白细胞增多。多数患者在囊肿侵入眼眶后才引起注意。眼部表现因囊肿原发部位不同而异。发生于额窦或筛窦者,因囊肿压迫,眼球向外、下方移位,眼球突出。眶内侧或内上象限扪及软性肿物,眼球向内侧转动受限。囊肿压迫眼球,引起屈光不正及视力减退。由于囊肿的压迫和炎症反应,可导致眼眶骨膜下血肿,加重眼球突出和移位。额窦巨大黏液囊肿,可使颅腔、鼻窦、眼眶沟通,脑搏动传递至眼球,引起搏动性眼球突出。此外,额窦囊肿可引起第Ⅲ对颅神经麻痹,偶见单纯第Ⅵ对颅神经麻痹。原发于后组筛窦和蝶窦者,早期即有视力减退,常误诊为球后视神经炎。囊肿侵入眶内后,始发生眼球突出。因囊肿在眼球后部,而表现为轴性眼球突出。因视神经受压,出现原发性视盘萎缩,眼球运动障碍。原发于蝶窦的囊肿除以上症状和体征,如向上发展,牵扯脑膜,常引起头痛;向外侧发展,压迫海绵窦、眶上裂,出现上睑下垂、眼肌麻痹、复视;压迫视神经,引起双眼视力减退和视野缺失。上颌窦黏液囊肿临床表现多样,可引起眼球突出或眼球内陷、复视、下睑变形、眶下神经分布区感觉异常、溢泪及视力减退等。

4.诊断　除典型的临床表现,黏液囊肿的诊断主要依靠影像学检查和穿刺抽出黏液。

(1)X线检查:可以显示鼻窦内病变轮廓及侵犯眼眶的范围。疾病早期,囊肿限于窦内时,窦腔扩大,密度增高,间隔消失。囊肿蔓延至眶内后可见鼻窦与眼眶之间骨板消失,最多见筛骨纸板上部及眶内上缘消失,眼眶密度增高。

(2)超声检查:当囊肿限于窦腔内时,超声不能穿过骨壁,超声探查无异常发现。囊肿侵入眶内,A超显示在眼球后出现较低波峰,显示肿物内回声少。B超可见眶内侧或内上方占位病变,边界清楚,圆钝,内部缺乏回声光点或少许微弱光点,声衰减少,压迫变形。通过骨缺失可显示鼻窦及其内壁。彩色多普勒超声,病变内部无彩色血流信号。

(3)CT检查:可同时显示鼻窦、眼眶及颅内情况,尤其对于后组鼻窦囊肿,可以做出定位和定性诊断,具有较大诊断价值。黏液囊肿在CT上具有以下特征:①原发位置多在额窦、筛窦或两者均被侵犯,窦腔扩大,窦内密度增高;②鼻窦与眼眶之间的骨壁消失,高密度病变侵入眶内,边界清楚,眶内正常结构向外侧移位;额窦后壁也可消失,病变侵入颅内;③筛窦囊肿周围骨壁增厚;④囊肿内密度与囊液内容有关,病程越长,囊液的蛋白质成分越高,则CT扫描所显示的密度也越高,多数病例与脑实质等同;⑤上颌窦黏液囊肿显示上颌窦内密度增高,窦腔皱缩,眶底变形、裂开,眶内容向下移位;⑥静脉注射阳性对比剂后囊壁呈环形增强,而内容因无血管,不被强化。

(4)MRI检查:病变形态同CT,病变信号强度取决于囊液的含水量,一般情况下,T_1WI呈中等信号强度,T_2WI呈高信号;当囊液呈稀薄的浆液样时,显示为低信号,T_2WI为高信号。MRI对显示骨骼改变不如CT,但显示囊肿颅内蔓延优于CT扫描。

5.治疗　由耳鼻喉科医师处理,一般采用经鼻内镜筛窦开窗术或眶缘切开额窦刮除、额窦-鼻管开放。囊肿较大,突入眼眶明显者,眼科医师可经结膜入路,进行额窦或筛窦刮除,鼻腔引流,术后不遗留可见瘢痕。

五、血肿及血囊肿

文献对血肿和血囊肿的含义存在不同的解释。一般认为,眼眶出血,血液局部聚积成团名为血肿;血肿长期存留,被周围结缔组织包围,即名血囊肿。纤维囊膜内缺乏上皮或内皮细胞衬覆。然而,Bergin 称只有内衬内皮或上皮细胞的血肿才称之为血囊肿,只有静脉性血管畸形、海绵状血管瘤、淋巴管瘤和皮样囊肿内的出血,才有可能形成血囊肿。目前以后者进行分类命名。

1.病因　眼眶出血分外伤和自发性两类。外伤性出血参见相关章节。自发性眶内出血最多见的原因是静脉性血管畸形,如静脉曲张和静脉性血管瘤。这些血管管壁成分往往不全或充血之后菲薄,任何原因引起的颈内静脉压增高或无明显诱因,均可发生出血,且多在原发病尚未出现症状和体征之前发生。其他如眶内肿瘤、血友病、白血病、维生素 C 缺乏病、动脉硬化、高血压、动脉瘤、使用抗凝剂,以及血管运动神经不稳定等,都可引起自发性眶内出血。有报道鼻窦炎或黏液囊肿继发感染播散至眼眶,可导致眼眶出血,久之形成血肿。

2.病理　血肿是液状血或血凝块局部聚积,周围往往有细胞反应,如成纤维细胞增生,慢性炎症细胞浸润。由于出血量大,不能迅速吸收,周围结缔组织增生,形成较硬的假囊壁。壁内缺乏真正的内皮或上皮细胞衬覆。囊内充满陈旧血液和血细胞裂解物,如胆固醇类物质、血铁黄素、异物细胞、载色素巨噬细胞及含脂肪泡沫细胞等。肿物颜色从紫红、棕色至蓝绿色。淋巴管瘤或静脉性血管瘤内出血形成的血囊肿,囊壁较薄,且衬有内皮细胞。

3.临床表现　自发性出血多发生于健康的青少年,多为一侧眼眶。血肿引起急性高眶内压,最显著的症状和体征是眼球突出,伴有胀痛、恶心、呕吐、复视、眼球运动障碍、视力减退或丧失,以及眼睑和结膜水肿、充血,而后,眼睑或结膜下出现青紫色瘀斑。眼球突出往往在数分钟或数小时之内达到高峰,两眼差值可达 10mm,突出方向可以判断病变的位置。疼痛是由于眶内压急剧增高,知觉神经末梢受压迫及眼压增高引起的。眶尖部血肿引起视神经供血障碍,视力突然减退,甚至丧失光感。肌肉圆锥以外的出血,往往向前弥散,至皮下或结膜下,2~3 周吸收,不危及视力。

肌肉圆锥内的出血,由于四直肌及肌间隔的限制,长时间存留于局部,其外被纤维膜包绕,可缓慢吸收。急性高眶压症状消失后,表现为良性占位病变体征,如轻或中度眼球突出,视网膜压迫征,视盘萎缩和眼球运动轻度受限。肿物较大,自眶缘可扪及肿物。

自发性眼眶出血在其原因去除之前,可以反复出血。

4.诊断　急性眶内压增高、皮下出血和反复多次发生是其临床特征。血肿和血囊肿形成后,需与眶内新生物鉴别,影像学检查有助于诊断。

(1)超声检查:初期因有血凝块,B 超探查可显示为形状不规则的中、低回声区,分布不均。血块溶解后,回声消失,变为无回声暗区,声衰减少,肿物压迫变形。彩色多普勒(CDI)显示病变内部无彩色血流信号。

(2)CT 检查:可以确定出血位置。病变呈类圆形或不规则形高密度块影,边界清楚,均质,密度略高于脑组织,注射对比剂后肿物呈环形强化,内容不被增强。

(3)MRI 检查:对血肿、血囊肿与新生物有鉴别意义。新鲜出血在 T_1WI 和 T_2WI 均为低信号区,陈旧出血均为高信号,而一般实体性新生物,T_1WI 为低或中信号,T_2WI 为高信号。

5.治疗 眶内少量出血数天内吸收,出血较多形成血肿,周围结缔组织包围,且与周围重要结构粘连,尽量在影像引导下抽吸,液体吸出后,眼球复位。对于反复出血者,多伴有静脉性血管畸形或淋巴管瘤,按肿瘤位置选择手术进路,将血囊肿和原发病一同切除。切除纤维囊壁时,注意保护视神经和眼外肌,如囊肿位于眶尖部,排出囊液后囊壁只作部分切除,以免引起严重并发症。

六、视神经鞘囊肿

眼眶视神经鞘囊肿是蛛网膜下隙或硬脑膜下隙液体聚积,可以单独发生,也可与视神经纤维状细胞星形细胞瘤、血管瘤和神经纤维瘤病有关。

1.临床表现 视神经鞘囊肿临床比较少见,多发生于中年女性,主要症状为无痛性视力减退和视野出现病理性盲点。临床检查可发现患侧眼视力下降,眼球突出,传入性瞳孔对光反射消失,视盘水肿或萎缩,视网膜静脉迂曲扩张,部分病例可见视睫状静脉。所有临床表现均类似于原发性视神经肿物。

2.诊断 除临床表现外,影像学检查有助于诊断,但最后确诊需组织病理学检查。

(1)超声检查:可发现一侧或双侧视神经扩张,形状不规则或呈球形,缺乏内回声。Wright 认为视神经直径超过 8mm 为异常,而 Haag 称视神经/视神经鞘复合体横径达4.2mm,即可判断为视神经扩张。

(2)CT 检查:对于视神经鞘囊肿的显示较为清晰。可见一侧或双侧视神经球形或不规则形膨大,囊液与脑脊液等密度。采用薄层扫描,在较低密度的液体间隙中可见密度较高的视神经纤维,呈一条白线状。病变靠近眶尖者,视神经孔扩大。如果颅内部分与眶内部分视神经的蛛网膜下隙相通,注射对比剂后可见两部分液体相互沟通。

(3)MRI 检查:可以显示视神经及视神经鞘的全过程,不受视神经孔处骨骼的遮掩。视神经蛛网膜囊肿在 T_1WI 上为低信号,所包裹的视神经为中信号,T_2WI 囊液为高信号,视神经仍为中信号。囊肿的囊膜在 T_1WI 和 T_2WI 上均为低信号,表示囊肿外的硬脑膜。如果应用 T_1 加权像,结合脂肪抑制和强化技术,采用矢状面扫描,可以更好地显示病变。

3.治疗 视力无明显改变者,可密切观察。如视力进行性减退,可行视神经鞘减压术,有望改善视功能。

第四节 眶内肿瘤

眶内肿瘤是最常见的眼眶病,约占眶病 40%,且多为良性肿瘤,手术切除预后较好,因而早期诊断、早期治疗甚为重要。

一、血管瘤

血管的形成,从血管内皮细胞至大动、静脉是一连续发展过程,每一阶段均可发生肿瘤。根据肿瘤的细胞成分可分为单一细胞和多种细胞血管瘤。前者是真正的新生物,包括血管内皮瘤、血管外皮瘤和血管平滑肌瘤,后者有毛细血管瘤、海绵状血管瘤和静脉性血管瘤。另外一些瘤样血管病如静脉曲张、动静脉血管瘤、动脉瘤和动静脉异常交通等属于血管畸形。

(一)毛细血管瘤

毛细血管瘤发生于婴儿期,又名婴儿型血管瘤。在组织学上,很难与良性血管内皮瘤鉴别,有作者把两种血管瘤视为同义词。

1.临床表现　毛细血管瘤由成片的血管内皮细胞和毛细血管腔构成,缺乏包膜,呈浸润性发展。多发生于出生后 3 个月以内。肿瘤一旦发生,未来的 1 个月发展较快,1 岁之后开始缩小,至 7 岁时约 75% 肿瘤自发消退。肿瘤多发生于上睑内侧皮下,轻度隆起,略呈青蓝色,侵犯真皮者呈鲜红色,哭闹时肿瘤增大,表示与体循环有较多联系。可扪及皮下软性,边界不清,压之褪色的肿物。发展广泛时全上睑肿大,遮盖瞳孔,影响视觉发育,发生弱视,斜视和散光。眼睑毛细血管瘤可侵入眶内,也可原发于眶内,但后者较为少见。眶内毛细血管瘤引起眼球突出和移位,发展快,自发消退者较为少见。

2.诊断　根据发病年龄及体征,诊断并不困难。发生于眶内,因与横纹肌内瘤临床表现类同,往往需要影像学检查加以鉴别。毛细血管瘤低回声性,B 超显示为少光点、低亮度的实体性占位病。彩色多普勒超声有特异性表现,显示弥漫性红蓝血流信号。CT 表现形状不规则的高密度块影,在体层像上后缘不整齐,有时呈分叶状。MRI 检查,病变呈异常信号,T_1WI 中信号,T_2WI 高信号,边界清楚。

3.治疗　对毛细血管瘤治疗采用药物、硬化剂、冷冻、放射治疗和手术切除均有效。首选皮质类固醇口服和肿瘤内注射。口服泼尼松可使肿瘤缩小,皮肤颜色恢复正常,但婴幼儿发育生长较快时期,大剂量长期应用激素类药物,可影响电解质代谢和蛋白质合成。局部注射,可增强疗效,避免并发症。在国外瘤内注射曲安奈德 40mg 和倍他米松 6~12mg 混合剂 1 次或 2 次,即可完全治愈。也可注射醋酸可的松和地塞米松混合液,但需要多次注射。

硬化剂注射也有效,常用注射液包括 5% 鱼肝油酸钠、50% 尿素、纯乙醇等。硬化剂只适于皮下较小病变,因注射太浅表皮坏死,瘢痕遗留,注射太深破坏眶内结构,大范围注射形成过多瘢痕,影响眼睑运动及美容。冷冻和激光照射适于表层病变。过量低温,皮肤脱色和瘢痕形成,也影响外观。放射治疗对多数病例有效,小剂量多次照射,2.5~6.0Gy,照射时置铅块保护晶状体,或切线照射,以免引起辐射性白内障。手术治疗适于瘤体较大,药物和放射治疗效果不满意的病例。因病变缺乏包膜,术后可复发。由于本病属于自发消退性疾患,治疗应力求效果好,操作简单,不影响美容方法,以瘤体内注射皮质类固醇较宜,注射平阳霉素也有效。

(二)海绵状血管瘤

海绵状血管瘤因瘤体内呈海绵状而得名,是成人最常见的眶内肿瘤,占眶肿瘤手术量的 15%~20%。

1.病理　海绵状血管瘤呈类圆形,紫红色,表面有包膜,瘤体借助细小动、静脉与体循环联系。镜下可见大小不等的血管窦,由扁平内皮细胞衬里,管壁有 2~3 层平滑肌细胞。窦间有多少不等的纤维组织隔。这些纤维组织延伸至瘤体表面,形成包膜。

2.临床表现　海绵状血管瘤是典型的良性肿瘤,临床表现具有代表性。肿瘤多位于肌肉圆锥内,临床首先出现轴性眼球突出。因进展甚慢,往往偶然被发现。除位于眶前部者之外,一般不能扪及,眼球回纳有弹性阻力。晚期因压迫视神经视力减退,视神经前端压迫发生视盘水肿,后端压迫可见原发性视神经萎缩。肿瘤压迫眼球,眼底可见脉络膜视网膜皱褶。眼球运动多不受限制。肿瘤位于眶前部,通过皮肤或结膜可见紫红色肿物,中等硬度,表面光滑,可推动,眼球向一侧移位。肿瘤发生于眶尖部,早期引起视力减退和视盘萎缩,常误诊为球后视神经炎。

3.诊断　影像技术检查可得出定性、定位诊断。B 超探查可见类圆形占位病,内回声多而强,分布均匀,中等衰减,压迫变形。肿瘤内缺乏彩色血流信号。CT 显示具有一般良性肿瘤的特征。多位于肌肉圆锥内,类圆形,边界锐利,内部密度均质。注射阳性对比剂后呈进行性增强。MRI 显示一般实体性肿瘤特征,T_1WI 为低或中信号强度,T_2WI 高信号强度。约有 3% 病例影像诊断可发现一侧眶内多个肿瘤。

4.治疗　海绵状血管瘤的治疗根据具体情况而定。对于视功能较好、眼球突出不明显,或年老、体衰患者可单纯观察。一般情况需手术切除。CT 片眶尖保留三角形透明区,表示粘连不明显,通过下穹窿结膜进路可以摘出,术后不留瘢痕。眶尖小肿瘤影响视力时,立体定向适形调强放射治疗,以免手术引起视力丧失。

(三)血管肉瘤

血管肉瘤是发生于血管内皮细胞的恶性肿瘤,又称恶性血管内皮瘤,多发生于皮下和其他软组织,眶内者甚为罕见。此肿瘤缺乏包膜,浸润性增长,有血行转移倾向。临床可见眼球突出,进展较快。早期复视及眼球运动限制。发生于眶尖部的肿瘤早期视力减退、疼痛和眼外肌麻痹。影像诊断可证实肿瘤的存在,活检确定肿瘤性质。治疗多采用眶内容切除,如可疑残留瘤组织,术后放射治疗。复发较多,预后不佳。

二、肌源性肿瘤

(一)横纹肌肉瘤

横纹肌肉瘤是儿童时期最常见的眶内恶性肿瘤,平均发病年龄 7~8 岁。本肿瘤发展快,过去治疗多采用眶内容切除,病死率高。近年以手术、放射和药物综合疗法,治愈率明显提高。

1.病理　横纹肌肉瘤不是从成熟的横纹肌细胞恶变而来,而是由分化为横纹肌潜能的未成熟间叶细胞发生。根据病理组织学分类,此肿瘤有三型:胚胎型、腺泡型和多形型。此种分类与临床表现和预后无明显关系。

2.临床表现　横纹肌肉瘤可发生在眶内任何部位,多见于眶上部。典型的临床表现为上睑隆起,眼球向前下方突出、移位,眼睑遮盖眼球,眶上部扪及肿物。病情发展快,1~

2 周即有明显变化,有时肿块突然增大,扪之波动感,可能因瘤组织坏死、出血所致。此恶性肿瘤往往有红、肿、痛,结膜充血、水肿,眼球运动明显受限,有时误诊为眶蜂窝织炎。眼底检查可见视盘、视网膜水肿,脉络膜–视网膜皱褶。

3.诊断　本病诊断除发病年龄和典型临床表现外,影像学检查也有帮助。超声显示为低回声性占位病变,其内可见液性区。CT 表现为形状不规则、边界不清楚的高密度病变,不均质。MRI T_1 加权像信号强度中等,T_2 加权像呈高信号,如有出血坏死腔,T_1、T_2 加权像均显示高信号。

4.治疗　横纹肌肉瘤采用综合疗法。局部切除,明确组织病理学诊断。放射治疗,剂量 40~60Gy。然后多种药物短疗程、多疗程长期治疗 1~2 年。采用长春新碱、阿霉素、环磷酰胺每天注射 1 次,连续 3 天为 1 个疗程停药。4 天后开始第 2 疗程。4 周后延长停药时间,2 周为 1 个疗程,28 周改为口服环磷酰胺。

(二)平滑肌瘤

人体虽有良性横纹肌瘤,但发生于眶内甚为罕见,而平滑肌瘤临床却可遇到,多数发生于血管平滑肌层。眶内平滑肌瘤多发生于儿童和青年人,成人和老人少见。肿瘤有完整包膜,瘤细胞长梭形,边界欠清,呈交错或漩涡状排列,胞核呈长椭圆形或雪茄样,两端圆钝。Masson 三色染色肌浆呈红色,无横纹。临床表现肿瘤增长缓慢,视力渐进性丧失,原发视神经萎缩,眼球突出。X 线片可见骨压迫吸收,这种骨改变 CT 观察更为清楚。需手术切除。因深居眶尖,粘连较多,有意外丧失视力可能。

三、造血系统肿瘤

造血系统肿瘤是原发于骨髓和淋巴组织系统的肿瘤。见于眶内者有非霍奇金淋巴瘤、霍奇金淋巴瘤、大细胞淋巴瘤(网状细胞肉瘤)和绿色瘤等。

(一)非霍奇金淋巴瘤

非霍奇金淋巴瘤是眶内比较常见的恶性肿瘤,目前分类尚不统一,国外眼科专著多分为反应性淋巴增生、非典型淋巴增生和恶性淋巴瘤。国内病理工作者多采用国际淋巴瘤专家推荐的分类:①低度恶性淋巴瘤,包括小淋巴细胞型、滤泡性小裂细胞为主型和滤泡性小裂与大细胞混合型;②中度恶性淋巴瘤,包括滤泡大细胞为主型、弥漫性小裂细胞型、弥漫性大小细胞混合型和弥漫性大细胞型;③高度恶性淋巴瘤,包括大细胞免疫母细胞型、淋巴母细胞型和小无裂细胞型。另外,还有以免疫功能分类,需依靠免疫学检查,目前尚难于推广。近年以来,世界卫生组织(WHO)将眼眶淋巴瘤命名为黏膜相关淋巴瘤。

1.临床表现　淋巴样肿瘤类型虽多,临床表现却十分近似,正常眼眶内缺乏淋巴腺。眼眶淋巴瘤属腺外肿瘤,或全身淋巴瘤肿瘤的一部分。多发生于45~65岁,且多见于泪腺区。一侧或两侧上睑肿胀、下垂,眶外上方扪及硬性肿物,眼球突出并向下移位,球结膜水肿。病变呈浸润性增生,侵及眼外肌和视神经,引起复视,眼球运动障碍和视力减退。肿瘤蔓延至穹窿部,结膜下呈橙红色鱼肉状隆起。高恶性肿瘤发展较快,眼睑浸润变硬,遮盖眼球,并与眶内肿物连为一体。

2.诊断　由临床表现提供思路。B超显示为形状不规则、低回声性肿物,与淋巴浸润型炎性假瘤不易鉴别。CT显示眶外上象限肿物,形状不规则,边界清楚而不圆滑,非均质。当肿瘤与眼球接触时,多沿眼环增生,呈铸造样。MRI缺乏特异度,信号强度同于一般实体肿瘤,T_1加权像信号强度中等,T_2加权像高信号。

3.治疗　非霍奇金淋巴瘤往往需要活检,针切活检,或切开皮肤,局部切除肿瘤,证实诊断,术放射治疗。眶内孤立的淋巴瘤放射治疗可望痊愈,放射量30~40Gy。如为全身性淋巴瘤的一部分,采用化学治疗,环磷酰胺、长春新碱、阿霉素和泼尼松联合应用。

(二)霍奇金淋巴瘤

霍奇金淋巴瘤是恶性淋巴瘤较常见类型,但少侵犯眼眶,且均有全身霍奇金病史。发生于35~55岁,一或两侧眶内肿物。因全身淋巴腺肿大,诊断不难。眶部病变放射治疗有效,全身病变需要化疗。

(三)大细胞淋巴瘤

大细胞淋巴瘤又名网织细胞肉瘤或组织细胞淋巴瘤。多为全身病的一部分,偶见孤立的眼眶病变。组织学所见为不典型大淋巴细胞,较正常淋巴细胞大3~4倍,有丰富的细胞质和显著的核仁。因其分化程度甚低,有时需与上皮癌鉴别。本肿瘤多为全身性,治疗以药物为主,眶区辅以放疗。

(四)绿色瘤

绿色瘤是急性髓性白血病不成熟颗粒细胞在眼眶聚集的结果,肿瘤中含有过氧化酶,标本置于空气中变为绿色,故名绿色瘤,又名颗粒细胞肉瘤。多发生于10岁以下,外观较为正常的患儿,初次常来眼科就诊。侵犯一侧或两侧眼眶,眼球突出和眼眶肿物最常见。眼睑和结膜充血、水肿、发硬,暴露性角膜炎。B超显示低回声肿物和眼球筋膜透声弧。CT和MRI表现如恶性淋巴瘤。末梢血含有不成熟白细胞,骨髓穿刺多量不成熟白细胞可确定诊断。治疗以药物治疗为主,眼部放射治疗为辅,可减轻症状,延长生命。

四、神经源肿瘤

眶内有丰富的神经组织,视神经属于中枢神经,外被硬脑膜、蛛网膜和软脑膜,内为神经纤维束,束部有胶质细胞;眼眶的运动神经、感觉神经和交感、副交感神经属于周围神经,神经纤维外被神经鞘细胞,眶内还有睫状神经节。胶质细胞、脑膜细胞、鞘细胞和节细胞均可发生肿瘤,另外视神经内的血管也可发生血管瘤和转移癌,但均甚罕见。

(一)视神经胶质瘤

视神经胶质瘤是视神经内胶质细胞形成的肿瘤,均为良性星形细胞瘤。视神经分眼内、眶内、管内及颅内段,胶质瘤可发生于任何一段,但好发于球后10mm附近。本病多发生于儿童,20岁前者占90%。

1.临床表现　瘤细胞增生,压迫视神经纤维,视力减退和视野缺失多为首发症状。眼底可见原发性视盘萎缩或水肿。肿瘤增大,眼球突出,一般为轴性前突,传入性瞳孔对光反射迟钝。儿童时期视力丧失可引起斜视和眼球震颤。视神经胶质瘤约 1/3 患者合并神经纤维瘤病，如皮肤咖啡色素斑，虹膜结节。眶内视神经胶质瘤有向颅内发展趋势。

2.诊断　X 线可发现视神经孔扩大。B 超显示视神经梭形肿大，前连水肿的视盘，后达眶尖，内回声较少。CT 显示视神经梭形肿大更为逼真，骨窗观察视神经管扩大。MRI 可直接观察到肿瘤蔓延至视神经管。

3.治疗　关于视神经胶质瘤的治疗意见尚不统一。视力尚佳、肿瘤限于眶内可观察。影像发现有颅内蔓延趋势者放射治疗；也可手术切除，采用外侧开眶，切除范围自眼球至肿瘤之后，保留眼球。标本近心端发现瘤细胞，术后放射治疗 30～40Gy。经长期随访，即使视神经管已扩大，只切除眶内肿瘤，症状和体征进展者也较为少见。

(二)脑膜瘤

脑膜瘤是眶内常见良性肿瘤，分原发于眶内及继发于颅内脑膜瘤两种情况，本节仅涉及前者。眶内脑膜瘤多起源于视神经周围的脑膜细胞，也可发生于眶骨膜及异位的脑膜细胞。脑膜的蛛网膜有上皮细胞和成纤维细胞，前者形成的肿瘤名上皮型脑膜瘤，后者形成的肿瘤名纤维母细胞型脑膜瘤，另外还有过渡型脑膜瘤。眶内脑膜瘤穿出于硬脑膜之后往往缺乏包膜。

1.临床表现　轴性眼球突出及视力减退是眶内脑膜瘤常见临床表现。眼底可见视盘水肿，因水肿长期存在，发生继发萎缩，但仍然隆起。视盘表面可见视神经睫状静脉，血管起自视盘中央，至视盘边缘消失，是视网膜中央静脉与脉络膜的侧支循环。眼球突出、视力丧失、继发性视盘萎缩及视神经睫状静脉被视为视神经鞘脑膜瘤四联征。

2.诊断　B 超显示视神经增宽，透声性甚差。CT 可发现多种特征性改变：①视神经管状或梭形增粗，高密区内可见萎缩视神经形成的低密度条影，如同车轨样，有些病例肿瘤内有钙斑；②发生于骨膜的脑膜瘤局部眶壁增厚，表面软组织肿物；③眶内脑膜瘤有颅内蔓延趋势，视神经鞘脑膜瘤经视神经管，骨膜脑膜瘤经骨壁向颅内蔓延，强化 CT 可揭示颅内部分。MRI 显示脑膜瘤位置，形状、边界同于 CT，T_1 加权像呈中信号，T_2 加权像高信号强度。如仍不能确定诊断及肿瘤范围，可用脂肪抑制序列和 Gd-DTPA 强化。MRI 在揭示肿瘤管内和颅内蔓延方面明显优于 CT。

3.治疗　眶内脑膜瘤视力较好者可观察、放射治疗或放射外科治疗；视力丧失，范围较广，也可手术切除。限于眶内者采用外侧进路，位于眶尖、神经管内或颅内蔓延者，经颅开眶，残余部分 γ 刀治疗。

(三)神经鞘瘤

神经鞘瘤是周围神经鞘细胞形成的良性肿瘤，有包膜，瘤细胞长梭形，细胞核栅状排列。瘤体内常有液化腔存在。临床表现类似于海绵状血管瘤，眼球突出、眶内肿块、视力减退、眼球运动限制等。发生于眼神经分支的肿瘤，因压迫神经干有自发痛和触痛。B 超为低回声性，此点可与强回声的海绵状血管瘤鉴别。CT 检查可发现类圆形、梭形、长椭圆形等，多种形状的肿瘤。发生于眶后部肿瘤，可通过眶上裂蔓延至颅内。眶上裂扩大，外缘后翘，揭示颅内蔓延。MRI 可同时证实颅内及眶内两部分肿瘤。治疗采用手术切除。

(四)神经纤维瘤

神经纤维瘤也是鞘细胞肿瘤,瘤内还含有疏松胶原纤维束和粗细不等的神经干。多发生于儿童时期的眼睑外侧,眼睑肿大,可遮盖睑裂,甚至下垂至面颊部。扪诊触及软性肿物,缺乏边界,内有蚯蚓状索条或结节样肿块。眶内可见孤立神经纤维瘤。临床表现与影像显示大致同神经鞘瘤。神经纤维瘤病者 CT 检查,可见眼眶畸形,骨壁缺失。

五、泪腺上皮瘤

泪腺上皮瘤是常见的眶内肿瘤,有良性多形性腺瘤、恶性多形性腺瘤和腺样囊性癌,其他如腺癌、未分化癌、黏液表皮癌等较少见。

1.泪腺良性多形性腺瘤　也称混合瘤,是泪腺腺泡和腺管细胞形成的良性肿瘤,瘤细胞可化生为黏液,软骨和骨组织。肿瘤类圆形,有完整包膜,表面有许多半圆形隆起,手术时易于脱落,引起术后复发。

眼球前突和内下方移位,眶外上方扪及硬性肿物,无压痛,不能推动。发生于睑叶泪腺和副泪腺的混合瘤呈皮下结节样肿物。B超发现泪腺区占位病变,内回声较多。CT 显示泪腺区类圆形肿物,压迫眼球变形和局部骨壁凹陷。治疗应完整手术切除包膜破裂可引起肿物复发。

2.腺样囊性癌　是泪腺最常见恶性肿瘤。包膜不完整,局部破坏性强,术后常复发。癌细胞在纤维基质内形成索条样或巢状,其内有筛状小孔。可浸润眼眶组织,有嗜神经性侵犯倾向。临床表现自发隐痛,眶外上象限扪及增长较快和有触痛的肿物。CT 显示泪腺区肿物,沿眶壁向眶尖蔓延。活检证实诊断后,眶内容切除或扩大局部切除,术后加速器放射治疗及化疗。

六、继发性肿瘤和转移性肿瘤

眶周围结构肿瘤侵入眼眶名继发性肿瘤,经血行远距而至的肿瘤名转移性肿瘤。眼眶继发性肿瘤较多,转移性癌少见。

1.继发性肿瘤　眼眶前端有眼球、眼睑和结膜,眶周围有鼻窦和大脑,继发性肿瘤就是由眶周蔓延至眶内的。眼球内视网膜母细胞瘤和脉络膜恶性黑色素瘤,可破坏巩膜或经血管、神经周围间隙蔓延至眶内,引起眼球突出。眼内恶性肿瘤侵入眼眶,CT 检查可以确定诊断。往往需要眶内容剜除,病死率较限于原位时期明显提高。

眶内继发性肿瘤多来自鼻窦。上颌窦鳞状细胞癌侵入眶内,引起眼球上移及眼球突出,眼球下转受限,眼下部扪及硬性肿物。筛窦腺癌、未分化癌也常侵入眶内,眼球外侧移位和眼球突出,眶内侧硬性肿物,眼球向内运动受限;后组筛窦和蝶窦癌侵入眼眶引起眶尖综合征:眼球运动障碍、眼部痛觉消失和视力丧失。CT 和 MRI 可发现肿瘤原发位置和侵入途径。

继发于颅内肿瘤多为蝶骨脑膜瘤,发生于蝶骨嵴内侧可引起 Foster-Kennedy 综合征:视力减退,患侧原发性视盘萎缩,另一侧眼视盘水肿。继发于颅内肿瘤,MRI 检查可以发现。

2.转移癌　眶内转移癌多来自消化和呼吸系统,国外报告前列腺者也不少见,女性多来自乳腺癌。儿童转移癌以神经母细胞瘤多见。转移癌发展快、早期即有疼痛、眼球突出、眼球运动障碍、炎症反应和骨破坏。有些转移癌无癌瘤史,特别是肝癌,眼部发现转移癌后,才出现消化系统症状。

第十二章 屈光不正与斜弱视

当管理两眼协调运动的大脑皮质中枢失调时,眼外肌力量不平衡,两眼不能同时注视目标,视轴呈分离状态,其中一眼注视目标,另一眼偏离目标,称为斜视。

斜视的分类繁多,根据不同的分类方法可以分成不同的类型。国际上通用的是根据不同因素分类。根据融合状态分为隐斜、显斜、间歇性斜视和恒定性斜视;根据眼球运动和斜视角有无变化分为共同性斜视和非共同性斜视;根据眼位的偏斜方向分为水平斜视(内、外斜视)、垂直斜视、上斜视和旋转斜视;根据斜视发生的年龄分为先天性斜视和后天性斜视;根据调节因素是否参与斜视的发病分为调节性斜视和非调节性斜视;根据是否可交替注视分为单眼斜视和交替性斜视。临床患者多表现为几种分类的叠加。

第一节 屈光不正与共同性内斜视

一、共同性内斜视的分类

目前尚未有统一的分类方法。Alec M.Ansons 把共同性内斜视分类如下。

1.原发性内斜视

(1)调节性内斜视:①间歇性调节性内斜视:完全调节性内斜视(屈光性、非屈光性)、低调节集合过强性内斜视、早发性调节性内斜视;②恒定性调节性内斜视:部分调节性内斜视。

(2)非调节性内斜视:①间歇性非调节性内斜视:近非调节性内斜视(非调节性集合过强型)、远非调节性内斜视、周期性内斜视;②恒定性非调节性内斜视:先天性内斜视、后天性非调节性内斜视(近视相关性内斜视、眼球震颤阻断综合征、微小内斜视)。

2.继发性内斜视

(1)自发性继发性内斜视。

(2)外斜视术后继发性内斜视:计划性过矫、非计划性过矫。

3.继发性内斜视 知觉性内斜视。

4.残余性内斜视 我国目前通用的是根据中华医学会眼科学会儿童弱视斜视防治组的分类。

5.共同性内斜视

(1)先天性内斜视:婴幼儿型内斜视。

(2)后天性内斜视:①调节性内斜视(屈光性调节性内斜视、非屈光性调节性内斜视);②部分调节性内斜视;③非调节性内斜视(集合过强型内斜视、分开不足型内斜视);④继发性内斜视。

二、原发性共同性内斜视与屈光的关系

早在 1864 年,Donders 就提出调节性内斜视的概念,认为内斜视是由于远视未被矫正而过度使用调节引起集合过强,且融合性分开不足而形成的。临床研究也证实早期屈光矫正可至少降低 50% 发生内斜视的可能性。同时,屈光参差(>1D)也增加远视人群中内斜视发生的可能性。

三、先天性内斜视

先天性内斜视又名婴幼儿型内斜视,是指出生后 6 个月以内发生的显斜,一般不合并明显屈光异常。

1.发病机制　先天性内斜视是一种常见的斜视类型,其发病率占斜视的 1% ~ 2%,多认为是一种不规则常染色体显性遗传,也有部分病例为隐性遗传。有研究表明,先天性内斜视患儿父母的双眼视功能降低,这也可能是先天性内斜视发病的潜在遗传因素。妊娠期吸烟及低龄生育也与先天性内斜视发生有关。目前关于先天性内斜视的发病机制主要集中在 Worth 的感觉理论和 Chavasse 理论。Worth 感觉理论认为先天性内斜视由大脑融合中枢的缺陷引起,手术不可能恢复双眼视觉;Chavasse 理论认为正常双眼视觉依赖于早期眼睛条件反射的异化作用,如果这些先天性内斜视在早期能够完全被矫正,患儿有恢复双眼视觉的可能性。按照这两种理论,有学者建议将先天性内斜视分为两种类型,第一种为 Worth 类型,即便早期手术矫正眼位偏斜也无法产生双眼视觉功能;第二种是 Chavasse 类型,早期手术矫正斜视可获得双眼视觉。

2.临床表现

(1)发病早:初期可为小度数、间歇性,后逐渐变为恒定性,斜视度较大,平均达 $50^\triangle$ ~ $60^\triangle$ 。

(2)屈光不正:屈光状态多为轻、中度远视,与同龄正常儿童的屈光不正相似。

(3)内斜视多为双眼交替性:可有正常的单眼视力,但无正常的双眼单视功能。部分恒定性内斜视患者,因斜视发生早,可导致严重的弱视。

(4)可有假性外展限制:娃娃头试验可以排除。

(5)并发症:可合并下斜肌亢进、分离性垂直偏斜、眼球震颤。

3.鉴别诊断

(1)假性内斜视:由于婴幼儿鼻梁低宽,内眦赘皮、瞳孔间距窄等面部特征,被认为有内斜视。此类婴幼儿双眼角膜反光点的位置对称,交替遮盖双眼时,眼球无转动。

(2)先天性外展麻痹:多为分娩过程中的颅压升高引起,原在位表现为内斜视、外转运动受限。可用遮盖试验和娃娃头试验与先天性内斜视鉴别。

(3)早期发生的调节性内斜视:有明显的远视性屈光不正,屈光矫正或麻痹睫状肌后,内斜视好转或消失。

(4)知觉性内斜视:一眼视力下降会影响双眼单视功能而导致斜视,集合力高的儿童可表现为知觉性内斜视。

4.治疗　先天性内斜视的主要治疗目的是矫正远近注视的眼位。治疗包括非手术治

疗与手术治疗。

（1）非手术治疗

1）矫正屈光不正：一般认为先天性内斜视患儿多以非调节因素为主，但也有调节因素参与，超过+2.5D 的远视应予以全部矫正，戴镜 2 个月后斜视角无明显变化者考虑手术。

2）弱视的治疗：单眼恒定性内斜视的患儿易形成严重的弱视，需尽早遮盖主视眼，防治弱视的发生。

3）肉毒杆菌毒素 A 的应用：于内直肌处肉毒杆菌毒素 A 注射，可在一定时间内使眼位得以矫正。

（2）手术治疗：先天性内斜视者多需手术矫正眼位偏斜，关于手术时间仍存在争议，多数学者支持早期手术（2 岁以内）使双眼正位或残留 $8^{\triangle} \sim 10^{\triangle}$ 可能获得一定程度的双眼视觉和立体视。先天性内斜视的眼球运动多表现为内直肌亢进，应首先考虑单眼或双眼内直肌的减弱手术。术后欠矫 $10^{\triangle}$ 为宜。

四、调节性内斜视

调节性内斜视发病年龄多在 2～3 岁，其发病原因主要为高度远视和 AC/A 比值异常，并据此分为屈光性调节性内斜视、部分调节性内斜视、非屈光性调节性内斜视（高AC/A 型调节性内斜视）和混合型调节性内斜视。

（一）屈光性完全性调节性内斜视

1.临床表现　好发于 2～5 岁小儿，患儿有未经屈光矫正的中度或高度远视。发病初期呈间歇性内斜视，可伴有复视，如不及时治疗，可从间歇性内斜视逐渐转变为恒定性内斜视。患儿喜欢揉擦眼睛或闭单眼，做事缺乏耐心或容易失去兴趣，疲劳或身体不适时斜视表现更明显。

2.诊断要点

（1）发病平均年龄为 2.5 岁。

（2）有中度或高度（+2～+7D）的远视性屈光不正。

（3）散瞳或屈光矫正可以矫正偏斜眼位。

3.治疗

（1）矫正屈光不正：全屈光处方戴镜。远视度数较大者开始戴镜时，因调节不能松弛，出现戴镜后视力反而较裸眼视力低，也有可能因斜视的控制状态有所改变，出现斜视的频率增加。注意同家长解释。对于调节不能松弛而拒绝戴镜者，可以短期应用睫状肌麻痹剂放松调节后戴镜。带全矫眼镜后 2～3 个月，内斜视大部分能消失或仅有内隐斜。一般每半年或 1 年重新验光一次，根据屈光变化决定是否调换眼镜，需要时可提前验光。

（2）治疗弱视：如患儿合并有弱视，优先治疗弱视。

（3）此型内斜视应避免手术矫正。

（二）非屈光性调节性内斜视（高 AC/A 型调节性内斜视）

1.临床表现　好发于 2～5 岁小儿，患儿有未经屈光矫正的轻度或中度的远视。常在小儿看书或吃饭时首先被发现,在疲劳或身体不适时斜视表现明显。患儿喜欢闭单眼或做事容易失去兴趣。视远和视近均可出现内斜视,而看近的内斜视度大于看远的内斜视度,一般大于 $10^{\triangle}$,足度屈光矫正后,视近仍出现内斜视为其特点。

2.诊断要点

(1)发病年龄多在 2~5 岁。

(2)有轻度或中度(+1.5~+3.0D)屈光不正。

(3)高 AC/A 比值常超过 6:1。随着年龄增长,高 AC/A 比值有减少倾向,甚至可以消失。

(4)视近时,尤其在注视精细视标或图案时,内斜度明显增加。

3.治疗

(1)戴双光镜:全屈光矫正下加+1.5~+3.0D 球镜。待视觉发育成熟以后可逐渐摘掉眼镜。

(2)缩瞳剂应用:一方面通过使睫状肌紧张,减少中枢型调节。另一方面使瞳孔缩小,物像清晰,减少了调节的使用,也同时减少了辐辏,但不宜长期使用。缩瞳类药物反馈使中枢调节减少,但是这类药有不良反应如虹膜囊肿、眼部充血、白内障、腹泻等,不推荐长期使用。

(3)手术治疗:非手术治疗无效者,应手术治疗,手术方式以双眼内直肌减弱手术为主。为减小视近时斜视度,也可行内直肌后固定术。

(三)部分调节性内斜视

1.临床表现　该类型是内斜视中最常见的类型。好发于 1~3 岁小儿。患儿常有中度远视及较明显的屈光参差,随着年龄增长,远视度数可能加大。常合并垂直斜视、下斜肌功能亢进、垂直分离性斜视或隐性眼球震颤。

2.诊断要点

(1)发病年龄 1~3 岁。

(2)有中度远视,常伴有屈光参差和散光。

(3)远视矫正后看远时内斜度可减少,但仍残留内斜视。

(4)AC/A 比值正常。

3.治疗

(1)矫正屈光不正:全屈光处方配镜。

(2)弱视治疗。

(3)戴镜矫正 3~6 个月后残留斜视部分手术矫正。

(4)手术后继续戴镜矫正调节部分斜视。每半年至 1 年重新验光一次,根据屈光变化决定是否更换眼镜。

(四)混合型调节性内斜视

1.临床表现　该类患儿合并有屈光性调节性内斜视与非屈光性调节性内斜视,有远视性屈光不正,戴镜后斜视度减少,看远时减少明显,看近时仍有较大度数内斜视。

2.诊断要点

（1）发病年龄 2~5 岁。

（2）有远视性屈光不正。

（3）戴镜后斜视度数减少。

（4）戴镜后斜视度看近大于看远 15$^{\triangle}$ 以上。

3.治疗　治疗同屈光性调节性内斜视与非屈光性调节性内斜视。

五、非调节性内斜视

非调节性内斜视约占内斜视的 1/3，多在幼儿时期发病。无明显屈光不正，有时可伴有轻度近视或远视，戴镜不能矫正斜视。斜视度数较大且稳定，多无双眼视觉。这类斜视包括先天性内斜视，其后天性获得性斜视的治疗预后比先天性的好。分型及特点如下。

1.基本型内斜视

（1）常出生 6 个月后发生，初期呈间歇性，随着病程的延续斜视度可逐渐加大到 30$^{\triangle}$~70$^{\triangle}$。

（2）无明显的屈光不正。

（3）与调节因素无关。

（4）看远和看近的斜视度基本相同。

2.集合过强型内斜视

（1）发病年龄多在 2~3 岁。

（2）屈光状态多为低度远视或正视。

（3）看远时眼正位或有小度数内斜视，可以有双眼单视功能。看近时表现为内斜视，而且度数常常大于 20$^{\triangle}$。

（4）AC/A 比值正常或是偏低。

（5）调节功能正常。

这类内斜视中也有一类型，与上述不同处在于其 AC/A 比值高，有远视屈光不正者戴镜后，看远时为正位，但看近时仍然有内斜视。这一类型实际上是接近性集合过强所致，其斜视度与未矫正远视性屈光不正没有关系。

3.分开不足型内斜视

（1）看远的内斜视斜度大，看近的斜视度小甚至可以为正位。

（2）视力双眼相等，无屈光不正，也可以为轻度远视或近视。

（3）远、近距离分开性融合范围下降。

（4）AC/A 比值低。

（5）眼球运动可表现为外转功能轻度不足。

六、内斜视合并近视

近视患者看不清远距离的目标，而只能看清近距离目标，其远点在眼前的有限距离，故视近距离目标必须加强两眼集合，日久容易形成内斜视。加上长时间近距离用眼，在不良环境及体力与心理条件影响下,视力负荷增加,看远距离目标调节一时难以放松,出现调节紧张或者调节痉挛,甚至为持续性调节痉挛,除了加重近视程度和促进近视进展,还会使调节与集合联合运动关系失调。内斜视合并近视,临床上有两种特殊类型:①第一种类型:内斜视合并近视其近视度数小于或等于-5D的成年人,其临床特点是主觉有复视,病程发展缓慢,先出现看远同侧复视,以后看近也有,眼球运动外转可以稍受限,眼位可以呈内隐斜或者内斜视;②第二种类型:内斜视合并高度近视的成年人,其近视屈光度往往在-20.0~-15.0D,发病缓慢,病情呈进行性,双眼往往先后发病,程度不等,严重者晚期双眼固定在极度内斜位,甚至看不到瞳孔,仅露出部分角膜。眼球运动各个方向均出现严重障碍,被动牵拉试验向各方向均中等至很大的阻力。

第二节　屈光不正与外斜视

一、共同性外斜视的分类

Alec M.Ansons 把共同性外斜视分类如下。

1.原发性共同性外斜视

(1)间歇性共同性外斜视:间歇性远外斜视(分开过强型)、间歇性近外斜视(集合不足型)、间歇性非特异性外斜视(基本型)。

(2)恒定性共同性外斜视:先天性外斜视、失代偿的间歇性外斜视。

2.继发性外斜视

(1)自发性继发性外斜视。

(2)内斜视术后继发性外斜视:计划性过矫、非计划性过矫。

(3)早期术后继发性外斜视。

(4)迟发性术后继发性外斜视。

(5)继发性外斜视合并垂直肌异常。

3.继发性外斜视　知觉性外斜视。

4.残余性外斜视。我国目前通用的是根据中华医学会眼科学会儿童弱视斜视防治组的分类。

二、病因及其与屈光的关系

外斜视通常是机械性因素和神经支配因素联合作用所致,Duane 认为神经支配的失衡打破集合与分开机制之间的相互关系,据此理论,可认为远距离注视时斜视度比近距离注视时大是因为外展过强;近距离注视斜视度比远距离注视时大是因为集合不足;近距离注视斜视角与远距离注视斜视角相等是因为同时存在外展过强和集合不足。Donders 理论认为未经屈光矫正的近视患者减少或不使用调节,引发相应集合减少,导致外斜视的形成。另外,远视度数较高患者,注视近处物体时不能维持足够的集合使视网膜成像清晰,而调节的缺乏会产生模糊的视网膜影像,从而表现出外斜视。

三、原发性共同性外斜视

(一)间歇性共同性外斜视

1.临床表现　间歇性外斜视早期表现为注视远物时出现间歇性或恒定性外斜视,但视近时可表现为正常的眼位和双眼视功能。随着疾病的发展,外斜视出现的频率和持续时间逐渐增加,注视近处时也表现出外斜视。最后可发展为恒定性外斜视,并出现双眼单视功能的丧失。患者在疲劳、注意力不集中、明亮光线下易出现外斜视。

2.诊断要点

(1)斜视度不稳定,可正位,常在注意力不集中、疲劳、身体不适、强光下出现外斜视。

(2)小儿喜欢在强阳光下闭合其中一眼。

(3)早年发病者,常不出现复视;出现复视者,发病偏晚。

(4)双眼多交替偏斜,单眼视力正常,最终转变为单眼恒定性外斜视者可有不同程度弱视。

(5)屈光状态多为近视或正视。

(6)长时间用眼(阅读、近距离作业)常出现不适,如头痛、恶心、视物模糊、视疲劳等。

3.治疗　间歇性外斜视的治疗目的主要是改善眼位偏斜,以及远近双眼单视功能。治疗的方法可包括手术矫正眼外偏斜、非手术改善融合控制力。

(1)非手术治疗:通过消除抑制,及建立融合储备,以增强患者对间歇性外斜视的控制能力。但这些治疗的有效性仍然有争议,并可导致顽固性复视。主要方法如下。

1)正位视训练:通过增强融合储备,从而增加视近时的控制力。适用于集合不足型间歇性外斜视。

2)遮盖治疗:该方法的目的是防止异常的视网膜对应和单眼抑制,诱导复视并刺激运动性融合功能。方法为部分遮盖或全遮盖主视眼,在没有明显主视眼的情况下可进行交替遮盖。

3)负镜过矫:目的是通过负镜刺激调节性集合功能。基于此,即使轻度的近视也需要矫正以控制外斜视,而轻度到中度的远视不一定要矫正,以避免远视矫正后加重间歇性外斜视。

4)棱镜片治疗:目的是消除复视,以及药物治疗时等待其自然恢复的病程中的症状消除。可用于不适合或不愿意进行手术的斜视患者,也可用于麻痹性斜视伴有复视的患者,然而由于往往需要很大度数的棱镜片进行矫正,而且棱镜度数越大,患者的矫正视力越差,因此患者对棱镜片使用的依从性很差。

5)肉毒杆菌毒素注射:通过暂时性改变肌肉的张力达到矫正眼位偏斜的效果,可作为暂时性的手术替代方法。其作用一般持续数周,药物作用消失后,不影响肌肉的解剖位置和远期生理功能。Spencer 等研究认为,肉毒杆菌毒素 A 治疗间歇性外斜视儿童的效果不差于手术效果,尤其对于 2~4.5 岁的儿童。

(2)手术治疗

1)手术年龄:关于最佳手术年龄仍存在争议。一些学者认为过早施行手术,若术后过矫出现持续内斜视,将影响已经建立的双眼视觉并有导致弱视的风险,因此建议延迟手术。而另有学者认为,即使有形成弱视的风险存在,早期手术(4 岁或 4 岁以前)更有可能获得双眼单视功能的改善或建立。在考虑手术年龄时,斜视初始发病年龄和持续时间是重要的参考指标。

2)手术方式:常用手术方式包括单眼内直肌缩短联合外直肌后退及单/双眼外直肌后退。目前对于外展过强型多行双眼外直肌后退术,基本型和类似外展过强型则多行单眼后退缩短术。

3)欠矫、过矫、复发的处理:间歇性外斜视患者术后欠矫或复发比过矫多见,且随访时间越久其发生率越大。因此手术量应以能测到的最大斜视角进行。术后轻度的欠矫可观察或给予底向内的棱镜片。如戴镜 1 年仍未治愈则需要再次手术。对于术后早期轻微过矫者($10^\triangle \sim 15^\triangle$)远期预后较好,更有机会获得双眼视觉。若术后出现连续的内斜视并超过 1 个月,需给予遮盖、棱镜片治疗或肉毒杆菌毒素治疗,2 个月后仍存在稳定内斜视者需考虑手术矫正。

(二)恒定性共同性外斜视

1.临床表现　可以在出生后即出现或由间歇性外斜视进展而来。外斜视程度变化较大,先天性者常为交替性大度数外斜视,由间歇性外斜视发展而来者常表现为单侧恒定性外斜视。5 岁前出现眼位偏斜者可有抑制存在。5 岁后发病者可有复试存在。

2.诊断要点

(1)先天性者视远和视近均出现外斜视,多为交替性大度数外斜视,常合并神经损害。

(2)失代偿的间歇性外斜视常为单侧恒定性外斜视。

(3)弱视多见于屈光参差者。

(4)双眼单视功能丧失。

3.治疗　多以手术为主。

(1)先天性共同性外斜视患者:争取早期手术。手术指征包括斜视度稳定且可被可靠测定、交替注视和斜视度$\geq 20^\triangle$。

(2)成人恒定性共同性外斜视:一旦发现,斜视度$\geq 15^\triangle$,争取及时手术。

第三节　弱视与屈光不正

弱视是由于视觉发育期内异常的视觉经验(单眼斜视、屈光参差、高度屈光不正及形觉剥夺)引起的单眼或双眼最佳矫正视力下降,眼部检查无器质性病变。我国弱视的发病率为 2%~4%。

一、弱视的分类

中华医学会眼科学分会斜视与小儿眼科学组 2011 年将弱视分类如下。

1.斜视性弱视　单眼性斜视形成的弱视。

2.屈光参差性弱视　双眼远视性球镜屈光度数相差 1.5DS,或柱镜屈光度数相差

1.0DC,屈光度数较高眼形成的弱视。

3.屈光不正性弱视 多发生于未佩戴屈光不正矫正眼镜的高度屈光不正患者。屈光不正主要为双眼高度远视或散光,且双眼最佳矫正视力相等或接近。远视性屈光度数≥5.00DS、散光度数≥2.00DC,可增加产生弱视的危险性。

4.形觉剥夺性弱视 由于屈光间质混浊、上睑下垂等形觉剥夺性因素造成的弱视,可为单眼或双眼,单眼形觉剥夺性弱视较双眼弱视后果更加严重。

不同年龄儿童视力的正常值下限定义:年龄在 3 岁以下儿童视力的正常值下限为0.5,4~5 岁儿童视力的正常值下限为 0.6,6~7 岁儿童视力的正常值下限为0.7。

二、弱视的发病机制与屈光的关系

弱视的发病机制包括形觉剥夺和双眼相互作用异常(双眼竞争)。形觉剥夺可引起单眼或双眼异常,而双眼竞争只引起单眼弱视。未经矫正的双眼高度屈光不正可引起光学离焦,视网膜成像模糊导致形觉剥夺;而屈光参差可引起双眼竞争。

三、弱视的临床特点

弱视的临床特点包括视力低于正常同龄儿童、拥挤现象、旁中心注视、视觉诱发电位潜伏期延长及振幅下降。

四、弱视治疗

弱视的治疗包括屈光矫正、遮盖、药物或光学压抑疗法、视觉刺激仪、红色滤光片、后像疗法、海丁格刷训练等。以屈光矫正和遮盖治疗最有效。针对不同类型的弱视,具体治疗如下。

1.尽早去除形觉剥夺病因 矫正屈光不正,早期治疗先天性白内障或先天性完全性上睑下垂等。对先天性患儿,争取在出生 2 个月内去除病因;如果是双眼发病的患者,双眼的手术治疗相隔最好不要超过 2 周。

2.遮盖治疗 根据患者的斜视类型、弱视程度、年龄,学习、生活和工作的需要,采用完全遮盖或部分遮盖治疗。

3.压抑疗法 患者不愿意接受遮盖治疗,可采用光学或局部药物(阿托品)治疗。

4.综合治疗 对于中心注视者,采取常规遮盖治疗或压抑疗法,联合视觉刺激仪、辅助精细训练等;对于旁中心注视者,可先采用后像、海丁格刷、红色滤光片转变注视性质,待转为中心注视后,再按中心注视性弱视治疗。

弱视治疗的年龄非常关键,越早接受治疗,弱视患者将获得越好的疗效。目前越来越多的观点认为大龄青少年及成人视皮质均存在可塑性,因此强调积极治疗大龄弱视,不必拘泥于 12 岁的年龄限制。

第十三章 视网膜病的激光治疗

激光在眼科中的应用历史已经超过 50 年的时间,应用范围覆盖了从检查到治疗的所有环节,是应用最为广泛的手段之一。

除了青光眼、白内障、泪道疾病、屈光矫正和眼眶及整形等学科的治疗外,眼科治疗类激光,最主要的应用仍然集中在眼底疾病,包括视网膜变性/裂孔、局限性视网膜脱离、视网膜血管性疾病、糖尿病视网膜病变、黄斑水肿、中浆、脉络膜下新生血管(CNV)类疾病、Coats 病、视网膜及脉络膜肿瘤、视盘小凹等。近年来随着 YAG 激光器的技术改进,使得激光清除玻璃体混浊物和激光玻璃体切开也成为新的治疗选择。

生物组织在吸收激光后会产生一系列生物效应。其中,热效应是最早被用于眼科治疗的,在眼底病治疗中应用最多。利用电离效应的激光是一种高能巨脉冲激光,组织吸收能量后发生裂解,从而达到切割或汽化的目的,如虹膜激光、晶体囊膜切开及玻璃体消融。现在的全飞秒激光近视手术,以及飞秒激光辅助的白内障手术,也是利用短脉冲的红外光,产生精密的组织切割效应。长波长激光的化学效应,在眼科中主要应用在光动力学治疗(PDT),而短波长激光的化学效应主要应用在准分子激光。作为产生生物刺激效应的"弱激光",氦氖激光常被用于手术后,促进组织愈合。

第一节 YAG 激光玻璃体消融术

一、激光漂浮物清除术

对于玻璃体条索/混浊物的处理,过去大多数医师选择"什么也不做,安抚患者使之尝试适应它",或者选择玻璃体手术治疗。但由于玻璃体手术存在很高的风险,因此在实际临床中极少选择这种方式。随着 YAG 激光玻璃体消融术的开展,越来越多的患者,可以通过这种低风险高收益的激光治疗,获得功能性视力的改善,免受"飞蚊症"的困扰。

1.设备要求   并不是所有 YAG 激光器的设计都适用于玻璃体治疗。玻璃体消融术所使用的激光器,需要具备可以观察和治疗玻璃体中后段的照明设计和能量爆破设计。同时,还需要配合特殊设计的镜头来满足治疗要求。

2.患者选择

(1)适宜接受治疗的患者:①与玻璃体后脱离(PVD)相关的 Weiss 环或纤维状玻璃体混浊物;②混浊物远离晶状体和视网膜;③病情与活动性视网膜疾病无关;④病情与活动性炎症无关;⑤病情出现 2~3 个月;⑥周边没有出现闪光。

(2)不适合接受治疗的患者:①扩散性、云雾状、因脱水而收缩类型的玻璃体条索/混浊。尽管这种类型的症状是可以治疗的,但是医师应只有在 YAG 激光器玻璃体消融术方面有足够经验时才能对患者做这种治疗;②近期频繁出现周边闪光;③多焦人工晶体眼;④青光眼病史;⑤玻璃体液化不明显的部分年轻患者。

3.治疗前准备

(1)治疗者准备:治疗前,必须要让患者正确了解这种治疗方法所能取得的效果,让患者对治疗有一个合理预期:①这种治疗方式的目标是患者视力"功能性提高",让患者摆脱玻璃体条索/混浊的困扰;②患者不能通过这种疗法 100%地清除玻璃体条索/混浊(玻璃体切割手术有时会取得这种效果);③有些玻璃体条索/混浊体可以被很轻易、很高效地治好;而有些玻璃体丝条 1 混浊体则无法治疗;④为了取得满意的手术效果,可能需要进行一次以上治疗,平均每次治疗的时间为 20~60 分钟。

(2)患者准备:①做充分的瞳孔放大检查,检查期间多注意观察视网膜和周边部位。建议使用托吡卡胺和去氧肾上腺素对瞳孔进行充分放大;②通过 2~3 次滴注表面麻醉,对患者进行表面麻醉,前后两次要间隔几分钟。

(3)激光器准备:①治疗用的光斑大小固定为 8μm,脉冲宽度固定为 4nm;②能够变化的参数仅为脉冲的能量值及在一次照射过程中所发射的脉冲次数(即 1 次、2 次、3 次)。

4.治疗步骤

(1)为减轻患者的紧张感,在开始治疗之前,可以告诉他们在治疗过程中将会听到类似快门的声音,这种声音是激光器系统在运转过程中所会发出的正常声音。

(2)将激光前置镜放到患者的角膜上。

(3)从单脉冲开始治疗。将脉冲的能量设定为激光击穿玻璃体混浊物所需要的最低能量值(图 13-1)。

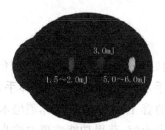

图 13-1 起始能量建议

(4)在增加每个脉冲的能量值之前,先在原有脉冲能量下增加发射次数到 2 次或 3 次。一开始都应先用低级别的能量,然后再逐渐加大能量级别,直到有适量汽化现象(爆破)出现并且击穿玻璃体。

(5)能够清晰地看见结构组织,并将激光焦点绝对准确地定位在病变结构当中至关重要。如果红色瞄准光束没能对准或者叠加在一起,则可能会意外照射到晶体或者视网膜。治疗过程中,必须要让聚焦点与眼内其他重要结构保持一个适当的距离。例如,要与晶状体保持 2~3mm 的距离,与视网膜保持 3~4mm 的距离。在开始治疗时,为了保证安全,要多预留一部分空间。

(6)如果瞄准光并不是明确地落在焦点处,一定不要进行发射。如果不能确定瞄准的是否是玻璃体条索/混浊体,可以缓慢回激光撤手柄,这样就可以将两束瞄准光束重新聚焦到一点上,往下进行治疗之前必须清楚地看到这两束瞄准光束。

(7)在对移动的玻璃体条索/混浊体进行发射时,始终要先等到混浊物到达指定位置,然后再继续往下进行治疗。

(8)当玻璃体中有多处条索/混浊体时,要先从前部玻璃体开始,然后由外往内进行治疗。这样一来,就可以先去除掉那些有可能会妨碍观察到后部玻璃体结构的玻璃体条索/混浊体,而且还要从上往下进行治疗,这是因为如果先治疗较靠下的条索/混浊体,则治疗所产生的气泡可能会妨碍你观察到较高位置处的条索/混浊体。

(9)建议每次治疗期间所照射的次数不超过500次。

(10)在用这种治疗方式进行治疗时,可以做到将爆破部位定位在待汽化结构的前面(前置偏移)或者后面(后置偏移)。当增大能量后,爆破部位和因爆破而形成的等离子体就会离医师更近。因此,通过偏移功能,医师可以更加准确地定位爆破部位。

(11)当对玻璃体后段更深处进行治疗时,色差会导致治疗光聚焦在瞄准光的后面。此时,使用前置偏移功能就可以将爆破部位定位在与瞄准光焦点相同的地方。当在视网膜附近的位置处进行治疗时,这项功能就会显得尤为重要。

(12)也可以利用操纵杆手动地对激光器进行离焦操作。

5.激光术后治疗

(1)通常,在治疗之后不需要口服药物。

(2)对于患者的活动没有任何限制。

(3)在做完手术之后的15~30分钟时间里,患者可能会在自己视野的靠下区域看到小的黑色斑点。这些斑点其实是分散在眼球顶层的一些微型气泡。这些气泡会很快分解消失。

(4)在瞳孔缩小到原来的正常水平之前,患者都不能对治疗的效果做出正确的评价。

(5)建议患者在激光术后半小时或第二天复查眼压和视力。

(6)首次治疗后几天患者病情就基本稳定了,可以再次进行治疗。

(7)在大多数情况下,患者眼前节不会发生感染。为减轻治疗带来的眼内骚动,可以滴几天非甾体抗炎药或低浓度皮质醇眼药水,如果出现眼压波动,可做降眼压对症治疗。

6.不良反应和并发症 总体来说,这项治疗的安全性是很高的,可能产生的不良反应和并发症主要有以下几种。

(1)无意间照射到视网膜,或者爆破的冲击波对视网膜或者视网膜下面的组织造成损伤,可能导致裂孔或出血。如果是发生在周边部位,一般不会造成严重影响。因此不要在靠近黄斑的部位进行治疗。

(2)关于视网膜脱离。尽管在知情同意书中需要提到这一点,但是在玻璃体消融术的治疗历史当中尚没有报道过视网膜脱离的病例。

(3)眼压升高的情况虽然极少出现,但是小梁网排液能力下降的情况还是可能存在的,并且是对前部玻璃体中的致密的混浊物进行治疗后,或者是较年老的患者更有可能会出现这种情况。对症进行降眼压治疗即可。

(4)外伤性白内障的发生,主要是由于激光聚焦偏离,击穿了后囊膜。如果后囊上有一个缺口,则可能会迅速出现一些症状,并且这种缺口可能会导致白内障手术更加复杂。因此治疗时准确聚焦非常重要。

(5)葡萄膜炎反应,多是由于玻璃体胶原变性,房水成分改变引起。一般反应较轻,点用非甾体抗炎药或低浓度皮质醇眼药即可。

二、激光玻璃体切开术

一些继发性轻度的玻璃体增生病变,以及 Valsalva 视网膜病变,在影响患者视力或者有进一步继发性损害的情况下,也可以使用 YAG 玻璃体激光进行对症治疗。治疗所需的设备与技术要求,与玻璃体漂浮物清除术一致(图 13-2、图 13-3)。

图 13-2

右眼 Valsalva 视网膜病变患者,左侧为术前眼底彩像,右侧为术后 1 天眼底彩像,视力由治疗前的 HM/3cm 恢复至 1.0

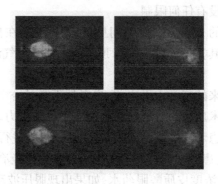

图 13-3

图片来自广州中山眼科中心金陈进教授。一位视网膜血管瘤的患者,瘤体表面和视盘之间的玻璃体出现明显增生收缩,形成了条索样混浊物,产生了明显的表面牵拉,通过玻璃体 YAG 激光对增生条索进行离断,使得牵拉得到松解

第二节 视网膜激光治疗

激光治疗视网膜疾病主要是利用激光对生物组织的热效应,使作用部位的视网膜组织发生病理变化,从而达到治疗疾病的目的。合理灵活应用波长和激光参数是确保有效光斑形成、达到治疗效果的保障。

一、眼底色素与激光波长

1.眼底色素对不同波长光的吸收　色素的分布、多少、对不同波长的吸收,都直接关系着激光疗效和不良反应,在激光治疗过程中必须时刻考虑。眼底吸收激光的物质主要为黑色素,其次是叶黄素和血红蛋白。

(1)黑色素:眼底含有黑色素的组织为视网膜色素上皮和脉络膜。400~700nm 的波长都能被黑色素吸收,其吸收率随着波长增加而缓慢下降。蓝、绿、黄、红光都能被色素上皮和脉络膜的黑色素吸收。

(2)叶黄素:是锥体细胞的感光色素,对波长在 400~500nm 的蓝光有较高的吸收率,其他绿、黄、红光均不被吸收。

(3)血红蛋白:波长在 400~600nm 的蓝绿光在血红蛋白中的吸收率高,而 600nm 以上波长的红光几乎不被血红蛋白吸收。

2.激光治疗波长的选择　根据不同色素对光的吸收特性,临床上需要激光治疗的眼底疾病,也因其发病部位和性质,需要有针对性地选择相应波长的激光治疗:①视网膜血管性疾病:主要有糖尿病视网膜病变、视网膜静脉阻塞、视网膜血管炎、视网膜裂孔等,因病灶中血红蛋白吸收激光能量后可以产生组织粘连效应而达到治疗目的,因此多选用绿光治疗;②黄斑疾病:黄斑部含有丰富的叶黄素,为避免吸收蓝光造成损伤,多选用黄光治疗,如无黄光,也可选择绿光;③出血性疾病:眼内屈光介质因积血而混浊,如少量玻璃体积血时,为减少因血红蛋白吸收激光能量而造成治疗效应减弱,可选用红光治疗;④脉络膜疾病:新生血管膜、血管瘤、黑色素瘤宜选择穿透性较强的红光或红外光治疗;⑤晶状体混浊程度较重时,也可选择穿透性较强的红光治疗。

二、激光参数的设置

激光参数中最为重要的三个方面,分别是光斑直径、曝光时间和激光能量。这三个因素是决定激光治疗成败的关键。

1.光斑大小　眼底不同部位的光凝使用的光斑大小不同。黄斑区的光凝斑直径一般设置在 50~100μm,中周边视网膜光斑直径可以设置在 200~500μm。光斑太小,能量密度过度集中,易造成玻璃膜穿孔。而光斑过大,其能量呈散焦型,沿视网膜色素上皮向周围扩散,无反应性增生,不形成瘢痕,不产生组织粘连,达不到治疗效果。

2.曝光时间　是指单个激光斑照射持续的时长。黄斑区一般照射 0.1 秒,黄斑区以外可照射 0.2~0.3 秒。曝光时间过短,可能会导致脉络膜出血。曝光时间过长,会加重视网膜灼伤程度。在多点扫描曝光模式下,由于单位面积的视网膜在短时间内被多个激光斑照射,因此需要缩短曝光时间,以免视网膜被过度灼伤。

3.激光能量　要根据光斑大小、曝光时间,以及病变部位和疾病种类选择。一般从小能量开始,逐渐上调。对于操作者来说,主要根据激光照射后视网膜上可见的组织反应来判断。

三、光斑反应分级

1.Ⅰ级光斑　视网膜上光凝斑呈浅灰色。组织学上,视网膜色素上皮水肿,感光细胞和脉络膜毛细血管轻度水肿。适用于治疗视网膜色素上皮病变,如中浆、黄斑囊样水肿。

2.Ⅱ级光斑　视网膜上光凝斑呈白色,其外绕以灰色环。组织学上,白色斑为感光细胞核坏死。灰色环为色素上皮受损表现。适用于治疗视网膜血管性病变,如视网膜静脉阻塞无灌注大于5PD、尚无新生血管形成、增生前期糖尿病视网膜病变。

3.Ⅲ级光斑　视网膜上光凝斑呈致密白色,其外绕以两个灰色环。组织学上,致密白色为内核层坏死,两个灰色环分别为外核层和色素上皮坏死。适用于治疗视网膜血管增生性病变,如糖尿病视网膜病变、视网膜静脉阻塞、视网膜血管炎等,以及封闭血管及裂孔。

4.Ⅳ级光斑　视网膜上光凝斑呈强白色,其外围为灰色环。组织学上,强白色中心为全层视网膜坏死,外围的灰白环为相邻视网膜感光细胞和色素上皮坏死区。适用于治疗视网膜和脉络膜的肿瘤。

四、视网膜激光治疗时的准备和注意事项

1.激光前准备

(1)术前检查:术前常规行眼前节及眼底检查,了解治疗眼屈光间质是否清晰;治疗区域视网膜下是否有积液或其他沉淀物(如脂类、胶质增生、积血等);病灶距黄斑中心凹的位置是否在500μm之外。视网膜血管性病变,宜有眼底血管荧光造影的定性和定位。视网膜裂孔或孔源性视网膜脱离相关视网膜病变,应检查病变位置、形态、数目及附近网膜情况,并以绘图或拍照方式记录。

(2)术前沟通:向患者做好术前解释,说明激光治疗的目的、所需时间、治疗次数及其间隔时间、激光治疗的风险,以及治疗过程中的配合等注意事项等,签署知情同意书。

(3)充分散瞳:术前1小时常规用复方托吡卡胺滴眼液点眼3~5次,充分散瞳。

(4)麻醉方式:术前常规用0.4%的盐酸奥布卡因滴眼液行表面麻醉1~2次。对于无法承受治疗疼痛或治疗过程中不自主的眼球运动者可考虑球后注射麻醉。

(5)设备准备:①常用的眼底激光机有532激光、多波长眼底激光和多点扫描激光。相较于传统单点曝光模式的激光,多点扫描激光具有治疗速度更快,损伤更小,疼痛感更轻等优点,可以为患者提供更轻松的治疗体验;②常用的眼底接触镜(表13-1)。

表13-1　常用的眼底接触镜及其应用

	Mainster	Mainster PRP 165	Goldmann 型三面镜
应用	后极部(反向)	全视野(反向)	后极部(正向)、周边部及前房角(反向)
眼底成像放大倍数	1	0.5	0.8
实际光斑放大倍数	1	1.9	1.08

2.激光治疗过程中的注意事项

(1)患者位置:调节坐位、裂隙灯升降台高度,使患者舒适。调节下颌托使患者外眦与托架旁黑色标记位于同一水平,用扣带将患者头部固定。

(2)眼底接触镜的放置:放置时在接触镜碟状凹陷内用0.2%卡波姆凝胶或氧氟沙星

眼膏充填。透光性好、黏滞度高的耦合剂,可以使治疗过程中接触镜与角膜间不易进气泡,便于更加清晰地观察眼底。

(3)激光防护:激光操作者在固定于裂隙灯内激光保护镜下进行激光光凝操作,不需要另外佩戴防护眼镜。激光室其他工作人员在距离激光设备 1m 范围内应佩戴防护眼镜。

(4)激光过程中应注意观察患者状况。患者如出现不适反应,可以减慢治疗速度或推迟治疗。治疗完毕后,取下接触镜,嘱患者休息 10~20 分钟,无不适感再离开。

(5)激光治疗后根据患者的病情确定随访时间。随访时详查眼底,观察激光斑反应,必要时复查眼底血管造影。如激光不足,可补充治疗。

五、术后常见并发症及处理

1.虹膜损伤 造成虹膜损伤的原因,主要是术前瞳孔未充分散大,激光伤及瞳孔缘,造成虹膜色素脱落或虹膜炎症,瞳孔变形。因此,在光凝治疗前应充分散瞳,治疗后可给予非甾体抗炎眼药水或激素眼药水点眼。

2.视网膜出血、血管闭塞 激光能量过量或直接光凝视网膜血管,容易引起血管闭塞及视网膜出血。治疗时应避免直接光凝视网膜血管。如需行光凝血管治疗时,以大于血管直径的光斑进行光凝。

3.视网膜裂孔 激光参数设置不当,小光斑,高能量,短曝光时间会产生爆破效应,导致激光性裂孔的形成。激光时应正确选用激光参数,避免过度光凝。

4.牵拉性视网膜脱离 玻璃体有少量积血,或者存在玻璃体纤维条索与玻璃体粘连时,光凝会引起玻璃体收缩,牵拉玻璃体纤维条索,引起牵拉性视网膜脱离。激光治疗时应避免直接光凝出血区和纤维增生膜。

5.脉络膜脱离 进行较大面积的视网膜光凝时,可引起明显的脉络膜渗出,出现房角变窄、前房变浅、睫状体和(或)脉络膜脱离。因此计划进行激光治疗时,应根据患者病情合理安排每次光凝的范围。

6.视野缺损 激光光凝时视网膜的感光细胞会受到破坏,大面积光凝时对视网膜的破坏可以引起视野缺损。应根据患者病情合理把握激光时机和激光治疗范围,避免过度治疗。

六、孔源性视网膜脱离相关视网膜病变

光凝治疗可加强视网膜神经上皮层与色素上皮层之间的黏合力,以防止回脱或阻止原已脱离的视网膜范围继续扩大。

1.适应证

(1)视网膜裂孔边缘或盖上存在有中度的玻璃体牵引者。

(2)裂孔附近有视网膜前膜形成或有玻璃体积血者。

(3)裂孔附近没有或仅有少量局限性视网膜下积液者。

(4)视网膜脱离手术复位后发现裂孔封闭不全者。

(5)准备接受准分子激光角膜切削术或准分子激光原位磨镶术,以及准备接受白内

障手术的孔源性视网膜脱离相关视网膜病变患者。

值得注意的是,对于眼底周边视网膜格子样变性并非一律都要马上预防性光凝,仔细检查、定期随访十分重要。

2.光凝方法

(1)环形包绕法:围绕裂孔及其周围病变区外做2~3排光凝点。

(2)堤坝式包绕法:对于病变区周边或伴有局限性视网膜下少量积液者,可光凝包绕病变区直到两端锯齿缘处。光斑大小为200~500μm;曝光时间为0.1~0.2秒;光斑强度为Ⅱ级或Ⅲ级光斑;光斑间隔为激光斑间隔接近融合,共2~3排。

七、中心性浆液性脉络膜视网膜病变

光凝可封闭Bruch膜或视网膜色素上皮的渗漏孔及脉络膜毛细血管破损处,缩短病程。

1.适应证 本病有一定的自愈性,对于初发的患者可先观察3个月。以下情况可考虑光凝治疗。

(1)药物治疗效果不明显,病程超过3个月者。

(2)反复发作引起视功能永久性下降者。

(3)眼底血管荧光造影显示病变部位有明显渗漏点,且位于黄斑中心凹以外者。

2.光凝方法 直接光凝渗漏点。光斑大小为100μm;曝光时间为0.1秒;光斑强度为1级光斑。

八、眼底血管性疾病

1.常用的光凝治疗模式

(1)全视网膜播撒光凝

1)治疗机制:①破坏视网膜缺血缺氧区,阻止视网膜血管新生血管产生;②改善了视网膜的营养,视网膜色素上皮细胞的外屏障功能遭到破坏,营养物质可直接由脉络膜进入视网膜;③减少了耗氧量高的视网膜光感受器,取代为耗氧量低的胶质组织,使残留的视网膜组织供氧得到改善,血液循环改善,渗漏减少。

2)适应证:增生期糖尿病视网膜病变、严重非增生期糖尿病视网膜病变、缺血性视网膜中央静脉阻塞合并视网膜新生血管或眼前段新生血管、严重或广泛的视网膜静脉周围炎、眼缺血综合征等。

3)光凝方法:①光凝范围:距视盘外1PD向外光凝,保留视盘与颞侧上、下血管弓之间的范围;②光凝顺序:先行视盘周及下方视网膜赤道部及远周边光凝,而后行鼻侧、颞侧、上方的赤道部及远周边光凝,传统激光分3~4次完,间隔1周。行多点扫描激光,可分2次完成,间隔可小于1周;③光斑大小:200~500μm;④曝光时间:0.1~0.2秒(多点扫描模式时0.02~0.03秒);⑤光斑强度:Ⅱ级或Ⅲ级光斑;⑥光斑间隔:两个光斑之间间隔1个光斑直径。

(2)区域播散光凝

1)治疗机制:同全视网膜播散光凝。

2）适应证:分支静脉阻塞合并视网膜新生血管、静脉周围炎等。

3）光凝方法:①光凝范围:光凝范围局限在血管阻塞区域或水肿区;②光斑大小、曝光时间、光斑强度、光斑间隔同全视网膜播散光凝。

(3)黄斑光凝

1）治疗机制:①封闭渗漏的血管或微血管瘤;②促使视网膜血管收缩,降低血流量,减轻血管渗漏程度;③促进视网膜毛细血管内皮细胞增生,促进血视网膜屏障功能的恢复;④对 RPE 的破坏,可促使视网膜内的液体经 RPE 向脉络膜排出。

2）适应证:RPE 病变引起的渗漏、脱离及各种原因引起的黄斑水肿。

3）光凝方法:①微血管瘤直接光凝:光凝黄斑区内距中心凹 750～3000μm 的微动脉瘤,有时候也包括视网膜内微血管异常;光斑大小为 100μm;曝光时间为 0.1 秒;光斑强度为直至微动脉瘤颜色变灰白;②局部播散光凝:局部黄斑水肿可采用水肿区播散光凝;光斑大小为 100μm;曝光时间为 0.1 秒(多点扫描模式时 0.01～0.02 秒);光斑强度为Ⅰ～Ⅱ级光斑;③格栅光凝:距中心凹半径 750μm 做一范围 1500μm 的环形标志,然后从里向外进行光凝,避免伤及中心凹,直达上下血管弓,适用于弥漫性黄斑水肿;光斑大小为 100μm;曝光时间为 0.1 秒(多点扫描模式时 0.01～0.02 秒);光斑强度为Ⅰ级光斑。

2.眼底血管性疾病的激光治疗

(1)糖尿病视网膜病变:是主要的致盲病变之一,及时正确的激光治疗可以改善视网膜缺血缺氧状态,促使新生血管萎缩,有效地控制病情的发展,保护患者的视力。①非增生性糖尿病视网膜病变:重度增生前期的糖尿病视网膜病变,眼底血管荧光造影显示毛细血管无灌注区大于 5PD 者可行全视网膜播撒光凝。对于视力较好,眼底血管荧光造影显示毛细血管无灌注区局限于赤道部以内者可行病变区域播散性光凝;②增生性糖尿病视网膜病变:激光治疗的最好时机是在出现玻璃体积血及视盘新生血管之前完成全视网膜播撒光凝;③糖尿病黄斑水肿:一旦出现显著性黄斑水肿,视力降至 0.5 以下者,就应立即考虑激光治疗。

临床意义的黄斑水肿定义:①硬性渗出在黄斑中心凹 500μm 内,并伴有邻近视网膜增厚;②水肿位于黄斑中心凹 500μm 内;③视网膜增厚区达 1PD 并在距黄斑中心凹 1PD 范围内。对于经药物治疗后仍然顽固存在的黄斑水肿,可行黄斑光凝治疗。

(2)视网膜静脉阻塞(缺血型):激光治疗视网膜静脉阻塞主要目的在于使病变视网膜得到脉络膜的营养,减少视网膜的需氧量,预防新生血管的产生,从而阻止反复出血及新生血管性青光眼的发生。①视网膜中央静脉阻塞:前后节新生血管形成或眼底血管荧光造影显示广泛视网膜缺血者,行全视网膜播撒光凝;②视网膜分支静脉阻塞:眼底血管荧光造影显示缺血区大于 5PD 及发生视网膜新生血管者,行病变区域播散性光凝;③静脉阻塞并发黄斑水肿:持续黄斑水肿,导致患者视力≤0.5 者,可行黄斑光凝治疗。光凝时机和方法与糖尿病黄斑水肿治疗相同。

(3)Coats 病:是一组以视网膜毛细血管和微血管异常扩张为特征,常伴有视网膜内或视网膜下脂质渗出,甚至发生渗出性视网膜脱离的外层渗出性视网膜病变。激光治疗可破坏异常的视网膜毛细血管和微血管扩张区,促使异常血管封闭、萎缩,减少渗漏。

光凝方法:行播散性光凝,光凝整个异常血管区,包括毛细血管无灌注区及少许正常视网膜。对于粗大如瘤样扩张的异常血管,可直接光凝异常血管。避免光凝过强造成渗出反应。

(4)视网膜血管炎、低灌注性视网膜血管闭塞等引起的周边视网膜无灌注区:这类疾病在积极寻找病因,针对病因治疗的同时,若眼底血管荧光造影显示出现毛细血管无灌注区或新生血管形成,应及早进行激光治疗。

光凝方法:行病变区域播散性光凝;若有新生血管,应尽早行全视网膜播撒光凝。

(5)视网膜大动脉瘤:对于合并玻璃体积血的大动脉瘤患者可先观察数月,当血管瘤颜色呈黄白色,眼底血管荧光造影不再显示瘤体渗漏可不必治疗。对有反复出血及影响黄斑的渗出性大动脉瘤应进行激光治疗。激光治疗可以促使瘤体回缩,促进渗出吸收,有利于视力恢复。

光凝方法:直接光凝血管瘤或光凝包绕血管瘤,一般一次光凝即可见效,少数病例需重复治疗。光斑大小为 $100 \sim 300 \mu m$;曝光时间为 $0.1 \sim 0.2$ 秒;光斑强度为 Ⅲ 级光斑。

(6)视网膜血管瘤:视网膜血管瘤是在先天性血管畸形基础上,进一步发展的视网膜血管瘤病。本病初期毛细血管高度扩张及微小球状血管瘤,多发生在眼底周边部视网膜。随着病情的发展,血管瘤扩张呈球状,常有两条粗大的动静脉血管贯通,后期血管瘤附近出现渗出、出血,继发视网膜脱离和青光眼。本病应采取早期诊断,早期治疗的原则。激光治疗可以促使瘤体萎缩,减少并发症的发生。

光凝方法:分三步,第一步在血管瘤周围做包绕光凝;第二步激光直接照射瘤体的供养血管,促使供应瘤体营养的血管萎缩;第三步激光照射血管瘤体表面,由边缘向中心照射。光凝可在 $2 \sim 4$ 周重复,直到瘤体逐渐缩小至全部封闭。光斑大小为 $200 \sim 500 \mu m$(为避免出血宜用大光斑);曝光时间为 $0.2 \sim 0.5$ 秒;光斑强度为肿瘤被照射后变为淡灰色或白色。

第三节　光动力疗法

光动力疗法(photodynamic therapy,PDT)是一种激光诱导的光化学反应。PDT 的原理是在光敏剂 Verteporfin 的参与下,应用波长相匹配的激光在靶组织内激活光敏剂,释放单态氧,刺激产生过氧化物、羟基和自由基,产生光化学反应,达到治疗病变的目的。PDT 具有微侵袭性及非产热的特点,选择性作用于发生增生性病理变化的脉络膜血管,引起局部病变组织破坏,但对周围正常组织没有影响。自 20 世纪 90 年代以来,PDT 作为治疗脉络膜血管性疾病,以及与脉络膜血管异常相关的眼科疾病的重要手段,其良好的疗效和不良反应轻等优点,得到了眼科医师的一致认可。

一、适应证

1.脉络膜新生血管性疾病　各种类型脉络膜新生血管,包括年龄相关性黄斑变性(AMD)、病理性近视(PM)、息肉状脉络膜血管病变(PCV)、特发性脉络膜新生血管、可疑眼组织胞质菌病综合征(OHS)等,均适合接受 PDT 治疗。

2.中心性浆液性脉络膜视网膜病变,建议 Verteporfin 的剂量减半使用。

3.脉络膜血管瘤建议延长激光照射时间。

二、禁忌证

卟啉症患者,严重肝损害患者及已知对 Verteporfin 制剂中任何成分过敏者。

三、治疗步骤

1.在输液前 30 分钟至 2 小时将患者的瞳孔放大。

2.将输液泵的输液速率设置在 3mL/min(180mL/h)。

3.Verteporfin 的用量根据患者的体表面积按 $6mg/m^2$ 计算(表 13-2),溶解于 5% 葡萄糖溶液中,配成 30mL 溶液(表 13-3、图 13-4),输液时间 10 分钟。

表 13-2　体表面积的计算

检查步骤	计算
测量体重(Wt)	Wt:___kg
测量身高(Ht)	Ht:___m
用所提供的列线图计算体表面积(BSA),或体重(kg)×身高(m)的积的平方根,除以 6	BSA:___m^2
用体表面积乘以 $6mg/m^2$ 得出患者所需之总剂量(D)	D=BSA×$6mg/m^2$=___mg
用总剂量除以 2 得出应取的被溶解 Visudyne 的体积(Vr)	Vr=D/2=___mL
计算出所需 5% 葡萄糖(5% 右旋糖酐)体积(VD5W)	VD5W=30mL-Vr___=___mL

表 13-3　Verteporfin 输液配制标准规程

步骤	操作
1	将针头接上一个 10mL 的注射器
2	将盖打开,用乙醇棉球将 Verteporfin 瓶盖消毒
3	抽取 7mL 的无菌注射用水入 10mL 注射器
4	将 7mL 的无菌注射用水注入 Verteporfin 药瓶,轻轻摇匀,直到 Verteporfin 完全溶解。千万不要使用含盐溶液溶解药物
5	取 30mL 的注射器,抽出所需的 5% 葡萄糖(右旋糖酐)作为稀释用
6	将上述注射器拉到 30mL 的刻度
7	用 30mL 注射器抽取已计算好的患者所要的已溶解 Verteporfin 的体积
8	去掉 30mL 注射器的针头,将已溶解的 Verteporfin 注入 30mL 注射器里,配成 30mL 溶液
9	将充满 5% 葡萄糖的 10mL 注射器连接延长管,1.2μm 滤过器及大针头,推动注射器使 5% 葡萄糖充盈至滤过器,以确保管道连接通畅
10	将 30mL 注射器接到延长管上

(续表)

步骤	操作
11	推动 30mL 注射器,使药物充盈至滤过器
12	两个 10mL 注射器各抽取 5%葡萄糖(右旋糖酐)备用

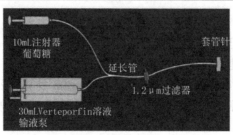

图 13-4　输液套装的安装

4.激光治疗前 2~5 分钟进行眼部局部麻醉。

5.开始输液后第 15 分钟,应用波长 689nm 的半导体激光,功率 600mW/cm^2,强度 50J/cm^2,进行照射。

6.照射面积为测量的活动性病灶最大径线距离加 1000μm,以保证治疗光斑可以完全覆盖病变区和允许患者眼球的轻微转动,同时治疗光斑应距视盘边缘至少 200μm。

7.照射时间 83 秒。

四、注意事项

1.治疗当天患者需穿戴长袖衣裤和袜子,携带宽檐帽、太阳镜、口罩及手套等物品到医院。

2.输液时必须预防渗出。渗出会导致注射部位的疼痛、水肿、皮肤变色等光敏反应,在输液过程中必须仔细观察,如果确认或怀疑有渗出,必须停止输液。

3.一旦出现渗漏,需要立即进行以下处理

(1)停止注射:①如果已注入一半以上的剂量,则继续进行激光治疗;②如果注入少于一半的剂量,则尽快选更好的静脉继续注射,并在第二次输液时进行激光治疗;③如果找不到更好的静脉,请患者在 1 周后再来重新输液和治疗。

(2)立刻冷或冰敷至少 24 小时。一旦皮肤变色,要至少避光 5 天,或者等皮肤的颜色恢复后皮肤科或烧伤科医师在需要时要及时提供咨询服务。

五、激光术后护理

1.治疗后严格避光 48 小时,5 天内应注意避免强光照射,不要一直待在暗室里,适当暴露于室内光将有助于灭活皮肤内的光敏剂。

2.治疗后至少每 3 个月随访一次,以确定是否需要再次治疗。

第十四章　玻璃体手术

自从 20 世纪 70 年代早期 Machemer 开始应用经睫状体平坦部的玻璃体切割术以来，玻璃体视网膜手术领域取得了飞速的发展。1974 年，直径 0.9mm 的 20G 玻璃体切割仪被发明，这个系统沿用至今，也成为目前最主流的玻璃体手术，但现代的 19G 和 20G 的玻璃体切割系统不能实现切口自闭，一旦完成了玻璃体手术，需要用缝线关闭三个巩膜切口，结膜也要缝合。近年来，微创外科学取得了长足的发展，在眼科领域一个新的概念也应运而生，即微创玻璃体视网膜手术，在本章中也有介绍。

第一节　玻璃体手术的相关器械

一、玻璃体切割机

1.玻璃体切割头　玻璃体切割头（简称切割头）在切割形式上可分两种类型，即往复式和旋转式；在驱动能量上分电动式和气动式。现市售大多数切割头为一次性气动式往复式的切割形式。无论哪种形式的切割头均遵循以下的工作原理：将组织吸入切割孔，然后利用一个运动的和一个非运动的刀口边缘之间的切削动作将组织切断。

2.负压吸引系统　在玻璃体视网膜手术系统中，与切割头处于同等重要位置的就是负压吸引系统。在切割头上经过切割孔的地方，必须要有一个负压才可将眼内物质移出。通常情况，最低的产生有效玻璃体切除的吸引压力可以减少玻璃体视网膜的牵引。切割速度、负压和液流速度的关系可以灵巧地应用来取得最好的切割效能。

3.灌注及眼压控制系统　在玻璃体视网膜手术中，眼压是靠进出眼球的灌注和抽吸的液流来维持的。眼内灌注维持眼压的方法经历了几个演变阶段：重力灌注、加压灌注、泄压式气体加压灌注。但由于要求降低手术成本，重力灌注仍是目前国内的主流。

4.晶状体粉碎和乳化系统　比例式粉碎模式用来解决与脱位晶状体核相关的问题。手术时进入超声粉碎模式后，选取比例式粉碎模式，踩下脚踏后，负压比例式线性上升，一直到踩下一半时负压达到最大预设值，此时维持负压，启动比例式超声粉碎能量，完全踩下时，超声能量达到最大预设值。此模式从根本上消除了巩膜灼伤的最初原因：无足够负压而导致针头阻塞-产热-灼伤。

5.硅油自动注吸系统　现代玻璃体切除手术中，自动化的硅油注吸系统除了能够快速、安全地注射和抽吸硅油、重水外，还可应用于对眼内膜的操作——水力分层，从而可将液体射入膜下，进行钝性分离。

二、眼内照明及观察系统

现代玻璃体视网膜手术需要更好的照明系统，以帮助于术医师看清眼内最精细的结构。所以，良好的照明系统是一台出色的玻璃体切割机的必备。而光导纤维的光源、内眼照明的探头是其中的关键设备。

1.光源　可见光源有五种潜在的对眼睛的危害,包括紫外线对角膜和晶状体的光化学损害、蓝光对视网膜的光化学损害、近红外光辐射对晶状体造成热损伤、视网膜热损害和角膜热损害。

大量研究证实卤素灯泡作为光源提供的照明含紫外光、紫光、蓝光成分很低,降低了视网膜毒性;同时更加匹配视网膜或眼底的最充足的反光性。当今最新的照明配备提供双路电源输出,便于双手操作,并同时提供背景照明和局部照明。此外,还可提供可更换的滤光片,滤除卤素光源光谱中可见光的有毒波长。

近年来随着微创玻璃体手术(23G、25G)的发展,对后节照明系统提出了更高的要求。由于手术切口减小而造成的50%~70%照明亮度降低是当前小切口手术所面临的问题,小口径光纤在常规照明系统下仅能提供3~5流明的亮度,因此急需亮度更高的照明系统。通过观察广角照明光纤和照明器械,氙光源亮度是卤素光源的5~6倍,且具备滤波功能可有效降低短波长潜在的毒性,因此氙光源更适宜微创玻璃体手术的应用。

2.光导纤维　目前已有很多带光纤的多功能显微手术器械可以选择。如带照明的可塑性的挑膜钩、带灌注的光纤。其使用注意事项如下。

(1)在保证充足的照明条件下,适当减低光源的功率和照明强度。

(2)在手术的非关键时刻,尽量避免在同一部位长时间的局部照明。

(3)根据设备光源的特点,安装相应的滤光片。在更换灯泡时,须待冷却后取下,防止高温烫伤。

3.悬浮式角膜接触镜　由8个镜子和一个固定金属环组成。

(1)Landers接触镜固定环:用于固定接触镜。环外有两个突起,有2~3对沟槽,缝线于此处将该环固定于角膜缘。将液体或黏弹剂注入环内,放置接触镜。术中如有血液或空气进入,可移开接触镜,冲洗后,同上重新放置。

(2)Machemer平镜:表面平坦,用于观察玻璃体深部和后极部视网膜。

(3)Machemer放大镜:表面微凸,用于观察后部玻璃体和视网膜的细微结构,精细操作时选用此镜。

(4)Landers双凹镜:屈光度-93D,有晶状体眼的气液交换时使用。

(5)Peyman广角镜:表面微凹,观察范围60°。用于全局观察眼底或无晶状体眼气液交换时。

(6)Tolentino20△棱镜:又称小斜镜,屈光力20△。用于观察赤道部附近区域的视网膜和玻璃体,使用时基底朝向所需观察的眼底方位。

(7)Tolentino30△棱镜:又称中斜镜,屈光力30△。用于观察赤道前附近区域的视网膜和玻璃体,使用时基底朝向所需观察的眼底方位。

(8)Tolentino50△棱镜:又称大斜镜,屈光力50△。用于观察远周边区域的视网膜和玻璃体,使用时基底朝向所需观察的眼底方位,同时助手协助压迫巩膜。

(9)Woldoff双凹棱镜:斜凹面,用于玻璃体腔充满气体时观察周边视网膜及视网膜裂孔放液或周边视网膜光凝。

悬浮式角膜接触镜优点:镜片稳定,不需助手持镜配合,并可根据本中需要更换镜片。适用于病情复杂手术时间较长的病例。

缺点:视野小,特别是斜面镜观察对象易变形,远周边玻璃体切除需助手压迫周边巩膜,镜片与角膜表面接触不好,视野不清易导致医源性损伤。

4.全检影镜 配合 Oculus 或 Volk 的 Reinverting Operating Len 系统反转镜,全检影镜的应用开创了玻璃体腔全景观察的现代玻璃体手术概念。它们可以提供给手术医师正像、全景、广角的玻璃体腔和视网膜图像,将玻璃体视网膜的组织关系更好地提供给医师。

现在市场上广角镜有很多种。其中,以 Schlaegel Rodenstock 和 Stanley Chang 的全检影镜为佳。68°的全检影镜适合观察黄斑、血管弓及其周围组织。130°的全检影镜适合观察玻璃体腔全景。使用时,如另一助手手持镜稍加倾斜,则会获得更大的视野范围(可观察到包括 360°锯齿缘在内的全部视网膜),可以无须压迫巩膜就很好地处理基底部玻璃体和远周边的视网膜。

全检影镜的缺点在于助手手持时如手术时间长易疲劳。现已有无须手持的全检影镜支架问世。

第二节 玻璃体充填物

理想的玻璃体填充物,第一应具有光学透明性,且屈光指数与玻璃体接近,以利于眼内情况的观察,并可以方便地进行眼内光凝,无界面光学变形影响,同时有利于术后视力的提高。第二,pH 接近眼内环境,且化学性质稳定无眼组织毒害作用。第三,应具有适度的黏度、表面张力和适度的比重等流体力学特性。第四,应避免膨胀作用,防止急性高眼压的发生。

一、眼内灌注液

玻璃体切除手术中使用灌注液替代手术中被切除的玻璃体,维持眼球形状和眼压。灌注液的渗透浓度和 pH 是影响眼组织功能的重要因素。正常角膜内皮耐受的渗透浓度 $200 \sim 500 mmol/L$。角膜内皮最适宜的 pH 为 $6.9 \sim 7.5$。下面介绍两种灌注液配比。

1.北京同仁眼科中心配制眼内灌注液 此配方灌注液应用多年,价格低廉,易于配制,适宜于绝大部分玻璃体视网膜手术患者,对维持术中角膜清亮及减轻术后炎症反应有明显效果(表 14-1)。

表 14-1 眼内灌注液成分

成分	体积
复方氯化钠注射液	500mL
副肾上腺素	0.5mL
地塞米松	0.2mL(0.2mg)

215

(续表)

成分	体积
50%葡萄糖液	1mL
5%碳酸氢钠	10mL

2.必施佳眼内冲洗灌注液　市售必施佳眼内冲洗灌注液是一种无菌眼内冲洗灌注液,适用于各种眼内手术。此灌注液不含防腐剂,需在手术需要使用之前才进行配制。

第Ⅰ部分为480mL无菌溶液装于500mL单剂量瓶中,第Ⅱ部分浓缩液直接加入其中。配制后每毫升含氯化钠7.14mg、氯化钾0.38mg、二水合氯化钙0.154mg、二水合氯化镁0.2mg、磷酸二氢钠0.42mg、磷酸氢钠2.1mg、葡萄糖0.92mg、二硫谷胱甘肽0.184mg、盐酸和(或)氢氧化钠(用于调节pH)。

二、气体填充物及其特性

1.气体填充物的作用

(1)利用气体表面张力和向上浮力机械性顶压裂孔(其浮力为硅油的10倍),使裂孔关闭,展平视网膜,阻止液体进入视网膜下,利于色素上皮泵功能的恢复。

(2)恢复眼容积,维持眼压。

(3)帮助术中止血、眼内光凝和眼内放液。

2.基本适应证及禁忌证

(1)适应证:①视网膜冷冻、放液、环扎、外加压术后须补充眼内容积维持眼压者;②玻璃体切除手术中及术后维持眼内容积并顶压裂孔;③无玻璃体牵引及增生性视网膜病变的黄斑裂孔视网膜脱离;④预期的外加压手术未能查到视网膜裂孔而进行诊断性气泡技术查找裂孔。

(2)禁忌证:①严重增生性玻璃体视网膜病变(如C3、D级);②明显玻璃体牵拉的病变;③严重青光眼患者;④下方裂孔引起的下方视网膜脱离;⑤年幼或智力低下(不能配合手术)者;⑥罹患严重关节炎、心肺疾病而不能活动者;⑦近期将乘坐飞机或到高海拔1200m以上处者;⑧因各种原因不能配合体位者。

3.常用气体填充物

(1)空气:半衰期2天,眼内注射2mL空气,5~7天完全吸收。适用于术毕眼压过低,用来升高眼压或暂时性推压裂孔,展平视网膜。不宜用于并发增生性玻璃体视网膜病变(PVR)的病例。

(2)长效气体

1)长效气体的种类:目前,长效气体有六氟化硫(SF_6,和全氟化碳系列产品,以全氟丙烷(C_3F_8)、全氟乙烷(C_2F_6)最为常用。其中C_3F_8适于顶压8点至4点方位的裂孔,而SF_6在黄斑裂孔中较为常用。

2)长效气体的物理特性(表14-2)。

表 14-2　几种长效气体的物理特性

	空气	SF$_6$	CF$_4$	C$_2$F$_6$	C$_3$F$_8$	C$_4$F$_{10}$
相对分子质量	29	146	88	138	188	238
体积分数(%)	–	99.9	99.9	99.9	99.7	99.7
半衰期(天)	2	5~6	6	6	10	20
膨胀倍数	–	2.0~2.5	1.9	3.3	4	5
达最大膨胀体积的时间(天)	–	2	1	3	3	2
1mL眼内存留时间(天)	5~7	10~14	15~18	30~35	55~65	90
不膨胀时的百分比(%)	–	20	–	16	12	–

　　3)动力学分期和注意事项:气泡与组织内气体分压决定氮和长效气体的交换速度。气体交换分:膨胀期-过渡期-吸收期,气体通过进入脉络膜循环和溶解于房水吸收。应注意的是:①全身麻醉氧化亚氮的水溶性为氮的 34 倍,可致长效气体过度膨胀,眼压迅速升高,甚至视网膜中央动脉阻塞因此,特别注意,应在停用氧化亚氮 15 分钟后方可注入长效气体;②眼内有长效气体者应避免空中旅行或到海拔高于 1200m 的地方。

　　4.眼内气体量估计　一般可以瞳区气体与液体界面水平判断眼内气体的量(图 14-1)。

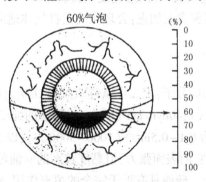

图 14-1　眼内气体量的判断

　　患者取坐位,向前平视,若气液界面在瞳孔中央,眼内气体占玻璃体腔 50%容积;若在 10 点至 2 点水平,气泡约占 25%容积;若在 8 点至 4 点水平气泡占 75%容积。依此类推。

　　5.术后体位　术后保持必要的头位或体位是手术成功的必要条件。注射结束后调整头位及体位,使裂孔在上方,保证气体上浮顶压裂孔。必要时可设法通过头位改变,使气体沿视网膜面滚动,帮助展平和顶压裂孔后缘翻卷的视网膜。每天保持必要的头位或体位 12~16 小时,睡觉时可侧卧,避免平卧,直至剩下小气泡。术后根据气泡吸收情况、裂孔位置及有效顶压面积等决定是否需要二次气液交换。

　　6.气体应用的并发症

　　(1)气体进入视网膜下

　　1)预防:①术中充分松解牵拉裂孔缘的前膜,裂孔附近残留牵拉病变者为应用气体

217

的禁忌证;②注气时针尖要锋利,进针后从瞳区见到针尖后方可注气。注射器需干燥,注气应快速,一次注入,避免出现多个小气泡;③气液交换时保持眼压稳定,防止过低。

2)处理:①气体进入脉络膜上腔,可见棕色球形隆起,需切开相应部位巩膜或刺穿脉络膜,放出气体。同时向玻璃体腔注入气体以压回隆起的视网膜及脉络膜;②手术后小气泡经裂孔进入视网膜下者,可改变体位使气体经裂孔逸出,回到玻璃体腔,无效时需行玻璃体切除、气液交换术。

(2)高眼压:长效气体注入眼内,眼压升高与所注射气体的百分比、注入量和气体种类有关(表14-2)。20%六氟化硫(SF_6)、12%全氟丙烷(C_3F_8)术后不膨胀。注入后6~8小时应测眼压、观察术眼有无光感。

(3)晶状体混浊:气泡过大或患者不能保持要求的体位,气泡与晶状体后囊接触过久,可致晶状体混浊,表现为后囊下羽毛状或窄泡状混浊。手术时可保留毗邻晶状体之后的前部玻璃体凝胶,手术后严格保持要求的头位,避免晶状体与气泡大面积接触。

(4)角膜内皮功能失代偿:无晶状体眼要求术后严格保持体位,切忌仰卧,防止气泡与角膜内皮接触,可避免此并发症发生。

(5)出现新的视网膜裂孔:合理正确选择气体适应证,手术中充分解除玻璃体牵拉,手术后患者保持安静及一定的头位,以避免发生新裂孔。

(6)增生性玻璃体视网膜病变加重:合理正确选择气体适应证,手术中充分解除玻璃体牵拉及剥离、切除膜。

三、硅油

1.理化性质　硅油的构成分子:聚二甲基硅氧烷(POMS),屈光指数1.404,比重0.97,表面张力$70dyn/cm^2$(对空气)、$40dyn/cm^2$(对水)。硅油的纯度和黏滞度影响到填充后的并发症。临床应用黏度应为$0.1~0.5m^2/S$(1000~5000CS),以5000CS为佳。硅油封闭裂孔不在于它的黏度,而在于它的表面张力,但黏度较高的硅油可以防止硅油异位的发生。

2.基本适应证与禁忌证　硅油具有近于完全的填充作用,所以下方裂孔、多发裂孔及广泛的视网膜切开时应选择硅油作为更可靠的眼内填充物。可提供清晰、透明的眼内介质,有利于术后补充眼底激光治疗。硅油较C_3F_8填充时间长,可以减少aPVR术后低眼压的发生率。同时硅油可起机械止血的作用,尤其是对于增生性糖尿病视网膜病变和行视网膜切开术的患者。但是持续的眼内填充,引起硅油周围界面再增生,并在某种意义上增加了增生活性。

(1)适应证:①并发增生性玻璃体视网膜病变C3、D级的视网膜脱离;②巨大裂孔性视网膜脱离;③后极部孔源性视网膜脱离;④牵拉性视网膜脱离。

(2)禁忌证:尚无明确禁忌证。

3.术后并发症

(1)白内障:与硅油在眼内存留时间长短有关。适时取出硅油,明显混浊者可行白内障手术。

(2)青光眼:对无晶状体眼做硅油填充应行6点位虹膜周切,防止硅油进入前房继发青光眼(图14-2)。早期发生的短暂高眼压与睫状体水肿、葡萄膜炎症有关,应用糖皮质激素、非甾体抗炎药及活动瞳孔后眼压可恢复正常。继发性青光眼药物治疗有效,少数需行抗青光眼手术。

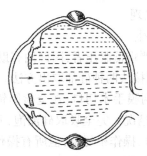

图14-2　无晶状体眼6点位虹膜周切房水循流

(3)硅油进入前房:无晶状体眼多发。检查6点周切口是否通畅,如为周切口阻滞,则YAG激光打通解除阻滞,保持俯卧体位,硅油常可复位。少数可行前房成形术注入黏弹剂,将硅油退入后房,同时保持俯卧体位。如排除周切口问题,虹膜缺如或硅油反复进入前房,且有角膜并发症发生,视网膜条件不宜取出硅油者,可放入虹膜隔晶状体阻挡硅油,保护角膜。

(4)角膜病变:在无晶状体眼和如果晶状体眼,硅油进入前房后与角膜内皮接触,阻断了角膜营养物质的运输,导致角膜内皮功能失代偿。表现为大疱性角膜病变(角膜内皮细胞数目减少)和角膜带状变性(角膜前弹力层碳酸钙沉积)。虹膜6点位的周切可减少硅油进入前房的概率,但仍不能完全避免严重者需行角膜移植手术。

(5)硅油乳化:硅油乳化指术后一段时间硅油形成粉尘状的小滴。可分为3期。

Ⅰ期:玻璃体腔视网膜表面细小泡状物。

Ⅱ期:前房内出现乳化小油滴,前房上方泡状物。

Ⅲ期:前房充满乳化硅油,继发性青光眼。

乳化的发生与硅油的纯度和黏滞度有关,纯度越高、黏滞度越高的硅油越不易乳化。注入硅油时应尽可能地将硅油充满玻璃体腔。一旦发生乳化,应取出硅油或更换高黏度的硅油。

(6)低眼压:硅油填充术后低眼压较继发性青光眼更常见。引起术后慢性低眼压的原因是视网膜前膜,尤其是前部增生性玻璃体视网膜病变造成的弥漫性收缩。目前尚无有效治疗办法。

四、硅油取出术

硅油在眼内起暂时的充填作用,如视网膜已良好黏附于视网膜,则硅油无继续存在的价值。目前硅油取出的时机尚无定论,一般视网膜平复维持3~6个月时可取出硅油。

1.基本适应证

(1)视网膜稳定复位,无明显的增生性玻璃体视网膜病变复发迹象,视功能好。注意:①年轻患者,视网膜病变稳定,手术后3个月可取出;②曾行全视网膜光凝的增生型

糖尿病视网膜病变者应尽早取出硅油(如手术后6~8周)以保持晶状体透明,稳定视力;
③无增生性玻璃体视网膜病变的巨大裂孔病例,视网膜复位后3~4周即可取出硅油;
④严重的增生性玻璃体视网膜病变、多次手术、视网膜切开者,取油时间应推迟;⑤年老
者,宁可延期取油,直至并发症出现。

(2)有严重的硅油并发症发生。

2.禁忌证　无明确禁忌证,严重低眼压者,因硅油有助于维持眼球外形,可长期保留。

3.手术方法　有直视法和间接法两种硅油取出方法。

(1)直视法:常规玻璃体视网膜手术切口,在全检影镜或斜面镜引导下,应用光导纤
维照明眼底,详细观察硅油泡的情况。完全吸取硅油泡,并行气液交换,直至乳化硅油交
换干净。此种方法虽有三个切口,操作稍复杂,但所有操作均在直视下进行,便于观察眼
底情况,并利于并发症出现时的操作。

(2)间接法:特别适用于无晶状体眼的硅油取出。仅需做两个切口,一为灌注口,二
为硅油取出口。硅油取出口可选择睫状体平坦部切口或清亮角膜缘切口。此种方法的
优点是切口少,操作少。缺点为非直视,需观察显微镜照明下硅油界面反光,判定硅油取
出情况。硅油完整取出后,气液交换不完全,需再次详查眼底视网膜情况。对术者经验
要求较高。

对于有晶状体眼若前房无硅油存在,也可采用睫状体平坦部切口,做颞下方或鼻下
方灌注,用18~19号针头进入玻璃体腔,于显微镜下观察硅油泡界面,负压抽吸硅油。若
前房存在乳化的硅油,可先做角膜缘切口取出前房硅油,以改善眼后段可见度,再从平坦
部取出玻璃体腔内的硅油。若前房存在一个油泡,说明晶状体悬韧带异常。可从平坦部
取出玻璃体腔内的硅油,再做角膜缘切口取出前房硅油。

4.手术技巧及心得体会

(1)开始取硅油时如遇灌注不畅时,往往是由于灌注口内有硅油珠。通常提高灌注,
加大吸引可解决。如仍灌注不畅,可自灌注三通处应用一注水针管冲洗,直至硅油从灌
注口移出。

(2)乳化硅油很难取尽,可做气液交换以置换出残留小油滴。气液交换时可能会遇
到眼球塌陷,眼压瞬间降低的情况。应注意间断点按笛针气孔,可避免眼压瞬时降低。
气液交换不必过于频繁多次,以免出现视网膜并发症。

(3)术毕应常规检查眼底,明确视网膜复位与否和有无大油泡残留。

(4)并发白内障、继发青光眼眼压失控者、角膜内皮失代偿者、眼底病变者需联合
手术。

5.并发症及其处理　视网膜脱离复发、眼球萎缩、驱逐性出血。

五、过氟化碳液体在眼内填充中的应用

1.全氟化碳液体的理化性质　全氟化碳液体俗称"重水",为无色无味的透明惰性液
体,比重大于水。全氟化碳液体的应用简化了手术操作,提高了手术成功率,促进了现代
玻璃体手术的进展。目前临床常用者如表14-3。

表 14-3　常用全氟化碳液体

全氟化碳液体	分子式	相对分子质量	比重	运动黏度 (m^2/S)	屈光指数	蒸气压力	表面张力 (dyn/cm^2)
全氟三丁烷胺	$C_{12}F_{37}N$	671	1.89	2.6	1.29	0.15	1.6
全氟辛烷	C_8F_{18}	438	1.76	0.8	1.27	6.65	1.4
全氟十萘	$C_{10}F_{18}$	462	1.94	2.7	1.31	1.80	1.6
全氟菲	$C_{14}F_{21}$	624	2.03	8.03	1.33	<0.13	1.8

2.基本适应证　①严重 PVR；②巨大裂孔；③PDR；④晶状体或人工晶状体脱位；⑤严重的外伤性视网膜脱离和(或)眼内异物；⑥大量的视网膜下出血；⑦脉络膜上腔出血；⑧眼内肿瘤局部切除术。

3.使用方法原则和注意事项　全氯化碳液体的使用方法在手术中是灵活多变的,更多时候它起到的是机械展开、稳定视网膜的作用,借此帮助打开视网膜漏斗、展平翻转的视网膜,并挤压出视网膜下液。具体应用后续各论均有介绍,在此仅强调应用方法的一般原则和注意点。

(1)注入之前一般先应做细致完整的玻璃体切割术。

(2)应用 20~23 号钝针头在视盘前注入全氟化碳液体有助于打开视网膜漏斗、避免不必要的损伤、减少发生牵拉性裂孔的机会。

(3)注入全氟化碳液体应缓慢、小心,注入针头要保持在已注入的液泡内,以免形成分散的鱼卵样小滴,影响观察眼底及排净。

(4)液体平面要保持在任一大裂孔之后,防止液体进入视网膜下。

(5)一般不在全氟化碳液体下做膜剥离,防止液体进入视网膜下。

4.并发症和处理

(1)术中全氟化碳液体进入视网膜下,可用笛针吸出。

(2)蛙卵样小滴形成。注入针头保持在已注入的液泡内可防止发生,如已形成,可用器械头轻击,使小滴破碎融入大液滴。

(3)手术后全氟化碳液体残留。残留大滴应取出,有晶状体眼自后路取出;无晶状体眼令患者俯卧位使之进入前房,坐位下经角膜下缘取出。小滴残留可观察。

第三节　玻璃体手术的基本适应证

一、玻璃体异常

1.出血性混浊　外伤者 2 周以后、其他原因所致者 3 个月以后吸收不满意,即可考虑手术。

2.炎性混浊　慢性葡萄膜炎,以清除炎症碎屑、清亮屈光间质、取标本做病原学检查并处理牵拉并发症。

3.代谢性混浊　如玻璃体淀粉样变性。

4.先天异常　先天性脉络膜缺损合并视网膜脱离、牵牛花综合征合并视网膜脱离、PHPV、先天性视网膜劈裂合并视网膜脱离等。

5.脱位的晶状体或人工晶状体　并发于白内障手术、继发于 Marfan 综合征、孤立性胱氨酸尿症、外伤或梅毒等。

6.眼内异物　眼球穿孔伤伴严重出血或视网膜脱离、眼内异物（尤其是非磁性异物）伴出血，或异物嵌顿于组织，或已包裹。

7.眼内寄生虫。

二、视网膜脱离

1.孔源性　合并玻璃体积血的视网膜脱离、合并增生性玻璃体视网膜病变（PVR）C2级以上或 D 级的视网膜脱离、后极部裂孔性视网膜脱离、巨大裂孔性视网膜脱离，以及不同位置的多发裂孔性视网膜脱离。

2.牵拉性　由眼外伤、视网膜血管病、眼内炎症等所致的玻璃体机化牵拉造成的视网膜脱离。常见的有糖尿病视网膜病变、视网膜分支或中央静脉阻塞、镰状红细胞性视网膜病、Eales 病及其他类型的血管炎性病变，伴或不伴视网膜脱离。

三、黄斑疾病

如特发性或继发性黄斑前膜、黄斑裂孔、玻璃体-黄斑牵拉、特发性黄斑裂孔、中心凹下脉络膜新生血管膜或黄斑前膜造成视力障碍者。

四、肿瘤

眼内肿瘤局部切除及眼内占位病变的诊断性玻璃体切割术，用于获取玻璃体标本做细胞学检查、培养等，如用于诊断肿瘤、眼内炎、葡萄膜炎或病毒感染等。

五、其他

如恶性青光眼的手术治疗。

第四节　玻璃体手术的操作技术

一、玻璃体手术的常规操作

(一)眼外操作

1.麻醉　玻璃体手术一般采用局部麻醉,球后注射结合上、下眼睑局部注射,通常使用2%利多卡因加等量 0.75%丁哌卡因 3～5mL。12 岁以下儿童可采用全身麻醉,精神紧张患者可采用局部麻醉联合地西泮镇痛,有心血管疾病患者联合应用心电监护。

2.开睑　可使用显微开睑器开睑。

3.球结膜切口　若需行巩膜环扎术,自角膜缘做 360°球结膜切口,牵引四条直肌;若不需行巩膜环扎术,则只在颞下、颞上、鼻上(拟行巩膜切口处)做局部结膜切口。再次手术者分离结膜时注意勿损伤或穿破巩膜。

4.预置巩膜环扎带 根据眼内病变的情况选用适当宽度的环扎带,常用 2.5mm 或 5mm 宽的环扎带。于 4 条直肌之间固定环扎带于赤道部和基底部之间,为缓解玻璃体基底部牵拉的环扎带,其固定缝线前臂应与直肌附着处同水平。环扎带暂不拉紧,待眼内手术操作完成之后再拉紧,保留适量周长。

5.电凝止血 用眼外电凝头轻度电凝拟行巩膜切口处的巩膜表层血管,以防切开时出血。

6.巩膜切口 理想的巩膜切口位置应该位于睫状体平坦部,在玻璃体基底部之前

(1)有晶状体眼:巩膜切口位于角膜缘后 3.5~4.0mm。

(2)无晶状体眼、拟行晶状体摘除眼或人工晶状体眼:巩膜切口位于角膜缘后 3.0mm。

(3)婴儿或有视网膜前移位的眼巩膜切口应更靠前。

(4)三个巩膜切口位置通常位于 9:30、2:30、3:30(左眼)或 8:30(右眼)。灌注口位于外直肌止端水平子午线下缘,切割口、导光口位于内、外直肌止端水平子午线上缘,两者夹角以大于 120° 为宜。

7.置灌注头

(1)用 6-0 可吸收缝线在拟做灌注口的周围预置褥式缝线,缝线平行于角膜缘,以切口为中心,两线相距约 1.5mm,深达 2/3 巩膜厚度,巩膜内潜行 1.5mm。

(2)用显微玻璃体视网膜刀(micro vitreoretinal blade,MVR 刀)做巩膜切口,其扁平部平行于角膜缘,有晶状体眼刀尖朝向眼球中心,无晶状体眼或人工晶状体眼刀尖可略向前。刀最宽部必须经过睫状体平坦部上皮组织,即刀尖进入眼内约 5mm。刀进入后在瞳孔区应可见其尖端,若有组织被顶起,则需重新穿刺。

(3)排空灌注管内的气泡(灌注管尾端经三通接灌注液),关闭灌注,退出 MVR 刀后,立即将灌注头插入眼内,灌注头斜面朝向瞳孔区,经瞳孔区检查确定灌注头位于玻璃体腔内后,用褥式缝线固定灌注头,打活结。若灌注头前端有组织被顶起,则应重新用 MVR 刀穿刺,重新放置灌注头。只有确认灌注头位于玻璃体腔内、表面无组织后才能打开灌注。

(4)拟保留晶状体时,可在灌注管内留一小气泡,以其标志晶状体后囊,以避免术中误伤晶状体。

(5)一般选用 4mm 长的灌注头。有脉络膜增厚、睫状体平坦部被致密血膜、炎症细胞或纤维组织覆盖,或有睫状体平坦部脱离、严重脉络膜脱离时,应选用 6mm 长的灌注头。婴幼儿选用 2.5mm 长的灌注头。

8.缝角膜接触镜支架 用 6-0 可吸收缝线在两侧(多选 3 点位与 9 点位)近角膜缘处各做一浅层巩膜缝线,平行于角膜缘缝合,分别结扎固定角膜接触镜支架的两臂,注意使角膜位于支架环的中央。

9.用 MVR 刀以相同方法做上方另两个巩膜切口。

(二)眼内操作

1.左手持光导纤维头、右手持切割头手柄垂直插入巩膜切口,确认两器械头在玻璃体

腔内,关闭显微镜照明或保留弱光。在有晶状体眼术者手腕位置应稍高,以使器械向后,以免伤及晶状体。

2.光导纤维照明 有两种方法。

(1)直接照明法:将光线投照在切割头开口部前方,直接照亮玻璃体,可减少眩光。在切除清亮的成形玻璃体时,应用直接照明法较好。

(2)间接照明法:将光线照向后极部视网膜,用反射光照明手术操作区域。术中注意切割头和光导纤维头必须始终保持在视野内,切割头必须在光导纤维引导直视下移动。

3.确认灌注开通后,开始进行玻璃体切除。一般将吸引设定为 13.3~20.0kPa(100~150mmHg),切割频率设置为 400~600 次/分或更高。越接近视网膜切割频率应越高、吸引越低。在脱离的视网膜前尤其是在活动度大的视网膜前切除玻璃体时,吸引压力应进一步减低。

4.先在中央部前玻璃体试切,若不能有效切除或吸引不足或停止吸引后不能放开组织,则需更换切割头或重新检查安装器械。

5.先切除中轴部的前玻璃体,然后向前、向后、向四周扩大。调整显微镜的 X、Y 轴,使器械头位于手术野的中央,根据手术位置深度的变化调整显微镜焦距的深度。

6.视网膜在位且可见时,将切割头刀口朝向玻璃体直接切除,可活动的玻璃体会自切割头后面包绕在切割头周围,卷入刀口;切除受牵拉的玻璃体或要切断玻璃体条索,切割头刀口须直接朝向欲切处。

7.根据眼内病变情况采取不同的切除顺序 无视网膜脱离时,通常由前向后切除中轴部玻璃体,再由后向前切除皮质部玻璃体,可适当保留基底部玻璃体。有视网膜脱离时,先切除前部中轴部玻璃体,再切除基底部玻璃体,最后切除后部玻璃体。

8.后部玻璃体切除

(1)根据玻璃体与视网膜之间不同的关系采取不同的处理方法:如果视网膜部分脱离,尽可能在未脱离的视网膜前先切开玻璃体后界膜,最好在玻璃体与视网膜已发生后脱离处,术前超声检查有助于选择切开部位。如果视网膜全脱离,最好在视网膜脱离较低处切开玻璃体后界膜;玻璃体无后脱离时,最好自视盘前切开后界膜。

(2)无玻璃体后脱离时,用切割头或带硅胶管的笛形针在视盘鼻侧边缘外、靠近视网膜进行吸引,观察无液体在吸引管中流动或轻摆笛形针时硅胶管反方向弯曲,则表明吸住了后皮质。加大吸力至 200~300mmHg,即可使后界膜与视网膜分离。继续更换部位吸引,将全部后界膜吸起。TA 标记可增加玻璃体可见度,方便手术操作。

(3)打开玻璃体后界膜后,立即停止切除和吸引。看清视网膜后,将切割头自后界膜切开处伸入膜后,将切割头刀口背向视网膜,用低压吸引,自玻璃体切开处向周边呈同心圆式逐渐扩大切割范围。

切开后界膜后,如果视网膜前有血液覆盖,可用带硅胶管的笛形针吸除血液,直至露出视网膜。

9.切除周边部玻璃体 在安全允许的情况下,应尽可能切除周边部玻璃体,露出周边部视网膜,以减少前部 PVR 的发生,提高手术的长期成功率。在视网膜脱离合并严重 PVR、特别是前部 PVR 时,应行完全的基底部玻璃体切除。

(1)为较彻底地切除周边部玻璃体,常需先行晶状体去除术。

(2)若要保留晶状体,在切除位于切割头对侧的远周边部玻璃体时,为避免切割头杆部伤及晶状体后囊,应双手交换器械,使切割头与要切除的周边部玻璃体位于同一侧。

(3)宜采用"刮脸法"切除周边部玻璃体,可选用高速切割头,将切割头紧贴视网膜表面,刀口倾斜,用低吸引、高频率,逐步切除玻璃体。一旦出现视网膜放吸或有被误切危险时,应立即停止切除,但不要将切割头移离视网膜,以免造成视网膜撕裂。

(4)巩膜压迫法:在切除周边部玻璃体时,常须用巩膜压迫法暴露周边部玻璃体。由助手用虹膜复位器或巩膜压迫器自巩膜外加压,以使术者能看到周边部视网膜,并接近周边部玻璃体。注意在压迫开始时,先明确眼内器械在压迫区的位置;压迫时,助手不要随意移动压迫位置,以免在压迫过程中器械误伤视网膜。

(5)在切除周边部玻璃体时使用接触或非接触的广角可视系统(全检影镜),可减少使用巩膜压迫法。

(三)结束手术

1.器械取出后立即在巩膜切口处插入巩膜塞,再通过灌注调整眼压至正常。

2.玻璃体嵌顿的处理 关闭灌注,取下一个巩膜塞,用切割头在低吸引状态下切除嵌顿的玻璃体。

3.关闭切口前检查眼底,巩膜压迫法检查周边部视网膜、玻璃体基底部及器械入口后方,检查玻璃体是否切除充分、有无并发症。

4.用 6-0 或 7-0 可吸收缝线"8"字或褥式缝合,关闭上方两个巩膜切口。行针深度应达 2/3 巩膜厚度,潜行距离不短于切口长度。眼内注入气体者,在切口处滴生理盐水,检查切口密闭情况。

5.预置巩膜环扎带者,结扎预置缝线,拉紧环扎带。

6.调整眼压至正常后,结扎预置缝线,拔出灌注头并关闭切口。

7.用 6-0 或 7-0 可吸收缝线关闭球结膜切。

二、特殊的眼内操作

(一)膜剥离与切除技术

无论是新生血管膜还是视网膜前膜,在手术中清晰地判断膜与视网膜的解剖关系,循力学方向加以松解切除是手术成功的关键。

1.视盘及黄斑新生血管膜的剥离切除

(1)由于玻璃体后界膜及后部玻璃体都已切除干净,新生血管已失去蔓延支架,故视盘新生血管膜的去除原则应为解除其与周围玻璃体的粘连,将之孤立,以后会逐渐萎缩。如视盘新生血管膜与视盘呈较细的蒂状粘连,则可应用视网膜镊拔除。如视盘新生血管膜血管粗大,颈部较宽并呈喇叭形向视网膜内延伸者,应先行眼内电凝。电凝距离应大于5mm,以免热量损伤视盘,导致视神经损伤。

（2）黄斑区新生血管膜应利用玻璃体剪游离纤维膜,并切除与之粘连的玻璃体。应用膜钩或垂直剪伸入膜与视网膜之间分离,完整分离后将其剪碎,应用切割头分别切除。注意勿撕破黄斑。

2.视网膜前膜的剥离切除　视网膜前膜外观上分为两种:一为薄纱样,半透明,无血管;一为厚片状膜,有一定硬度,上面有时会有粗大血管增生,附着于视网膜表而导致星状皱襞或条索样外观,视网膜往往僵硬。处理方法透如下。

（1）对于薄纱样视网膜前膜应注意调整光导纤维的角度,用膜钩或20号针头,于膜与视网膜的空隙处进针分离。如为片状膜,则分离开膜外围线状粘连,再行剥除、如为条索样膜,则从固定皱襞凹陷处开始,应用视网膜剪分段剪开,再行切除。

（2）厚片状膜的分离技术:应用膜钩于缝隙处探通,再应用垂直剪进入膜下,锐性或钝性分离膜与视网膜。或行放射状切开视网膜前膜,再行膜分离。对于瘢痕性增生膜,有时需用铲形膜剥离器才能将其游离。将膜分成小片然后逐个切除的蚕食术是分离片状厚膜的较好技术。

（二）视网膜下增生组织的切除方法

视网膜下增生组织的操作技术应是玻璃体视网膜整体操作中最难、精度要求最高的技术。处理视网膜下增生的原则:视网膜下增生尽量取出,如实在困难,则解除松解视网膜复位即可。

1.如视网膜下增生膜附近有视网膜裂孔,则可经原裂孔伸入玻璃体剪,剪断增生组织,并用膜镊将其取出。如无视网膜裂孔,则须于视网膜膜下增生组织附近易操作处先行水下电凝,然后切开视网膜,再进行上述操作。

2.树枝状增生,应将其主干切断,然后应用视网膜镊轻轻牵拉,将其取出。如无法取出,应仔细判断力学方向,在相应处（撑起视网膜最高处）做视网膜切口,切断分支,复位视网膜。

3.晾衣竿和餐巾环状视网膜下增生,如走行距离过远,可行两个视网膜切口。

（三）玻璃体增生条索的切除方法

对于较软的条索,可于边缘内直接进切割头切除:但玻璃体机化条索的增生组织往往粗大坚韧,有时切割头甚至不能切除。此时,应利用眼内剪和视网膜镊松解条索并取出。

1.准确判断条索牵引的力学方向,解除顺序:如向心方向的牵引和切线方向的牵引并存时,先松解向心性牵引导致的漏斗状视网膜脱离,然后再分离和松解切线方向牵引。

2.条索内如有新生血管者,先应用电凝烧灼,然后于薄弱处应用视网膜剪剪断,应用蚕食法切除。

（四）内排液技术

内排液技术实为气液交换的一种形式,利用笛针将视网膜下液自玻璃体腔内放出,从而使视网膜复位,此种技术适用于后极部裂孔所致的视网膜脱离。

1.笛针头放于裂孔边缘即止,避免过深插入损伤脉络膜血管造成大出血。

2.放液时可看到视网膜下液从裂孔涌出,常使裂孔增大。气体交换和放液速度要保持注吸平衡,交换速度不宜过快。

3.对局限性、牵引性视网膜脱离,无裂孔的后极部需内放液时,也可在后极部造孔(一般选择视盘鼻侧脱离视网膜处)。造孔前先行眼内电凝,以防视网膜出血。

(五)眼内视网膜凝固术

1.眼内电凝 术中电凝新生血管预防出血,视网膜切开前电凝或视网膜造孔,或视网膜裂孔边缘电凝。电凝时间不宜超过 0.2 秒,视网膜或新生血管变白即可,否则会引起视网膜过度损伤。电凝新生血管时应动作迅速、一次到位,以免屈光间质混浊无法看清出血点。

2.眼内冷凝 多用于后极部裂孔或多次手术瘢痕粘连,巩膜菲薄无法从巩膜外冷凝时。但术后反应大,现已少用。

3.眼内激光光凝 是玻璃体视网膜手术中处理视网膜裂孔和病变视网膜的重要措施。应注意光凝时将显微镜调至低倍,以免光凝时失真造成光斑间距过小。眼内光凝光斑为 500μm,后极部光凝应避开黄斑一定距离。瞄准光应保持清晰为合适,在水下光凝时能量较小,而气下光凝时由于界面的微爆破效应损耗能量,激光头应更靠近视网膜。

(六)视网膜切开技术

视网膜切开术的主要目的有二:一是为了完成视网膜下的操作,如取出视网膜下的增生组织、异物或清除视网膜下积血等。二是为了松解眼前段或其他部位无法分离的视网膜牵引,如视网膜嵌顿、视网膜皱缩纤维化、视网膜缩短或僵硬等。松解性视网膜切开应在彻底剥离视网膜前膜后,视网膜仍不能回位者才考虑视网膜切开。

1.基本适应证

(1)前部增生性玻璃体视网膜病变,基底部广泛的纤维组织增生,广泛的前牵导致视网膜漏斗状脱离,视网膜短缩,无法回位者。

(2)广泛的视网膜下增生,典型的环形增生、晾衣竿等改变,视网膜无法复位者。

(3)陈旧性或复发性视网膜脱离,视网膜星状固定皱襞无法打开者。

(4)眼球穿孔伤,葡萄膜和视网膜嵌顿于伤口,形成牵牛花样视网膜皱缩者。

(5)较多的陈旧凝固性积血可行视网膜切开术取出。

(6)巨大裂孔视网膜瓣纤维化、僵硬、孔缘翻卷皱缩,需行节段状孔缘切开,或视网膜切除才能使后瓣复位。

(7)嵌顿于后极部视网膜上或视网膜下非磁性或非金属异物,有包裹或牵引造成视网膜脱离者。

2.手术方法 视网膜切开有造孔性切开、线性切开和针对前部增生性玻璃体视网膜病变视网膜松解的 90°、180°或 360°切开。应根据增生膜牵引的方向决定切开的部位和方向。造孔时注意远离黄斑区,并选于鼻侧象限。

(1)完整切除玻璃体至基底部,同时解除所有的视网膜牵引及剥离视网膜前膜。

(2)确定视网膜切开范围,同时电凝拟切开处,然后应用视网膜剪等切开视网膜。对后极部视网膜造孔放液的视网膜切开或巨大裂孔边缘的切开,应用视网膜电凝针多点接触,并划开视网膜。视网膜纤维化僵硬、缩短不能复位者及星状皱襞不能打开者,需应用视网膜剪,根据短缩的方向及范围将视网膜剪开,注意切开范围要充分,并避开视网膜血管。

(3)完成视网膜下操作后,于切除后充分光凝 3~4 排,然后常规行眼内气体或硅油填充。

三、微创玻璃体手术

微创玻璃体手术,即采用更小规格的玻璃体切割系统、更为精细的手术器械、缩小手术切口免于缝合,达到侵入小、手术创伤小、恢复快的微创效果。近年来微创玻璃体手术应用越来越普及,据 2005 年美国玻璃体视网膜医师协会统计有 31% 的玻璃体手术采取了微创玻璃体手术。

目前的微创玻璃体手术是相对于传统的 20G 微创玻璃体手术而言,也称做免缝合的玻璃体手术,它通常包括 23G、25G 及 27G 微创玻璃体手术。25G 玻璃体手术的手术切口直径0.5mm;23G 微创玻璃体手术的手术切口直径 0.6mm;27G 微创玻璃体手术的手术切口直径 0.4mm。目前临床常用的为 23G 及 25G 微创玻璃体手术。

1.基本介绍

(1)25G 微创玻璃体切割系统是 2001 年由 Fujii 等设计的,其穿刺口大小为 0.5mm,套管是一种聚乙烯亚胺管,长 3.6mm,内径为 0.57mm,外径为 0.62mm。25G 灌注管是一根长0.5mm 的金属管。灌注管及手术器械通过套管进入眼球,不需要缝线固定。一般切除模式是负压 450~550mmHg,1500r/min 的切割速率。

(2)23G 微创玻璃体切割系统是 Eckardt 等介绍的,目前共有两代产品,Dorc 公司的第一代及 Alcon 公司的第二代。穿刺口大小为 0.6mm,套管长 4mm,其中内径为 0.65mm,外径为 0.75mm。一般切割模式最大负压为 500mmHg,切割速率为 1200r/min。

(3)27G 微创玻璃体手术的手术切口为 0.4mm,目前应用相对较少,Oshima 等报道认为 27G 微创玻璃体手术系统虽然在切割的动力学效率要略低于 25G 手术系统,但更加安全。笔者对 31 例行 27G 微创玻璃体手术的患者进行观察,术后无一例出现低眼压及其他并发症。

2.手术设备

(1)25G 微创玻璃体手术的器械系统包括微套管针、插入套管针、灌注套管、套管塞及塞镊。目前已设计一系列和 25G 标准相符合的手术器械,包括玻璃体切割头、照明、眼内显微镊、显微膜钩、激光探头、显微膜剪等。

(2)23G 微创玻璃体手术集合了 20G 和 25G 的优点,穿刺口大小为 0.6mm。Dorc 公司生产的第一代手术系统包括压力板、穿刺刀、钢制的钝性植入器和套管、塞钉。手术器械包括玻璃体切割头、广角眼内照明、视网膜钩、视网膜剪、眼内电凝及眼内光凝。Alcon公司生产的第二代23G微创玻璃体切割系统较前有了很大改进,包括穿刺刀、套管和巩膜塞。其套管可"一步"进入眼内,套有套管的穿刺刀平行于角巩膜缘,与巩膜成20°~30°角,穿过结膜巩膜及睫状体;当达到套管与穿刺刀接口时,穿刺刀改变方向旋后刺向后极部;缓慢拔出穿刺刀。

(3)27G微创玻璃体切割系统包括灌注系统、高速切割头、照明系统、显微膜镊、显微膜钩、显微剪、眼内光凝等。

3.手术适应证

(1)25G技术的优点:①无须剪开结膜,切口可以自行闭合,节省了手术时间,减少了手术创伤,促进了术后恢复;②由于巩膜切口较小,术后愈合更快,25G巩膜穿刺口的愈合时间大约是2周,而传统20G巩膜切口的愈合需要6~8周;③固定套管的应用避免了手术器械反复进出导致玻璃体基底部的牵拉,减少出血及周边视网膜裂孔的发生率;④穿刺口密闭状态好,手术操作轻柔,容易实现眼压的稳定,且由于切割速率高,在靠近视网膜操作上更加安全。

(2)25G技术的不足:导管纤细柔软操作时容易变形甚至折断;玻璃体切割效率低难以进行复杂的眼内操作;切除浓厚的玻璃体积血及增生膜时效率低,切割头容易发生堵塞等。

(3)鉴于25G操作系统的玻璃体切割效率较传统的手术低,进行复杂的眼内操作较困难,对周边部玻璃体处理困难,因此它的适应证主要为黄斑部手术,包括黄斑前膜、黄斑裂孔、玻璃体黄斑牵引综合征、无严重增生的糖尿病黄斑水肿、老年性黄斑变性伴玻璃体积血等。此外还可适用于其他一些简单的孔源性视网膜脱离、玻璃体混浊、眼内炎、玻璃体及脉络膜组织活检等。对于一些儿童的病例如永存原始玻璃体增生症、早产儿视网膜病变、葡萄膜炎及一些小复杂的视网膜脱离,25G可以减少患儿的不适,便于患儿配合和观察,也不失为一种很好的选择。

(4)相比25G,23G结合了20G和25G的优点,更具优势,它的优点也包括切口无须缝合;节省手术时间,术后恢复快,炎症反应轻;机械硬度高,管径更大,照明更亮,眼内操作类似20G,因此适应证更广泛。23G可适用于黄斑部病变、增生性糖尿病视网膜病变、孔源性视网膜脱离、视网膜中央静脉阻塞、玻璃体积血等。23G术后球结膜出血较25G多,但一般无须烧灼止血,术后几天可以吸收。倾斜穿刺切口可以减少术后渗漏的机会。

4.手术操作

(1)微套管系统的插入:将微套管通过套管针经结膜插入眼内,插入部位为睫状体平坦部(角膜缘后3~4mm)。在穿过眼球壁插入后即刻退出套管针,此时可夹住垫圈稳定套管,此步骤操作时为加强术毕切口的自闭性,一是套管针针尖可斜形经过巩膜再垂直插入,二是在套管插入眼内即刻可用棉签轻轻推移结膜,使手术结束退出套管时结膜和巩膜切口之间不重合。在此强调固定结膜很重要,利用对抗压力避免眼球旋转,插管的过程中力度和速度要均匀。然后根据具体情况可选用三通道或两通道玻璃体切割术。

因 27G 的穿刺口大小为 0.4mm,故套管针针尖可垂直经巩膜插入,术后切口自闭性也很好。

(2)观察系统:理想的微创玻璃体手术观察系统应该是不需要缝线固定的,因此目前多可采用非接触照明系统或可以自我稳定的接触镜片。

(3)切割参数:一般 25G 采取负压 450~550mmHg、1500r/min 切割速率的高速切割模式。23G 微创系统的最大切割率为 1200r/min,最大吸率为 500mmHg。

(4)气体填塞的应用:在适当的病例也可以使用气体填塞,术后多无明显的渗漏,如果有明显渗漏的病例需要缝线关闭切口。

(5)拔出套管:在手术结束时,只需用镊子抓住微套管的垫圈向外拔出即可。值得一提的是,微套管应该和灌注一同取出,不要先从微套管中拔出灌注管。在拔出套管后可以用棉签移动结膜使巩膜和结膜切口不重合,如果有巩膜切口渗漏,在结膜下将会出现一个小泡。

5.并发症

(1)伤口漏及低眼压:是微创玻璃体手术最常见的并发症。文献报道 25G 手术如果采用垂直穿刺切口,术后早期的低眼压的发生率在 10%~26.12%,如果采用成角穿刺切口可以明显降低其发生率。也有报道 25G 术后低眼压的发生率为 3.8%~20%。而 23G 术后低眼压的发生率为 2.6%。术后低眼压通常发生很早期(2~5 小时),术后 1 天后出现低眼压少见。而有文献报道在气体填充后低眼压常发生手术后 2 小时,原因可能是因为此时气体开始从切口渗漏。而近视眼可于术后 1 天才出现低眼压,这可能与近视眼患者的巩膜解剖结构异常有关。另外患者年龄相对较小(低于 50 岁)及玻璃体基底部切除也是术后低眼压的两个危险因素。因为大多数患者的低眼压发生于术后 2~5 小时,因此建议术后早期对患者进行眼压监测。对于伤口渗漏明显的患者需要缝合切口,对于大多数渗漏的病例通常在术后 1 周内可以重建正常眼压。

(2)眼内炎:在玻璃体手术后并不常见,有报道 20G 术后眼内炎的发生率在 0.039%~0.07%。而微创玻璃体手术术后眼内炎的发生率较高,有报道免缝合的玻璃体手术术后眼内炎的发生率为 0.23%。可能由于微创玻璃体手术后由于切口不缝合,留下的巩膜切口可在低眼压的状态下开放,导致细菌的进入。因此为了避免眼内炎的出现,围术期的预防及手术中的无菌操作是必须要强调的。但临床上微创玻璃体手术后的眼内炎并不常见,这可能由于在操作过程中,不断的灌注液稀释或是冲出了进入眼内的微生物,围术期的抗生素的使用,以及切口表面睑缘的严密覆盖都大大减少了细菌进入眼内的可能。

(3)玻璃体嵌顿、脉络膜脱离及视网膜脱离:由于术后低眼压可以继发脉络膜脱离,玻璃体嵌顿等,但理论上微创手术相比传统的玻璃体手术并不增加视网膜脱离的发生率。因为通过微套管进出眼内器械更能保护切口周围的玻璃体基底部,减少牵拉及视网膜裂孔的发生率。

(4)器械断裂、套管滑脱等:由于手术器械较细软、套管不适锁定在套管针上,所以可以出现上述情况。强调操作的细致轻柔是减少此类情况的方法。

　　微创玻璃体手术凭借自身的优势,与传统的玻璃体手术相比,引入了新的概念,开辟了新的天地,显示了巨大的潜力,也必将是未来玻璃体手术的方向。在有选择的病例中,微创玻璃体手术显示了其在安全性、有效性及实用性上的明显优势,随着新的手术仪器和设备及手术技术的发展,微创玻璃体手术在临床必将得到越来越广泛的应用。

参考文献

［1］顾海东,王淮庆.眼视光学相关理论及验配实践［M］.北京:人民卫生出版社,2020.

［2］黄健.全国高等职业教育教材 眼耳鼻喉口腔科学［M］.北京:人民卫生出版社,2022.

［3］刘文.眼底病手术学.第2版［M］.北京:人民卫生出版社,2020.

［4］［美］贾斯蒂·P.埃勒斯.视网膜疾病图解［M］.罗静,邝国平,万华,译.济南:山东科学技术出版社,2021.

［5］［美］克里斯托弗 J.拉普阿诺.Wills临床眼科彩色图谱及精要 角膜病.第3版［M］.陈蔚,译.天津:天津科学技术翻译出版有限公司,2022.

［6］［美］米契尔·S.芬曼,［美］艾伦·C.何.视网膜.第3版［M］.沈丽君,译.天津:天津科学技术翻译出版有限公司,2022.

［7］［澳大利亚］科林·陈.干眼诊疗实用手册.中文翻译版［M］.王薇,译.北京:科学出版社,2019.

［8］［瑞士］塔里克·M.沙拉维.青光眼诊断与治疗学［M］.王宁利,王涛,段晓明,译.北京:中国科学技术出版社,2020.

［9］史伟云.角膜治疗学［M］.北京:人民卫生出版社,2019.

［10］王宁利.全国高级卫生专业技术资格考试指导 眼科学［M］.北京:人民卫生出版社,2022.

［11］谢立信.角膜病图谱.第2版［M］.北京:人民卫生出版社,2017.

［12］颜建华.斜视临床诊疗［M］.北京:人民卫生出版社,2021.

［13］邹海东.白内障.第2版［M］.北京:中国医药科技出版社,2021.